U0247610

典型案例透视临床护理新理念

总策划 张洪君（北京大学第三医院）

主　编 丁小容（北京大学深圳医院）
尚少梅（北京大学护理学院）
李葆华（北京大学第三医院）

副主编（单位均为北京大学深圳医院）
李九群　廖玉梅　吴桂琴　尚　剑　王　玲

编　委（按姓名汉语拼音排序，单位均为北京大学深圳医院）
鲍瑞芝　蔡巧青　陈　芳　陈　萍　陈施杏
丁楚楚　傅华珍　高莹莹　郭　卉　郭晶晶
何　艳　黄　琴　姜　蕾　赖文娟　李小时
梁轶珩　刘春燕　刘　佩　刘素琼　刘　肖
刘小娟　罗原嫦　吕光辉　潘晓静　邱斐仪
全舒萍　任明明　任玉香　王存艳　王　丽
王　伟　文月珍　张贺真　张　婧　张园园

北京大学医学出版社

DIANXING ANLI TOUSHI LINCHUANG HULI XIN LINIAN

图书在版编目（CIP）数据

典型案例透视临床护理新理念 / 丁小容，尚少梅，李葆华主编．—北京：北京大学医学出版社，2022. 1
ISBN 978-7-5659-2490-3

Ⅰ．①典…　Ⅱ．①丁…②尚…③李…　Ⅲ．①护理学
Ⅳ．① R47

中国版本图书馆 CIP 数据核字（2021）第 168502 号

典型案例透视临床护理新理念

主　　编：丁小容　尚少梅　李葆华
出版发行：北京大学医学出版社
地　　址：（100191）北京市海淀区学院路 38 号　北京大学医学部院内
电　　话：发行部 010-82802230；图书邮购 010-82802495
网　　址：http: //www.pumpress.com.cn
E-mail：booksale@bjmu.edu.cn
印　　刷：北京信彩瑞禾印刷厂
经　　销：新华书店
责任编辑：赵　欣　　**责任校对**：靳新强　　**责任印制**：李　啸
开　　本：787 mm × 1092 mm　1/16　　**印张**：18.25　　**字数**：430 千字
版　　次：2022 年 1 月第 1 版　2022 年 1 月第 1 次印刷
书　　号：ISBN 978-7-5659-2490-3
定　　价：98.00 元

本书由

北京大学医学出版基金资助出版

北京大学医学出版基金资助出版

序

全民健康是民族昌盛和国家富强的重要标志。我国颁布的《"健康中国 2030"规划纲要》(以下简称《纲要》)中作出了实施健康中国战略的重大决策部署，使"健康中国"理念逐渐从顶层设计走入寻常百姓家。

《纲要》指出："要倡导健康文明的生活方式，树立大卫生、大健康的观念，把以治病为中心转变为以人民健康为中心，建立健全健康教育体系，提升全民健康素养，推动全民健身和全民健康深度融合。为积极应对当前突出的健康问题，必须关口前移，采取有效干预措施，努力使群众不生病、少生病，提高生活质量，延长健康寿命。"这是以较低成本取得较高健康绩效的有效策略，是解决当前健康问题的现实途径，是落实健康中国战略的重要举措。

当前，我国医疗卫生事业进入新的发展时期，医药卫生体制改革不断深入，各级各类医疗系统改革临床护理模式，实施责任制整体护理，护理服务的内涵和外延发生着深刻的变化，一些护理新理念、新思维、新模式、新技术不断涌现。这些都是借助护理人的智慧与汗水，将各种具体的案例及经验归类、总结、提炼和升华的结果。

本书秉承"健康中国，预防为主"的宗旨，融实用性、保健性、科学性思维于一体，集前瞻性、严谨性、评判性理念于一身，整理"内、外、妇、儿、急危重症"各专业临床护理实践中的特殊病例及事件，将对患者的专业照顾、病情观察、心理支持、健康教育和康复指导等各项护理任务进行归纳总结，将"健康评估、高级护理实践、专科护理关键性技术"等元素交叉融合，将"三级预防理念"贯穿其中。希望本书能给广大临床护理工作者耳目一新的感受，并且在各专科日常护理工作中起到抛砖引玉的作用。

疾病的三级预防是以人群为对象，以健康为目标，以消除影响健康的危险因素为主要内容，以促进健康、保护健康、恢复健康为目的的公共卫生策略与措施，是现代医学为人们提供的健康保障。

本书着重体现护士在"三级预防"理念中发挥的不可或缺的作用，对于各级预防策略给予详尽描述：

一级预防：采取健康教育的双向策略——健康促进和健康保护，前者是指对整个人群的普遍预防，后者则是对高危人群的重点预防。

二级预防：核心是早期诊断，只有早期诊断才可实现早期治疗及改善预后。护士在日常工作中早期发现问题，前瞻性地使用评估工具、筛查工具、量表等识别医疗护理风险，为医疗提供早期诊断的基础。

三级预防：护士运用专科护理关键性技术协同医疗开展对症治疗和康复治疗，使用对症治疗方法改善症状，减轻病痛，减少并发症；使用康复治疗手段促进功能恢复，防止伤残，提高生存质量。

护理工作直接服务于人民群众生命安全和身心健康，岗位平凡，使命高尚！随着疾病谱和健康观念的变化，随着诊疗技术进步和群众需求提高，人们对护理服务和质量提出了更高的要求和期望。而我们，更应不断反思和探寻，用最先进的护理成果服务于患者，传承和更新我们的理念，重新构建和表达我们的专业！

征途漫漫，唯有奋斗！

张洪君
北京大学第三医院
2021 年 1 月 26 日

前　言

国家卫生健康委员会等 11 个部委联合印发《关于促进护理服务业改革与发展的指导意见》，明确了护理专业全方位、全周期、全过程维护人民健康、促进人的全面发展的重大使命和责任，护理迎来了难得的机遇与挑战。同时，《“健康中国 2030”规划纲要》的出台为护理促进全民健康指明了专业发展方向。如何为患者提供安全、优质、高效、满意的护理服务，如何提升全民健康素质，一直是护理学科需要探讨、解决的重大课题。

为了更好地促进学科发展，不断提升护士能力和全民健康素质，护理人一直秉承“专业、创新、融合、发展”的理念，在临床护理、护理培训、护理管理上做出了积极探索。有高质量的护士，才有护理的高质量发展。培养护士临床评判性思维，提升护士临床综合能力，迫切需要强化训练。个案学习是临床护理培训的重要方法，以典型案例触发护士临床思维与能力的提升，是编写本书的初衷与目的。

本书选取了内、外、妇、儿、急危重症专业的 30 个临床真实、典型、特殊的案例。每个案例从不同角度分析了疾病发生发展、病理生理、临床表现之间的逻辑思维关系；表述了对患者风险的早期识别、早期干预和早期救治的过程；突出了健康评估、药物使用及观察要点、关键性技术、护理临床评判决策等护理要素；本着“健康中国，预防为主”的新发展理念，该书特别设计了疾病管理中的三级预防，以期提升护士疾病健康管理意识，提升健康管理能力；另外，该书还运用了大量的图表、评估量表等来充分展示疾病发生发展以及护理干预决策过程；最后，每个个案还附有与之相关的知识问答，便于读者学习、思考，达到理论与实践的统一。

该书实用性、专科性强，适合于临床各层级护士、社区护士、护理学专业学生等的临床综合能力训练。

由于各方面条件限制，本书尚存在不足之处，恳请各位护理同仁批评指正。

编者

2021 年 2 月 15 日

前言

目 录

慢性阻塞性肺疾病患者康复的个案护理

慢性阻塞性肺疾病（以下简称“慢阻肺”）是一种常见的可以预防和治疗的慢性呼吸系统疾病，以持续性呼吸道症状和气流受限为特征。气流受限呈进行性发展，通常由长期暴露于有毒颗粒或气体导致[1]，具有病程长、并发症多、病死率高等特点，影响患者的生活质量，危害人类健康。王辰等[2]对我国 50 991 例人群的最新调查结果表明，我国慢阻肺患者人数已接近 1 亿，总发病率为 8.6%，40 岁以上人群发病率为 13.7%，成为与糖尿病、高血压并列的常见慢性病，造成重大疾病负担。

一、病历资料

1．病例简介

患者崔 ×，男，68 岁，因“咳嗽、咳痰、气喘 32 年余，再发加重 3 天”入院。患者 32 年前无明显诱因出现咳嗽，伴咳白色黏痰，诊断为“慢性支气管炎、肺气肿”。其后上述症状反复发作，多于冬春季出现，给予抗感染对症治疗后可缓解。曾经因“咳嗽、咳痰，伴活动后气喘加重”收入某市级医院，诊断：“①慢性阻塞性肺疾病急性加重期；②双肺气肿；③多发肺大疱”。入院后给予抗感染等治疗后好转出院。近两天因受凉再次出现咳嗽、咳痰加重，伴气喘，来我院就诊。

入院诊断：①慢性阻塞性肺疾病急性加重期；②双肺气肿；③多发肺大疱。

2．病程介绍（表 1-1）

表 1-1 病程

住院节点	病情及诊治过程
入院	15：20 轮椅入院，体温 36.5 ℃，心率 120 次 / 分，律齐，呼吸 25 次 / 分，血压 140/89 mmHg，指尖血氧饱和度 91%。神清，口唇轻度发绀，双肺呼吸音减低，双肺可闻及哮鸣音。立即予氧气吸入、告病重、心电监护、完善相关检查 17：01 实验室检查结果回报：动脉血气分析：PaO_2 85.9 mmHg（吸氧 2 L/min，正常参考值 80 ～ 100 mmHg），$PaCO_2$ 48.2 mmHg（正常参考值 35 ～ 45 mmHg），pH 7.42（正常参考值 7.35 ～ 7.45）；白细胞计数 11.18×10^9/L［正常参考值（4 ～ 10）$\times 10^9$/L］；红细胞沉降率 32 mm/h（正常参考值 0 ～ 20 mm/h）。予抗感染、雾化止咳平喘等对症支持治疗，并指导患者进行缩唇呼吸
住院第 2 天	9：45 患者床上二便后血氧饱和度下降至 81%，心率 136 次 / 分，血压 166/102 mmHg，呼吸 30 次 / 分，呈张口呼吸，神志清，喘息明显，口唇发绀。立即予静卧休息、面罩吸氧、查动脉血气、平喘治疗、请 ICU 急会诊 10：03 血氧饱和度上升至 92%，心率 118 次 / 分，血压 152/96 mmHg，呼吸 25 次 / 分，停面罩吸氧，改鼻导管吸氧 10：20 动脉血气分析回报：PaO_2 121 mmHg（吸氧 6 L/min），$PaCO_2$ 50.2 mmHg，pH 7.39

续表

住院节点	病情及诊治过程
住院第3天	7:00复查动脉血气分析：PaO_2 98 mmHg（吸氧2 L/min），$PaCO_2$ 48.2 mmHg，pH 7.41。继续抗感染、祛痰治疗及肺康复锻炼
住院第4天	生命体征平稳，停病重、心电监护，继续肺康复锻炼
住院第8天	口服抗感染、祛痰治疗，护士和家属帮助下可床边踏步练习
出院	出院时血氧饱和度98%（吸氧2 L/min），呼吸内科门诊随诊，居家肺康复锻炼

出院诊断：①慢性阻塞性肺疾病；②双肺气肿；③多发肺大疱。

二、分析与讨论

1．疾病严重程度

（1）慢阻肺急性加重后，呼吸困难加重，由于低氧血症的存在，会出现肺动脉高压、慢性肺源性心脏病，甚至并发呼吸衰竭、肺性脑病，危及生命。

（2）慢阻肺急性加重后，运动耐力下降，需要数周才有可能恢复加重前的运动耐力。耐力下降的原因不仅与感染的毒性症状、气促和炎症反应对骨骼肌的抑制有关，还与活动减少所导致的骨骼肌萎缩相关，因此应尽可能进行康复锻炼。慢阻肺急性加重期患者早期开展肺康复锻炼具有安全性和可行性[3]。

2．护理评估的专业性与个性化结合（表1-2）

表1-2 护理评估表

时间节点	评估维度	具体评估
入院护理评估	健康史	1．慢性支气管炎、肺气肿32年余 2．吸烟30年，每天约2支，已戒烟15年
	身心状况	1．心理状态：焦虑自评量表（self-nating anxiety scale，SAS评分）——52分，轻度焦虑 2．家庭社会：家庭和睦，文化层次偏低 3．疾病认知：相关知识缺乏，认识不到疾病严重程度
	实验室检查	动脉血气分析：PaO_2 85.9 mmHg（吸氧2 L/min，正常参考值80～100 mmHg），$PaCO_2$ 48.2 mmHg（正常参考值35～45 mmHg），pH 7.42；白细胞计数11.18×10^9/L［正常参考值（4～10）$\times 10^9$/L］；红细胞沉降率32 mm/h（正常参考值0～20 mm/h）；血清白蛋白38 g/L（正常参考值40～55 g/L）
	影像学检查	胸部CT：①肺气肿，多发肺大疱形成；②双肺下叶炎症；③左肺上叶及双肺下叶小结节影，多考虑硬结灶
	专科评估	1．咳嗽：2分，轻度影响日常生活 2．痰液黏稠度：Ⅲ度，不易咳出，黄脓痰 3．修正的医学研究委员会（modified British Medical Research Council，mMRC）呼吸困难量表：4级 4．6分钟步行试验：轮椅入院 5．营养风险评估表NRS 2002：1分

续表

时间节点	评估维度	具体评估
	实验室检查	动脉血气分析：PaO_2 122.5 mmHg（吸氧 2 L/min），$PaCO_2$ 46.3 mmHg，pH 7.40；白细胞计数 9.18×10^9/L；红细胞沉降率 12 mm/h；血清白蛋白 41 g/L
出院前护理评估	专科评估	1．咳嗽：1 分，轻度影响日常生活 2．痰液黏稠度：Ⅰ度，白色黏痰 3．mMRC 呼吸困难量表：2 级 4．6 分钟步行试验：162 m（吸氧 2 L/min） 5．营养风险评估表 NRS 2002：1 分
	心理状况	SAS 评分：40 分，情绪趋于稳定，家属配合

3．肺康复锻炼的实施

慢阻肺患者需要增加呼吸频率来代偿呼吸困难，这种代偿多数是胸式呼吸。而胸式呼吸的效能低于腹式呼吸，因此患者需进行缩唇呼吸、膈肌呼吸等呼吸训练，以加强胸、膈呼吸肌的肌力和耐力，改善呼吸功能 [4]。运动训练是肺康复的基石，通过上、下肢及全身的训练，使患者的肌力和耐力提高，减轻患者症状，提高生活质量，降低住院次数及住院时间。多数报道慢阻肺急性加重期的患者在医院疾病缓解或出院后及时进行肺康复都有获益，并安全可行。

专科护士基于对患者的全面评估，与家属一起为患者制订个体化肺康复运动措施，并根据患者病情变化，随时调整。

（1）呼吸训练

①缩唇呼吸：吸气后，缩口唇，吹口哨样缓慢呼气，以能轻轻吹动面前 30 cm 的白纸为宜。缩唇呼吸能有效地延长呼气时间，增加气道内压，使气道等压点前移，避免小气道过早关闭，增加呼气量，降低二氧化碳潴留。

②膈肌呼吸：一般吸气 2 s，呼气 4 ～ 6 s，吸气与呼气时间比为 1 ∶ 2 或 1 ∶ 3。住院第 9 天在腹部放置 1 ～ 2 kg 的沙袋，进行膈肌抗阻训练。

（2）运动训练

①空手上肢抬举，住院第 4 天开始实施。双手负重 1 kg 物品上肢举重，住院第 7 天开始实施。上肢的部分肌肉具有辅助呼吸和维持上肢姿势的双重作用。上肢康复锻炼可使这些具有双重作用的肌肉得到锻炼，增加它们用于辅助呼吸的力量，从而减轻上肢活动时的症状。

②空踩单车，住院第 5 天开始实施。下肢运动训练可改善慢阻肺患者肺功能指标及运动能力。

③桥式运动，住院第 5 天开始实施。

④拉伸坐起，住院第 6 天开始实施。

⑤床边站坐练习，住院第 6 天开始。

⑥踏步练习，住院第 8 天开始。

患者入院时、住院中、出院时的 6 分钟步行试验、mMRC 呼吸困难量表对比见图

1-1、图 1-2。

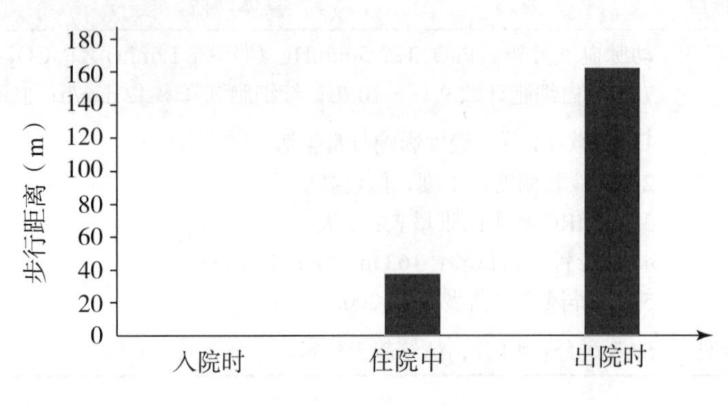

图 1-1　6 分钟步行试验

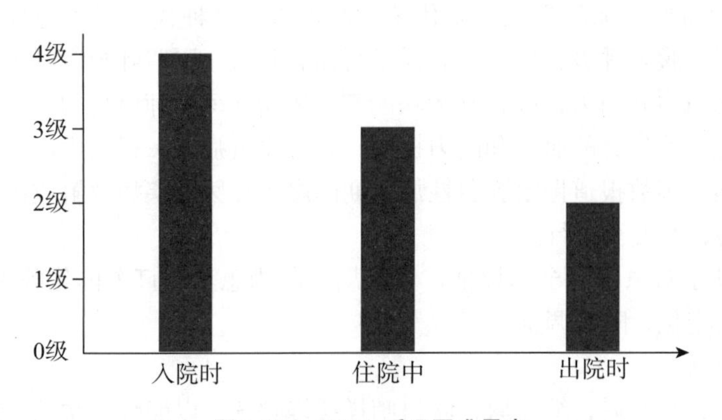

图 1-2　mMRC 呼吸困难量表

4．关键技术简介

（1）气道廓清技术实施

①雾化治疗：运用气道湿化可以提高吸入气体的含水量，湿化气道黏膜，稀释分泌物，便于痰液咳出，维持呼吸道通畅。

②辅助排痰

a．胸部震颤：双手掌重叠或分别置于胸廓的两侧部位，吸气时随胸廓扩张慢慢抬起，不施加任何压力，呼气时手掌紧贴胸壁，施予一定的压力，并做轻柔的上下抖动，每个部位重复 6 ～ 7 个呼吸周期。

b．胸部叩击：手掌屈成杯状，以腕力拍打胸壁。来自胸壁外的力量能够使气道内的痰液松动并易被咳出。

c．有效咳嗽咳痰：患者住院第 1、2 天病情较重，痰量较多，痰液黏稠度Ⅲ度，mMRC 呼吸困难量表分级 4 级，每次咳痰联合胸部震动、叩击以及呼气末呵气样咳嗽的方法。深吸气几次后，慢慢呼气，在呼气末呵气样咳嗽，反复几次后把痰液咳出（根据患者病情、耐受度随时调整，见表 1-3）。

③主动呼吸循环技术：是一种短期而有效的呼吸道廓清技术，主要由呼吸控制、胸

部扩张训练和用力呼气技术组成[5]。该患者住院第4天咳嗽减轻、痰量减少、痰液黏稠度Ⅱ度、呼吸困难较前稍减轻，指导患者及其儿子进行主动呼吸循环技术，患者现病情可取半坐卧位，放松双肩。

a．呼吸控制：鼻深吸气至腹部隆起后再缩拢口唇缓慢呼气至腹部凹陷，控制吸、呼时间比为1 ：（2 ～ 3），连做4 ～ 6次。

b．胸部扩张训练：主动深吸气3次，最后一次屏气3 s，感受胸廓隆起，然后被动放松呼气，连做3 ～ 5次以震动分泌物。

c．用力呼气技术：深吸气后，用力收缩腹部，同时张口呼气时发出2 ～ 3次低等程度哈气（被迫式叹气），再深吸气，呼气时努力发出2 ～ 3次大力哈气，连做3 ～ 5次后，再进行呼吸控制。完成以上动作后，进行咳嗽训练，嘱患者将残余的深部痰液咳出（根据患者病情、耐受度随时调整，见表1-3）。

④病情观察：观察患者咳嗽的频率、咳痰的量及性质，并做好记录（表1-3）。

表1-3　气道廓清技术记录表

气道廓清技术			住院天数									
			1	2	3	4	5	6	7	8	9	10
辅助排痰法	氧气雾化	药物：0.9%生理盐水+布地奈德混悬液2 ml+异丙托溴铵2 ml，一天三次	△	✓	✓	✓	✓	医嘱暂停				
	胸部震动	一天至少5次，起床后、饭后2 h、睡前	△	△ 气喘加重、暂停一次	△	△	※	※	必要时予胸部震动、叩击			
	胸部叩击	每一肺叶叩击1 ～ 3 min，每分钟120 ～ 180次，每次根据情况叩击5 ～ 15 min，一天至少5次（起床后、饭后2h、睡前）	△	△	※	※	※	※				

续表

气道廓清技术			住院天数									
主动循环呼吸技术	呼吸控制（连做4～6次）	患者现阶段稍动后喘息加重，以辅助排痰为主				△	△	△	△	※	✓	
	胸部扩张训练（连做3～5次）					△	△	※	※	✓	✓	
	用力呼气技术（连做3～5次）					△	△	△	※	※	✓	
	患者每次重复3～5个循环，每次坚持10～20 min，每天完成2～5次主动循环呼吸技术					每次2个循环，一天完成2次	每次3个循环，一天完成3次	每次4个循环，一天完成3次	每次4个循环，一天完成3～5次	每次4～5个循环，一天完成3～5次	每次4～5个循环，一天完成3～5次	患者出院
症状	咳嗽（次）		2	2	2	2	2	2	1	1	1	
	24小时痰量（ml）		55	50	35	25	15	15	10	8	6	
	痰液黏稠度		Ⅲ	Ⅲ	Ⅱ	Ⅱ	Ⅱ	Ⅱ	Ⅰ	Ⅰ	Ⅰ	
	mMRC呼吸困难量表分级		4	4	4	4	4	3	3	3	2	
住院天数			1	2	3	4	5	6	7	8	9	10

注：护士指导完成用“△”表示；家属协助完成用“※”表示；患者自己完成用“✓”表示。

（2）家庭赋权的措施：

肺康复锻炼对慢阻肺患者非常重要，但是患者经常因配合度低、依从性差等不能按时完成康复计划。这时，需要家属监督患者完成肺康复锻炼。专科护士评估患者儿子情况，其儿子阅读沟通能力良好，患者住院期间其儿子每天陪伴，出院后也将和儿子居住，每天照顾时间大于4 h，因此专科护士采取家庭赋权的措施[6]，以此提高患者肺康复锻炼的依从性及生活质量。

①第一阶段：入院第3天，专科护士向患者儿子讲解慢阻肺的病因、急性加重期的症状观察，并对患者儿子做好心理疏导，耐心解答患者儿子的疑问。

②第二阶段：入院第4天至出院前一天。首先，护士向患者及其儿子分享成功案例，增加患者坚持肺康复锻炼的信心；然后，护士评估患者情况，和其儿子一起制订肺康复锻炼计划，一对一进行健康教育、床旁示范，制订肺康复日记记录表（表1-4）。同时，倾听并解答患者儿子在参与患者肺康复锻炼中遇到的问题。出院前一天对患者儿子肺康

复相关知识、技能进行评价。

③第三阶段：出院当天，告知复诊时间，再次讲解肺康复锻炼的重要性，帮助患者及其儿子树立家庭肺康复的信心，并与患者、儿子共同制订出院后的肺康复计划。

表 1-4 肺康复日记记录表（用于延续护理）

项目	频次	日期						
		星期一	星期二	星期三	星期四	星期五	星期六	星期日
缩唇呼吸	次 / 天 分 / 次							
膈肌呼吸	次 / 天 分 / 次							
上肢举重	次 / 天 分 / 次							
拉伸坐起	次 / 天 分 / 次							
空踩单车	次 / 天 分 / 次							
桥式运动	次 / 天 分 / 次							
床边踏步	次 / 天 分 / 次							
	次 / 天 分 / 次							

注：用划“正”字表示每天完成的次数。

5．小结

（1）配合默契的呼吸与危重症医学科团队对患者安全提供强有力保障。患者突发血氧饱和度下降，护士立即启动急救流程，配合医生进行规范化、程序化管理，如“立即卧床休息、吸氧、吸痰、抽取血标本，建立有效的静脉通道，规范使用平喘药物”，整个急救过程快速、有序、行之有效。经过精细化的护理，血氧饱和度逐渐上升至正常。

（2）患者急性加重期缓解后，专科护士开始指导患者进行肺康复锻炼。初期，患者抵抗心理大、配合度低、依从性差，专科护士采取家庭赋权的措施，告知家属慢阻肺疾病相关知识以及肺康复的重要性，调动患者家属积极参与患者的肺康复锻炼。采取家庭赋权措施后，患者肺康复锻炼的依从性逐渐提高，出院时呼吸困难症状缓解、mMRC 呼吸困难量表分级降低、6 分钟步行试验距离增加。

（3）出院前，护士与家属、患者共同制订个性化的居家康复方案。慢阻肺患者采取长期康复，持续时间越长，康复效果越好，开展家庭康复将可使患者长期获益。

三、三级预防

三级预防是以人群为对象，以健康为目标，以消除影响健康的危险因素为主要内容，以促进健康、保护健康、恢复健康为目的的公共卫生策略与措施。三级预防的理念同样适用于慢阻肺患者的管理。

1．一级预防

对于确诊慢阻肺的患者，首先，强化戒烟，因为任何时候戒烟都可以使肺功能得到改善。其次，按时使用药物，不随意增减吸入药物剂量。同时，指导患者识别病情加重的因素，气候变化及时增减衣物，避免受凉感冒；在呼吸道传染病流行期间尽量避免到人群密集的公共场所；定期注射流感疫苗、肺炎疫苗以减少呼吸道感染。

2．二级预防

慢阻肺急性加重期的患者，首先，及时至急诊就医，医生根据疾病严重程度决定门诊或住院治疗。遵医嘱使用抗生素、祛痰、平喘等药物。其次，在护士指导下，尽早进行肺康复锻炼。药物联合肺康复锻炼可明显改善重度和极重度慢阻肺患者的运动耐力和生活质量。

3．三级预防

首先，指导患者及家属学会识别呼吸困难与活动的关系，可采用 mMRC 呼吸困难量表分级，教会患者及家属 6 分钟步行试验的方法，动态监测心肺功能，以便合理安排工作和生活。其次，和患者、家属共同制订个性化的居家肺康复方案，提高慢阻肺稳定期患者的运动耐力，改善患者的呼吸困难症状，减少其急性加重次数和住院次数，以及提高患者的生活质量。

【知识问答】

1．以下关于 mMRC 呼吸困难量表说法正确的是

A．mMRC 评分共分 4 级

B．1 级指只在剧烈活动时感到呼吸困难

C．2 级指由于气促，在平地行走时比同龄人慢，或需要停下来休息

D．4 级指在平地步行 100 m 或数分钟后需要停下来喘息

答案：C

解析：mMRC 评分共分 5 级，详见表 1-5。

表 1-5　mMRC 呼吸困难量表

呼吸困难评分	呼吸困难严重程度
0 级	只在剧烈活动时感到呼吸困难
1 级	当在平地快速行走或步行爬小坡时出现气促
2 级	由于气促，在平地行走时比同龄人慢，或需要停下来休息
3 级	在平地上步行 100 m 或数分钟后需要停下来喘息
4 级	因为严重的呼吸困难而不能离开家，或在穿脱衣服时出现呼吸困难

2．患者李某，男，60 岁，诊断为慢阻肺，静态心率 80 次 / 分，血氧饱和度 98%，此患者在进行肺康复锻炼，出现以下哪种情况应立即停止锻炼，卧床休息

A．血氧饱和度 95%

B．心率 168 次 / 分

C．未诉头晕

D．诉呼吸困难

答案：BD

解析：肺康复锻炼时应注意以下事项。

（1）肺康复锻炼全程应监测生命体征。

（2）运动强度以靶心率、血氧饱和度、症状等来衡量。

靶心率 = ［年龄预计最大心率 − 静态心率］ ×（60% ～ 80%）+ 静态心率

年龄预计最大心率 =220 − 年龄（岁）

（3）锻炼期间血氧饱和度低于 85% 应终止锻炼。

（4）患者出现头晕、面色苍白、呼吸困难、胸痛等症状应立即停止，并卧床休息，观察患者改善情况。

【参考文献】

［1］Global strategy for the diagnosis，management and prevention of chronic obstructive pulmonary disease 2020 report［EB/OL］．（2019-11-05）［2019-11-30］．https：//goldcopd.org/gold-reports/.

［2］Chen Wang，Jianying Xu，Lan Yang，et al．Prevalence and risk factors of chronic obstructive pulmonary disease in China（the China Pulmonary Health［CPH］study）：a national cross-setion study［J］．Lancet，2018，391（10131）：1706-1717．

［3］He M，Yu S，Wang L，et al．Efficiency and safety of Pulmonary Rehabilitation in Acute Exacerbation of Chronic Obstructive Pulmonary Disease［J］．Med Sci Monitor，2015，21：806-812.

［4］尤黎明，吴瑛．内科护理学［M］．6 版．北京：人民卫生出版社，2019：75-82.

［5］杨梅，钟就娣，张俊娥，等．老年肺癌手术患者主动循环呼吸技术训练自信心培养的效果评价［J］．中华护理杂志，2018，53（5）：523-527.

［6］张旭，任蔚虹，泮燕红．家庭赋权方案对首发脑卒中患者主要照顾者的影响研究［J］．中华护理杂志，2018，53（2）：133-138.

（刘　爽　张　婧）

PCI 术后腹膜后血肿合并失血性休克患者的急救与护理

经皮冠脉介入（percutaneous coronary intervention，PCI）为冠心病治疗的重要手段，同时有着潜在风险，如 PCI 穿刺意外、抗凝、抗血小板药物的应用，患者的血管变异或硬化等原因可造成腹膜后血肿（retroperitoneal hematoma，RPH）的发生。有研究报道股动脉 PCI 术后腹膜后血肿发生率为 0.15% ～ 0.7%，近年随着介入技术不断发展，报道的发生率有所降低，为 0.027% ～ 0.041%[1]。RPH 发生部位较深，出血量大，形成血肿。临床早期症状不典型，不易被发现。患者主诉有胃肠道症状、腹痛或背痛；出血量大，出现低血压甚至休克时才引起重视，因此，PCI 术后腹膜后血肿合并失血性休克是经皮冠脉介入治疗术后严重的并发症之一[2]。

一、病历资料

1．病例简介

患者，彭 ××，男，64 岁，因“反复胸闷、胸痛 1 年余，加重 3 个月”急诊入院。患者于 1 年余以前开始反复出现活动后胸闷、胸痛，3 个月前上述症状加重，发作频率增加至每日 2 ～ 3 次，于急诊查冠脉 CTA：①左前降支动脉（left anterior descending，LAD）近段见软斑块，管腔重度狭窄；②左回旋支动脉（left circumflex，LCX）近段少许软斑块，局部管腔轻度狭窄；③右冠状动脉（right coronary artery，RCA）近、中段钙化斑块，伴管腔轻度狭窄，近中段散在软斑块伴中段管腔重度狭窄；④冠脉窦壁钙化、升主动脉局部小溃疡形成，遂于我科治疗。专科查体：患者心肺查体未见明显异常，心电图为窦性心律，正常心电图，高敏肌钙蛋白 T 为 0.10 ng/ml，NT-proBNP 为 355.1 pg/ml，血红蛋白 153 g/L，肌酐 170 μmol/L。患者既往原发性高血压 6 年，最高血压 168/102 mmHg，服用降血压药物，血压控制良好，2 型糖尿病 2 年余，陈旧性脑梗死 2 年余，未发现食物、药物过敏。

入院诊断：

（1）冠心病：不稳定型心绞痛

（2）2 型糖尿病

（3）原发性高血压 3 级（很高危组）

（4）陈旧性脑梗死

2．病程介绍（表 2-1）

表 2-1 病程介绍

住院节点	病情及诊治过程
入院	12：30 患者急诊入院，神志清醒，T 36.6 ℃，HR 57 次 / 分，R 20 次 / 分，BP 98/60 mmHg，双肺呼吸音清，未闻及干湿啰音，心律齐，各瓣膜听诊区未闻及杂音，腹部查体未见异常。双下肢无水肿，足背动脉搏动正常。入科时查心电图：窦性心律，正常心电图 13：00 告病重，患者病情随时变化，有发生急性心肌梗死、恶性心律失常可能。予抗血小板聚集、降低心肌耗氧、改善心肌重构、调节血脂、稳定斑块、控制血压、血糖等治疗 14：00 完善术前常规检查、准备及术前水化治疗
住院第 2 天 PCI 手术当天	10：30 护送患者于 DSA 室 10：45—11：45 行冠脉介入治疗，右桡动脉穿刺成功，因升主动脉迂曲严重，改穿刺右股动脉，行选择性冠脉造影术，结果示：LAD 近段狭窄 90%；RCA 中段狭窄 70%。术中对 LADp 病变处成功置入支架一枚，血管闭合器缝合股动脉并加压包扎，术中用肝素共 9000 U 12：25 术毕护送患者回病房 13：45 患者诉右前臂疼痛后大汗，心率 45 ~ 60 次 / 分，血压（60 ~ 80）/（33 ~ 55）mmHg，血氧饱和度 95% ~ 99%，呼吸 15 次 / 分，面色苍白，四肢湿冷，考虑疼痛引起迷走神经反射可能。予迅速开放两条静脉通路，予镇痛、加压快速补液、多巴胺微泵泵入提高血压及阿托品增快心率治疗，完善急查血项目，同时，予床旁超声检查排查有无腹膜后血肿可能，超声结果未见异常 13：55 患者血压（90 ~ 100）/（50 ~ 60）mmHg，心率 80 ~ 90 次 / 分，血氧饱和度 95% ~ 99%，呼吸 16 ~ 20 次 / 分，症状较前缓解 14：19 患者突发血压进行性下降（60 ~ 67）/（40 ~ 47）mmHg，心率 85 ~ 105 次 / 分，血氧饱和度 92% ~ 98%，呼吸 22 次 / 分，面色苍白，四肢湿冷，伴大汗，多次呕吐胃内容物，腹胀、呃逆，检查桡动脉及股动脉无明显出血、血肿，复查心电图较入院无明显动态改变。护士运用标准化医疗沟通模式（situation，background，assessment，recommendation，SBAR）现状、背景、评估、建议准确汇报患者病情变化的重点、特点，医生在第一时间获取患者病情变化的精准信息及相关评估，考虑非单纯迷走神经反射，需进一步排查有无腹膜后血肿及失血性休克，再次行床旁超声检查，仍未见异常 14：30 复查血红蛋白 133 g/L，较入院时下降，尿量少，床旁心脏彩超示心包腔内未见明显积液，腹部彩超示腹腔肠间积液，部分下腔静脉可疑受压影像，考虑腹膜后血肿可能性大。予加压快速补液、扩容、升压治疗 17：00 血压 68/43 mmHg，心率 108 次 / 分，血氧饱和度 95% ~ 99%，呼吸 23 次 / 分 18：00 血压 70/47 mmHg，心率 106 次 / 分，血氧饱和度 95% ~ 99%，呼吸 24 次 / 分。复查血红蛋白 123 g/L。患者诉有尿意，但排尿困难。急查胸腹部 CT 报：右髂外静脉及右股静脉显示欠清、管壁模糊，并肝周、右肾周间隙、后腹膜区（腹主动脉及右腰大肌前方）、右髂内外血管周围、盆腔内广泛出血。CT 提示：腹膜后血肿，考虑患者失血性休克。迅速开放中心静脉通路快速补液、扩容、输红细胞悬液、血浆支持、升压对症处理，保留导尿，尿量 5 ~ 10 ml/h，同时停用阿司匹林和替格瑞洛药物治疗，并动态评估出血与支架内血栓风险。请微创介入科和心血管外科会诊意见均为内科保守治疗观察 19：30—21：00 患者血压逐渐回升至（95 ~ 119）/（55 ~ 75）mmHg，心率 62 ~ 70 次 / 分，血氧饱和度 98% ~ 99%，呼吸 16 ~ 20 次 / 分

续表

住院节点	病情及诊治过程
住院第3天术后第1天	患者无胸闷、胸痛及心悸，仍有呃逆、腹胀，复查血红蛋白124 g/L，较前无明显下降，考虑出血情况已稳定。患者PCI术后，支架内血栓形成风险大，继续予替格瑞洛药物治疗
术后第2天	复查血红蛋白111 g/L，考虑前期有血液浓缩可能，继续动态观察 患者呃逆、腹胀，有排气，无排便，考虑腹膜后血肿刺激膈肌引起，予巴氯芬、中药、针灸治疗。予少量流质饮食
术后第3天	复查血红蛋白122 g/L，生命体征平稳。尿量恢复正常，顺利拔出尿管，患者生命体征平稳，症状缓解，手术伤口愈合良好
术后第9天	复查全腹部CT平扫（对比手术后当日CT）提示：腹腔、盆腔内广泛出血，主要分布于右侧后腹膜、盆腔，较前减少，饮食、二便正常。予抗血小板、调脂、降低心肌耗氧、改善心肌重构等治疗，进行心肺康复训练
术后第13天	患者症状好转，病情稳定出院

出院诊断：

（1）冠心病：不稳定型心绞痛

（2）2型糖尿病

（3）原发性高血压3级（很高危组）

（4）腹膜后血肿

（5）高尿酸血症

（6）陈旧性脑梗死

二、分析与讨论

1．疾病严重程度

首先，PCI患者术前、术中、术后需抗凝、抗血小板聚集治疗，对出血倾向的观察评估十分重要，及时发现、及时积极处理为治疗关键。其次，RPH是经股动脉途径穿刺时少见且严重的并发症，早期可无症状或症状轻微，出血常隐匿，随着出血量增多，血肿压迫神经和内脏可引起神经性疾病、胃肠道及泌尿系功能变化，可出现腹痛、腹胀、恶心呕吐等非特异性症状，诊断需要多次腹部超声确诊，必要时需CT明确诊断，易被误诊[3]。当出血量进一步增加时，可出现头晕、晕厥、面色苍白、出汗、心率增快甚至血流动力学不稳定等表现，继而出现低血容量性休克。因此，RPH是潜在致死率极高的疾病，本例患者合并2型糖尿病及血管变异硬化，出血的风险很高，患者术前应用抗凝、抗血小板聚集治疗，术中应用肝素9000 U，在严密观察生命体征的前提下对患者出血或血肿的评估是非常必要的；当出现低血压或早期休克表现时，在积极抗休克治疗的基础上，建议尽快做影像和血生化检查，以便及时发现，识别征兆可为尽早诊断作出提示；争分夺秒，做好随时抢救的准备，保证抢救措施落实到位。

2．护理评估、用药及护理要点

（1）护理评估（表 2-2）

表 2-2　护理评估表

时间节点	评估维度	具体评估
PCI 术后	生命体征	生命体征平稳
	专科症状	无胸闷、胸痛
	手术方式及术中用药	右桡动脉穿刺成功，因升主动脉迂曲严重，改穿刺右股动脉，行选择性冠脉造影术，结果示：LAD 近段狭窄 90%；RCA 中段狭窄 70%。术中对 LADp 病变处成功置入支架一枚，缝合股动脉并加压包扎，术中用肝素共 9000 U
	穿刺部位肿胀出血情况	未见肿胀、出血
	穿刺侧动脉搏动	动脉搏动正常
	尿量	尿量减少，40 ml/h
RPH 合并失血性休克	生命体征	血压（60 ~ 67）/（40 ~ 47）mmHg，心率 85 ~ 105 次 / 分，血氧饱和度 92% ~ 98%，呼吸 22 次 / 分，休克指数≥ 1.0
	神志状态	烦躁不安
	尿量	10 ~ 30 ml/h
	皮肤	面色苍白，四肢湿冷，毛细血管充盈时间＞ 2 s
	休克临床表现	右前臂疼痛后大汗，多次呕吐胃内容物，腹胀、呃逆
	血流动力学	血流动力学不稳定，予多巴胺升压、快速补液扩容、阿托品治疗，血压未回升
	实验室检查	血红蛋白下降至 123 g/L，APTT ＞ 180 s
	影像学检查	多次超声检查均为未见异常，胸腹部 CT 示：右髂外静脉及右股静脉显示欠清、管壁模糊，并肝周、右肾周间隙、后腹膜区（腹主动脉及右腰大肌前方）、右髂内外血管周围、盆腔内广泛出血
	穿刺部位	右侧手腕无渗血、血肿，右腹股沟见少量渗血，伴疼痛
	心理状况	焦虑、紧张情绪
	专科表现	胸闷，无胸痛、心悸
	心电图变化	较前无明显变化
	生命体征	（95 ~ 119）/（55 ~ 75）mmHg，心率 62 ~ 70 次 / 分，血氧饱和度 98% ~ 99%，呼吸 16 ~ 20 次 / 分

续表

时间节点	评估维度	具体评估
失血性休克纠正后	症状	无恶心、呕吐，无腹胀、呃逆
	出入量	尿量正常，45 ~ 80 ml/h，出入量平衡
	专科表现	无胸闷、胸痛、心悸
	实验室、影像检查	血红蛋白回升至 140 g/L，CT 示腹膜后血肿消退
	心肺功能	心功能Ⅱ级
	心理状况	情绪稳定，可配合治疗
	疾病知识	基本了解相关的知识

（2）紧急救治及病情观察护理

1）救治原则：优先解除危及生命的情况，遵循“抢救生命第一，保护功能第二，先重后轻，先急后缓”的原则。

2）治疗目标：积极控制出血，恢复内环境稳定。

3）循环通路建立与液体复苏：首先建立有效的外周静脉通路，并尽早建立中心静脉通道。

4）输血与液体治疗：及早补液、输血维持血容量，改善微循环，保证主要脏器的供血供氧。

5）血管活性药物与正性肌力药物的使用：在液体复苏（fluid resuscitation，是创伤、失血和其他低血容量性休克治疗的重要环节，复苏治疗是否及时有效，直接影响患者的最终生存）的基础上使用血管活性药物，尽快提高血压。

（3）用药及护理

1）紧急救治及护理措施（表 2-3）

表 2-3　紧急救治及护理措施

紧急救治过程	具体措施
抢救生命 液体复苏 输血维持血容量	1．严密心电监护，观察患者生命体征及病情变化，严密观察患者血压、心率、尿量、休克指数动态变化，注意观察患者的精神、意识变化，患者烦躁不安时及时报告医师处理，保证抢救仪器设备及人员到位 2．关注血红蛋白、红细胞计数、血细胞比容（帮助估计失血程度）、血生化、血小板、出凝血指标动态变化 3．观察患者的面色、眼睑黏膜、甲床是否有苍白 4．给予患者双下肢及头部抬高 30°，为患者双上肢建立 2 条静脉通路，开放中心静脉通路，并保持通畅 5．严密监测并记录患者尿量，依据尿量变化判断早期休克程度 6．遵医嘱予扩充血容量、血管活性药物、抗休克治疗，同时积极申请备血、输血 7．19：30—21：00 患者血压逐渐回升至（95 ~ 119）/（55 ~ 75）mmHg，心率 62 ~ 70 次 / 分，血氧饱和度 98% ~ 99%，呼吸 16 ~ 20 次 / 分

续表

紧急救治过程	具体措施
避免腹膜后血肿包膜破裂风险	1．嘱患者绝对卧床休息，避免做剧烈咳嗽，憋气，禁止用力排便等导致腹压骤然升高的动作，同时加强基础护理 2．病情观察：患者出现腹膜后血肿，严禁搬动，避免剧烈活动，以免引起血肿包膜破裂、出血 [4] 3．密切关注患者腹痛、腹胀的动态变化，关注尿液的量、颜色、性状等，及时发现血肿增大的压迫征象 4．遵医嘱暂停抗凝药物应用，防止加重腹腔出血
关注有无出血、桡动脉穿刺部位血肿	1．观察穿刺局部及全身有无出血和血肿，保证右侧股动脉适当加压止血，右侧桡动脉按时放气 2．关注血红蛋白、血生化、血小板、出凝血指标动态变化 3．判断患者有无皮肤黏膜瘀点、瘀斑、皮肤花斑等 DIC 发生征象
关注有无深静脉血栓	1．严密观察患者肢体肿胀、皮肤温度及皮肤色泽、动脉搏动等情况，密切观察有无双侧肢体不对称、单侧肢体出现不明原因肿胀，警惕深静脉血栓形成的发生 2．遵医嘱继续抗凝、抗血小板治疗 3．患者生命体征平稳后指导其进行双下肢的主动及被动锻炼
解除紧张、恐惧	1．动态评估心理状态，及时疏导负性情绪。主动倾听患者主诉，发挥同理心，适当讲解疾病知识，分享成功案例，增强患者战胜疾病的信心 2．允许家属陪伴，协助生活护理，减少负性事件刺激，适时心理疏导

2）动态评价紧急救治效果

①确诊腹膜后血肿前血压、心率趋势详见图 2-1。

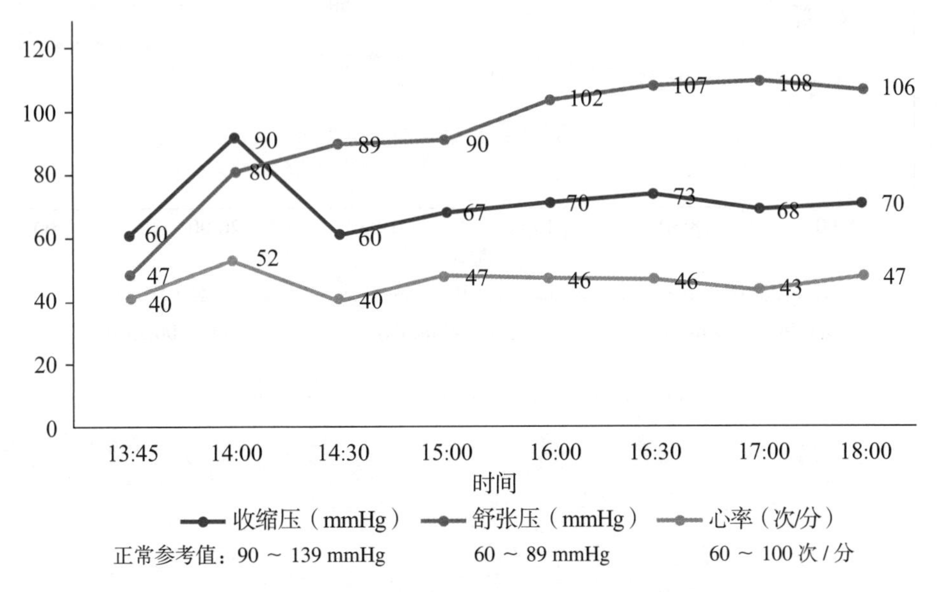

图 2-1　确诊腹膜后血肿前血压、心率趋势图

②确诊腹膜后血肿前休克指数趋势详见图 2-2。

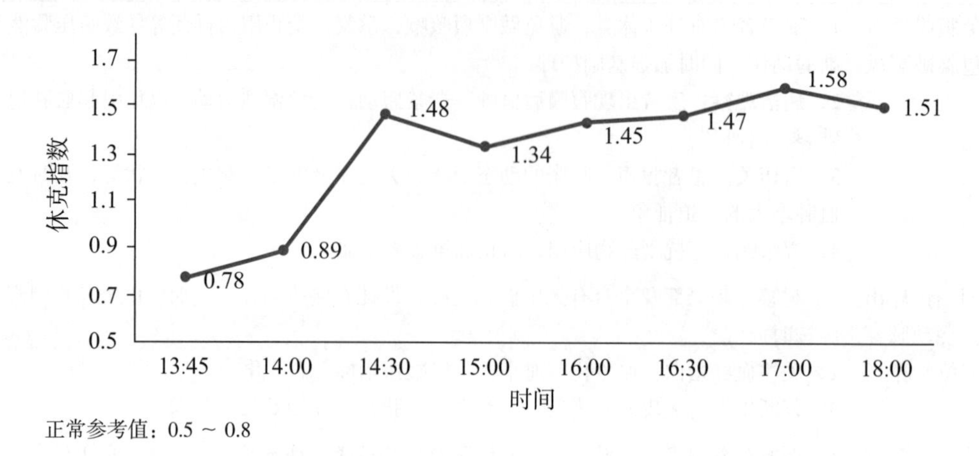

图 2-2　确诊腹膜后血肿前休克指数趋势图

③确诊腹膜后血肿后血压、心率趋势详见图 2-3。

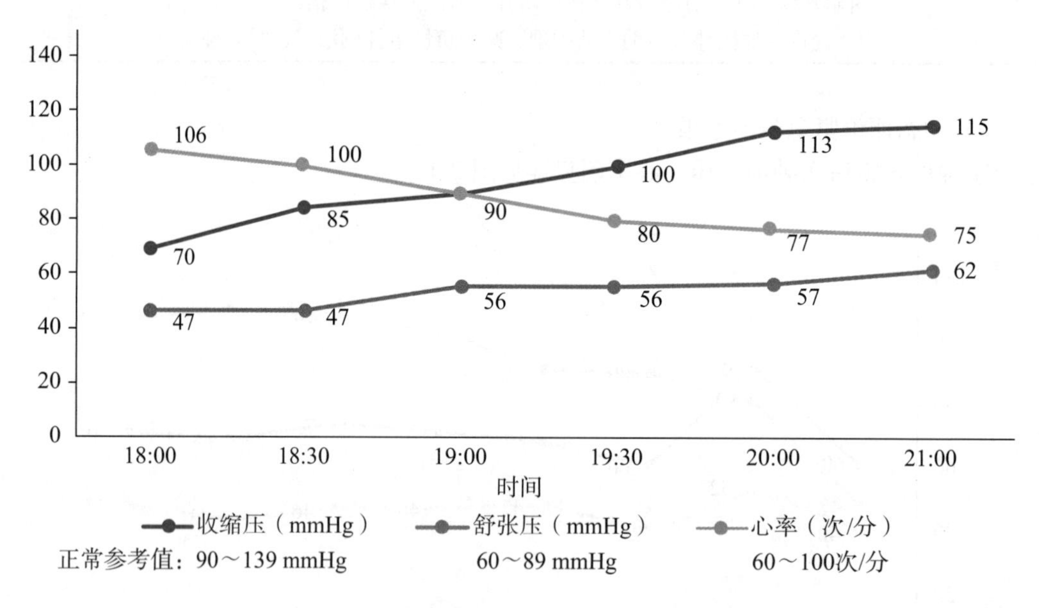

图 2-3　确诊腹膜后血肿后血压、心率趋势图

④确诊腹膜后血肿前休克指数趋势详见图 2-4。

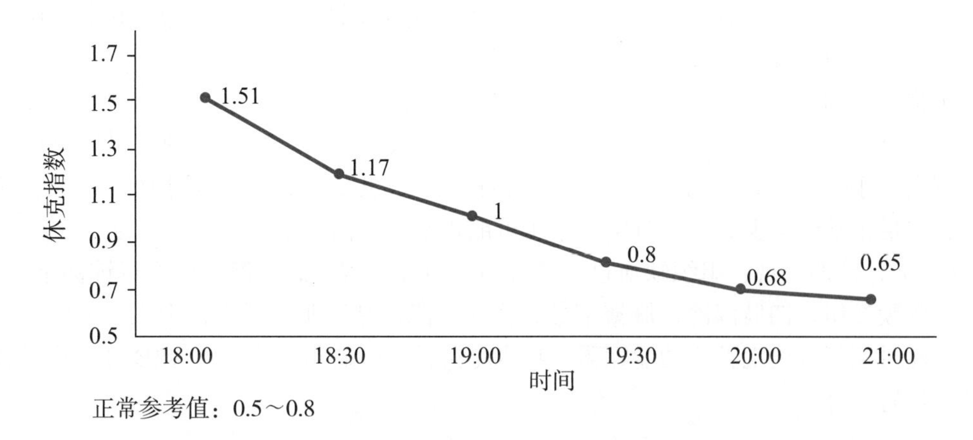

图 2-4 确诊腹膜后血肿后休克指数趋势图

⑤患者血红蛋白变化趋势详见图 2-5。

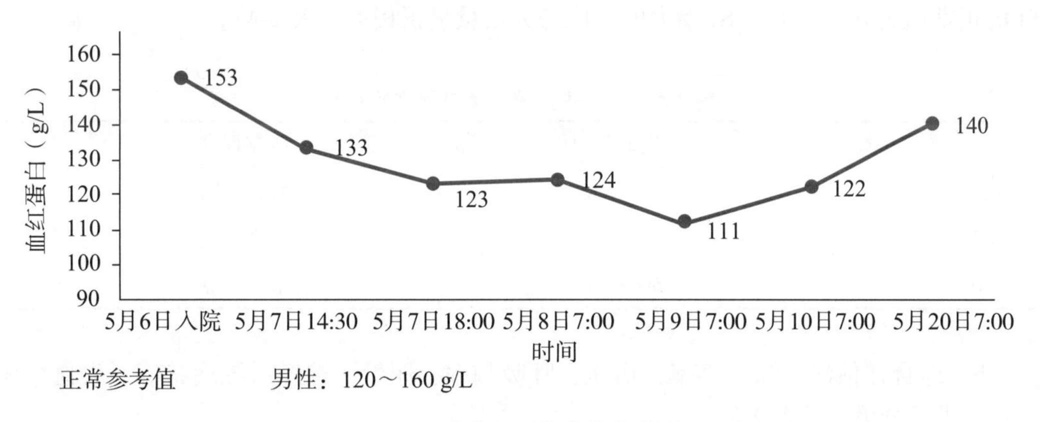

图 2-5　患者红蛋白变化趋势图

⑥尿量（ml/h）变化趋势详见图 2-6。

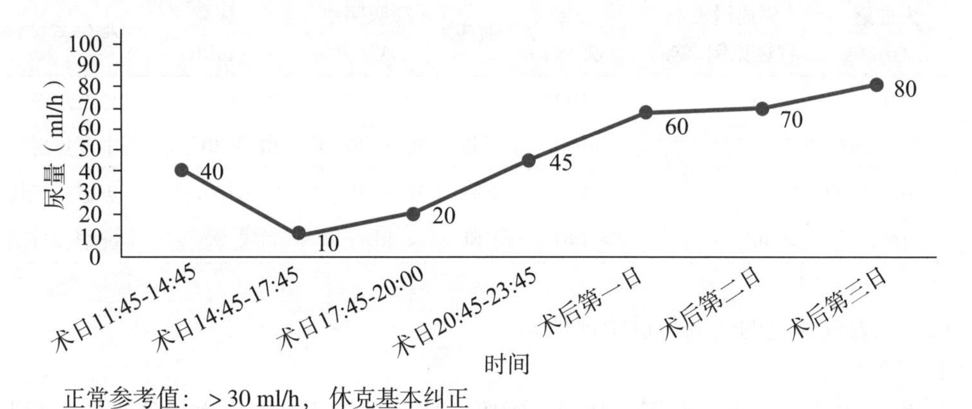

图 2-6　患者尿量变化趋势图

3．关键技术简介

（1）失血性休克的快速识别：失血性休克的快速识别主要是根据致伤机制、组织低灌注、临床表现以及血乳酸水平等临床指标。

①临床识别

a．代偿期表现：主要以液体丢失、容量血管收缩代偿为主要表现。早期有皮肤和面色苍白、手足发冷，口渴，心动过速，精神紧张、焦虑，注意力不集中，烦躁，呼吸加快，尿量正常或减少等。此时期，血压可能正常甚至偏高。

b．失代偿期表现：组织缺血进一步加重，可能出现神志淡漠、反应迟钝甚至昏迷；口唇、黏膜发绀，四肢湿冷，脉搏细数，血压下降，脉压明显减小，少尿、无尿，皮肤花斑。此时期可以出现脏器功能障碍，特别是急性呼吸窘迫综合征（ARDS），甚至多器官功能障碍综合征。

②量化判断

a．休克指数：休克指数（shock index，SI）是脉搏（次 / 分）与收缩压（mmHg）的比值，是反映血流动力学的临床指标之一，可用于失血量粗略评估及休克程度分级。SI 的正常值为 0.5 ～ 0.8，SI 增大的程度与失血量呈正相关（表 2-4）。

表 2-4　SI 与失血量、休克程度的关系

SI	失血量（%）	休克程度
≥ 1.0	20 ～ 30	血容量减少
≥ 1.5	30 ～ 50	中度休克
≥ 2.0	50 ～ 70	重度休克

b．综合评估法：综合心率、血压、呼吸频率、尿量、神经系统症状等对失血性休克程度进行分级，见表 2-5。

表 2-5　失血程度的分级

分级	失血量（ml）	失血量占血容量比例（%）	心率（次 / 分）	血压	呼吸频率（次 / 分）	尿量（ml/h）	神经系统症状
Ⅰ	＜ 750	＜ 15	＜ 100	正常	14 ～ 20	＞ 30	轻度焦虑
Ⅱ	750 ～ 1500	15 ～ 30	＞ 100	下降	20 ～ 30	20 ～ 30	中度焦虑
Ⅲ	1500 ～ 2000	30 ～ 40	＞ 120	下降	30 ～ 40	5 ～ 15	焦虑、恍惚
Ⅳ	＞ 2000	＞ 40	＞ 140	下降	＞ 40	无尿	恍惚、昏睡

（2）失血性休克的监测与进阶评估

①一般监测

a．生命体征：主要对血压、脉搏、呼吸、体温进行监测。失血性休克的发生与否及其程度，取决于机体血容量丢失的量和速度。

b．尿量：尿量减少，充分补液后尿量仍少，提示可能肾功能受损。

c．皮肤：皮肤湿冷、发绀、苍白、花斑等，毛细血管充盈时间＞2 s，反映了外周组织低灌注。

d．神志状态：意识改变，包括烦躁、淡漠、谵妄、昏迷，是反映患者脑低灌注的重要指标。

②血流动力学监测：对休克患者应进行血流动力学监测，床旁超声动态评估心脏功能。

③实验室监测

a．血常规：动态观察血常规，特别是血红蛋白、血小板计数等，对判断失血程度、凝血情况非常重要。

b．动脉血气分析：可反映机体通气、氧合及酸碱平衡状态。

c．出凝血功能指标。

d．生化指标：监测电解质和肝肾功能，对了解病情变化和指导治疗十分重要。

④影像学检查：超声评估是重要的检查方法，但其阴性并不能完全排除腹膜后出血。存在血流动力学不稳定者，应尽量限制实施诊断性的影像学检查，对怀疑存在出血的患者，如果血流动力学稳定，或对容量复苏有反应，应考虑进行 CT 扫描。

动态评估：有效监测可以对失血性休克患者的病情和治疗反应做出正确、及时的评估和判断，以利于指导和调整治疗计划，改善患者预后。腹膜后血肿合并失血性休克具有隐匿性、变化快、进展快等特点，因此，在严密动态观察临床表现的同时，需要尤其强调对前述重要指标进行动态监测和评估。

4．小结

减少 PCI 术后 RPH 发生风险最有效的办法是术前评估、术中严密观察、术后快速准确的识别以及有效的抢救护理措施。PCI 术后患者出现 RPH 的临床护理中，早期识别腹膜后血肿的征象，并采取相应措施控制休克的发生是保障患者安全、降低病死率的关键[5]。在护理本例患者过程中，护士善于观察，积极评估高危因素，及时发现出现腹膜后血肿的先兆并及时向医生报告临床征象，患者术后早期出现恶心、呕吐、血压下降，初步考虑迷走神经兴奋表现，在病情变化时护士运用 SBAR 沟通模式准确汇报。护士参与整个急救过程快速、有序、行之有效，在各个环节把控护理风险点，为抢救赢得了时间，患者诊疗护理的全过程未发生任何护理不良事件，结局良好，做到了患者满意、家属满意。

（1）患者血红蛋白、血压逐渐回升，生命体征平稳，血流动力学稳定，面色红润，四肢温暖，无休克表现。

（2）腹膜后血肿范围减少，腹痛、腹胀症状逐渐减轻至消失，二便性状及量逐渐恢复正常。

（3）患者住院期间无出血倾向发生。

（4）患者住院期间未发生下肢深静脉血栓。

（5）患者排尿困难、恶心、呕吐、腹胀、呃逆等血肿压迫症状逐渐好转至消失。

（6）患者及家属住院期间经过心理疏导，情绪趋于稳定，配合治疗护理。

（7）住院期间经过分阶段的知识宣教，患者及家属基本了解相关知识。

三、三级预防

三级预防是以人群为对象，以健康为目标，以消除影响健康的危险因素为主要内容，以促进健康、保护健康、恢复健康为目的的公共卫生策略与措施。PCI 术后腹膜后血肿三级预防管理：

1．一级预防

术前血管评估、规范术中操作：术前做好血管变异或硬化患者高危因素评估及识别，必要时做胸腹部超声；完善血象及出凝血时间检查；做好抗凝、抗血小板药物的规范应用；提高术中穿刺技术的规范性和成熟度；做好术中患者生命体征、病情、手术部位的动态观察和评估。备好急救处理药品及器械。

2．二级预防

评估高危因素，及时发现出血先兆，尽早诊断，早救治。腹膜后血肿的及时发现与早期处理，直接关系到处理的方式和患者的预后，术后快速识别腹膜后血肿的发生是关键。护士要充分了解患者的高危因素、手术方式及术中用药情况，动态观察典型和非典型症状及血流动力学指标，明确是否存在活动性出血以及出血部位和局部形态，迅速做出诊断及紧急救治，救治过程中严密监测病情，做好记录及交接班。

3．三级预防

（1）心脏康复训练：患者病情稳定后指导患者早期离床，帮助患者制订康复运动处方，包括运动强度、每次运动持续时间、运动频度、选择运动的方式、监测运动的手段等，进行心功能的评定和出院前的运动试验。

（2）出院前指导：特别对抗凝药物的服用及监测指导。PCI 术后患者需要终生抗凝治疗，指导患者遵医嘱定时定量服用，不可漏服或补服；定时监测凝血酶原时间(PT/INR)，出院后每两周复诊 1 次，3 个月后，每 4 周复诊 1 次，当 PT/INR 不稳定时，每周测 1 ～ 2 次，根据结果调整用量，维持 INR 在 1.8 ～ 2.2；做好自我监测，如出现皮肤黏膜的出血点、瘀斑、牙龈出血等出血倾向，突然腹痛、腹胀、恶心呕吐及呃逆症状，突发心悸、心律失常及不明原因发热等异常情况及时就医。

（3）出院延续性护理：患者虽然术后康复出院，但是冠心病、高血压、糖尿病都属于慢性疾病，加之脂代谢紊乱，动脉粥样硬化及血管斑块形成的过程并未中断，出院后仍需严格控制血压、血糖，规律服药，定期复诊，出现异常胸痛、胸闷时及时就医。护士定期通过电话、网络随访、微信以及社区随访等渠道，对患者进行饮食、活动、用药等注意事项的指导和管理。提高患者服药的依从性，加强健康教育，确保患者掌握更多疾病保健知识，改善生活习惯，改善患者预后。鼓励患者向医院、社区的医务工作者主动寻求有效的专业支持，充分利用社区的资源积极参加社区的相关活动，与病友交流分享疾病康复的经验，提高社会支持系统的利用度，促进心脏康复。

【知识问答】

1．对 PCI 术后 RPH 的危险性体现叙述不恰当的是

A．PCI 术后持续低血压要警惕 RPH 的发生

B．腹膜后血肿的征象有胃肠道不适症状及腹痛、血压下降等表现

C．RPH 发生部位表浅，易发现，有利于及时发现、及时救治

D．PCI 术后护士要严密观察生命体征动态变化，对持续 30 分钟低血压情况应及时有效地与医生沟通完善血象检查，完善胸腹部超声或 CT 检查

答案：C

解析：RPH 发生部位较深，临床早期症状不典型，潜在风险不易识别。PCI 术后 RPH 发生时患者一般表现为胃肠道症状、腹痛或背痛，出血量大，且往往出现低血压甚至低血容量性休克时才引起重视，故危险性较高，是经皮冠脉介入治疗术后严重的并发症之一。PCI 术后患者出现 RPH 的临床护理中，早期识别腹膜后血肿的征象，并采取相应措施控制休克的发生是保障患者安全、降低病死率的关键。

2．失血性休克的监测与进阶评估的关注重点不包括的项目是

A．生命体征、尿量

B．血流动力学变化

C．实验室检查指标

D．营养状况

答案：D

解析：

（1）一般监测

①生命体征：主要对血压、脉搏、呼吸、体温进行监测。失血性休克的发生与否及其程度，取决于机体血容量丢失的量和速度。

②尿量：尿量减少，充分补液后尿量仍少，提示可能肾功能受损。

③皮肤：皮肤湿冷、发绀、苍白、花斑等，毛细血管充盈时间 >2 s，反映了外周组织低灌注。

④神志状态：意识改变，包括烦躁、淡漠、谵妄、昏迷，是反映大脑低灌注的重要指标。

（2）血流动力学监测：对休克患者应进行血流动力学监测，床旁超声科动态评估心脏功能。

（3）实验室监测

①血常规：动态观察血常规，特别是血红蛋白、血小板计数等，对判断失血程度、出凝血情况非常重要。

②动脉血气分析性：可反映机体通气、氧合及酸碱平衡状态。

③凝血功能指标：了解患者出凝血情况。

④生化指标：监测电解质和肝肾功能，对了解病情变化和指导治疗十分重要。

（4）影像学检查：超声评估是重要检查方法，但其阴性并不能完全排除腹膜后出血，对怀疑存在出血的患者，如果血流动力学稳定，或对容量复苏有反应，应考虑进行 CT 扫描。

（5）动态评估：有效监测可以对失血性休克患者的病情和治疗反应做出正确、及时

的评估和判断，以利于指导和调整治疗计划，改善患者预后。腹膜后血肿合并失血性休克具有隐匿性、变化快、进展快等特点，因此，在严密动态观察临床表现的同时，需要尤其强调对前述重要指标进行动态监测和评估。

【参考文献】

[1] 刘敏瑜，张建华．冠状动脉介入治疗致右髂股动脉夹层破裂合并腹膜后血肿 1 例的抢救与护理［J］．中西医结合护理（中英文），2019，5（4）：210-211.

[2] 邱景伟，程艳慧，浦奎．急诊 PCI 术后自发性腹膜后血肿一例误诊分析［J］．临床误诊误治，2017，30（9）：38-40.

[3] 邱景伟，浦奎．冠状动脉介入术并发腹膜后血肿 2 例［J］．中国循证心血管医学杂志，2017，9（9）：1129-1130.

[4] 姜海洲．论述外伤性腹膜后血肿的临床治疗［J］．中国继续医学教育，2015，7（3）：57.

[5] 王淑芬，王伟，高彩霞．浅析腹膜后血肿患者的护理［J］．中国保健营养，2017，27（9）：57.

（王　伟　吴　鸣）

急性心肌梗死合并心源性休克患者的个案护理

急性心肌梗死（acute myocardial infarction，AMI）合并心源性休克（cardiogenic shock，CS）是心内科最凶险的危重症之一。急性ST段抬高型心肌梗死诊断和治疗指南（2019）建议：早期再灌注治疗，特别是直接经皮冠状动脉介入（percutaneous coronary intervention，PCI）是治疗急性心肌梗死合并心源性休克的首选方案[1]。虽然早期再灌注治疗有助于改善预后，但急性心肌梗死合并心源性休克患者的病情进展迅速，预后极差，死亡率非常高。据文献报道，急性心肌梗死合并心源性休克患者住院期间死亡率高达51%[2]。

主动脉内球囊反搏（intra-aortic balloon pumping，IABP）是一种能够改善心脏循环的辅助机械装置，通过主动脉内球囊在心脏舒张期快速充盈和收缩期快速排空的方式，改善冠状动脉血流灌注和冠状动脉微循环，减轻心肌缺血，同时降低心脏后负荷及心肌耗氧量，改善心功能[3]。

一、病历资料

1．病例简介

患者刘××，男性，70岁，既往史：高血压病史、肺结核病史（已治愈）。因“突发胸痛6小时”急诊入院，ECG示：窦性心动过速，多个导联ST段明显压低，T波倒置。行急诊PCI术，术中出现心源性休克表现：全身湿冷，血压下降至87/50 mmHg，心率135次/分，予IABP置入，术后收入CCU。

入院诊断：

（1）冠心病　急性非ST抬高型心肌梗死

　　心源性休克　心功能Ⅳ级（Killip分级）

　　心搏骤停　心肺复苏术后

（2）原发性高血压

（3）陈旧性肺结核

2．病程介绍（表3-1）

表 3-1　病程介绍

诊疗阶段	时间	临床表现	诊疗内容
术前	9 月 20 日 6：00	无明显诱因静息状态下突发胸痛	开始发病
	9 月 20 日 8：10	ECG：窦性心动过速，多个导联 ST 段明显压低，T 波倒置	院前医护人员到达，采集首份心电图
	9 月 20 日 8：37	胸痛未缓解，再次 ECG：ST 段较前进一步压低	转运至急诊科，诊断：急性非 ST 段抬高型心肌梗死，启动胸痛中心流程
术中	9 月 20 日 9：58	HR 120 次 / 分，BP 140/60 mmHg	入 DSA 室，开始冠状动脉造影检查
	9 月 20 日 10：10		予 PCI+ 血栓抽吸术
	9 月 20 日 10：25	出现心源性休克表现：全身湿冷，血压下降至 87/50 mmHg，心率 135 次 / 分	给予补液、升压、抗休克治疗，多巴胺组液 8 μg/（min · kg）泵入
	9 月 20 日 11：10	休克体征未改善	置入 IABP
	9 月 20 日 11：30	HR 127 次 / 分，BP 110/63 mmHg，	手术结束。IABP 持续支持下，带多巴胺泵转运至 CCU
术后	9 月 20 日 11：45	入 CCU，突然发生心搏骤停，给予心肺复苏和高级生命支持，5 分钟后循环恢复，继续予气管插管接呼吸机辅助呼吸，并予补液、抗休克、抗心律失常、抗感染及冠心病二级预防药物等治疗	
	9 月 21—22 日	继续予呼吸机辅助呼吸（模式：SIMV）及 IABP 支持治疗（反搏比：1 : 1）。患者心功能差，床旁胸片显示：右中下肺野、左中肺野多发渗出性病变 NT-proBNP 21674 pg/ml，予加强利尿、扩冠治疗。肝肾功能受损（Cr 334 μmol/L，ALT 1159 U/L），血红蛋白下降至 82 g/L。请消化科、肾内科及营养科会诊，予护肝、护肾、护胃、抑酸治疗，并输注红细胞悬液 2 U	
	9 月 23 日 12：00	患者病情好转，神志清醒，HR 101 次 / 分，BP 120/68 mmHg，自主呼吸，R 23 次 / 分，SpO_2 95%。拔除 IABP 导管和气管插管，停用 IABP 治疗和呼吸机辅助通气	
	9 月 23 日 17：00	患者再次出现呼吸急促，SpO_2 下降至 80%，再次予气管插管接呼吸机辅助呼吸	
	9 月 26 日	HR 80 次 / 分，BP 122/63 mmHg，呼吸平稳，自主呼吸，R 20 次 / 分，SpO_2 98%，予拔除气管插管，成功撤机	
	9 月 29 日	病情稳定，无胸闷、胸痛、气促等症状。HR 73 次 / 分，BP 115/65 mmHg，R 18 次 / 分，SpO_2 98%。转普通病房继续治疗	
	10 月 9 日	无胸痛、气促、咳嗽等症状，HR 82 次 / 分，BP 108/52 mmHg，能平地慢走 50 m，心功能Ⅱ级（Killip 分级）。病情稳定出院，继续康复治疗	

出院诊断：

（1）冠心病　急性非 ST 抬高型心肌梗死 PCI 术后
　　心源性休克　心功能Ⅳ级（Killip 分级）
　　心搏骤停　心肺复苏术后

（2）原发性高血压

（3）陈旧性肺结核

（4）消化道出血

二、分析与讨论

1．疾病严重程度

（1）患者院前发病，诊断为急性非 ST 抬高型心肌梗死，药物治疗后胸痛症状持续不缓解，血运重建治疗危险分层为极高危组，需 2 小时内急诊 PCI 术。

（2）病情危重，在急诊 PCI 治疗过程中，出现了心源性休克，心功能Ⅳ级（Killip 分级）（表 3-2），予 IABP 支持。

（3）患者转运入 CCU 时，突然发生心搏骤停，进行及时有效的心肺复苏及高级生命支持。

（4）在治疗的过程中，出现了心力衰竭和休克、出血与血栓风险并存的治疗矛盾，IABP 使用过程中又发生了血小板进行性下降等难题，予精准评估和管理心功能，加强凝血功能监测，尽早撤除 IABP 导管等，使患者逐步渡过难关，最终顺利出院。

表 3-2　AMI 所致心力衰竭的 Killip 分级

分级	临床表现
Ⅰ级	无明显心力衰竭表现
Ⅱ级	有左心衰竭表现，肺部啰音＜ 50% 肺野
Ⅲ级	有急性肺水肿，全肺大、小、干、湿啰音
Ⅳ级	有心源性休克等不同程度和阶段的血流动力学变化

2．身心护理

（1）患者院前发病，胸痛症状持续不缓解，情况紧急。根据诊疗指南：应积极查找病因，排除引起胸痛的其他病因，及时识别致命性胸痛疾病，尽快明确诊断。

患者确诊为急性非 ST 抬高型心肌梗死，持续胸痛不缓解，心电图示：ST 段明显压低（Ⅰ，Ⅱ，avL，V_3 ~ V_6），有进行性变化，T 波倒置。血运重建治疗危险分层：极高危组。2018 ESC/EACTS 指南要求：非 ST 抬高型急性冠状动脉综合征（NSTE-ACS）血运重建治疗取决于血运重建治疗危险分层，对于极高危组患者进行血运重建的时间＜ 2h[4]。

此阶段护理重点和难点：尽快完成术前准备、协助尽早血运重建（表 3-3）。

表 3-3 护理干预（一）

护理评估	护理措施
胸痛的评估： 评估疼痛的时间、部位、程度、性质、持续时间。“120”首次医疗接触评估，患者无明显诱因静息状态下突发胸痛 2 h，以心前区为主，胸骨后压榨样疼痛，持续不缓解	1．立即采集病史，完成首份心电图、心肌坏死标志物检测，以明确诊断 2．予硝酸甘油扩冠治疗。硝酸甘油 0.5 mg 舌下含服，2 ~ 3 min 后疼痛未缓解，随即加用 0.9% 生理盐水 46 ml+ 硝酸甘油 20 mg 持续静脉泵入，同时严密监测血压的变化 3．通过胸痛中心信息平台分享病例，尽快明确诊断、决定手术 4．与患者及家属术前谈话，取得患方理解，知情同意 5．谈话的同时启动导管室，迅速完善术前准备。为患者血运重建赢得时间
实时评估病情进展	1．密切监测患者生命体征，特别是心率、心律和血压变化 2．关注患者的胸痛、胸闷主诉 3．动态监测心电图、心肌坏死标志物演变 4．开放静脉通路，扩冠药物泵控精准输入 5．保证抢救设备处于完好备用状态，备好急救药物，以应对随时可能发生的心律失常和休克
心理评估： 焦虑、紧张情绪	1．告知患者及家属疾病相关知识及治疗方法 2．介绍成功案例，增加患者信心
PCI 术中安全评估	1．立即启动一线介入团队人员参加手术，通知备班介入团队，必要时给予增援 2．充分手术准备：DSA 设备、导管耗材、抢救设备，如临时起搏器、IABP 仪、除颤器等，为迅速反应，除颤电极片预先贴在患者体表除颤部位 3．抢救药品准备，如血管活性药物、抗心律失常药物等 4．术前安全核查，术后安全转运和交接
术中病情评估： PCI 术中，患者出现全身湿冷、心率快、血压进行性下降等心源性休克征象	1．密切观察生命体征和患者症状 2．静脉泵入升压药物 3．置入 IABP 支持治疗 4．术后迅速转入 CCU，保障转运安全

（2）患者入 CCU 发生心搏骤停，立即予心肺复苏和高级生命支持，呼吸、循环恢复。在治疗的过程中，出现了休克与心力衰竭、出血与血栓风险并存，IABP 使用过程中，血小板进行性下降，需要进行出血风险的管理。

此阶段的护理难点：心功能的管理、出血风险的管理（表 3-4）。

表 3-4 护理干预（二）

护理评估	救治与护理措施
心功能的评估 ①急性心肌梗死合并心源性休克，心功能Ⅳ级（Killip 分级） ②心搏骤停，心肺复苏术后	1．严密监护，密切观察患者生命体征、末梢循环有无发绀、皮肤的温湿度，准确记录尿量 2．相关实验室指标。动态观察心肌坏死标志物和心衰指数（proBNP、EF 值）的变化 3．遵医嘱予补液及利尿治疗。补液过程中密切监测心衰症状和体征，随时调整补液速度 4．明确心力衰竭容量管理目标：急性心衰容量控制目标应保持每天出入量负平衡约 500 ml，体质量下降 0.5 kg/d，严重肺水肿时负平衡为 1000 ～ 2000 ml/d，甚至可达 3000 ～ 5000 ml/d。同时监测电解质变化。3 ～ 5 天后，如肺淤血、水肿明显消退，则减少液体负平衡量，逐渐过渡到出入量大体平衡[5] 5．观察和预防肺部感染征象：鼓励患者主动咳嗽、咳痰，监测体温变化。必要时行胸部 X 线检查、血白细胞计数等化验，给予抗感染药物治疗
出血风险的评估 ① CRUSADE 评分：54 分， 出血风险：极高危 ②口服抗血小板聚集药物 ③ IABP 球囊反搏，对血细胞产生机械性破坏	1．动态监测红细胞计数、血红蛋白、肝肾功能、二便潜血情况 2．密切观察患者出血倾向 3．纠正贫血，分次输血，共输注同型红细胞悬液 6 U 4．积极查找贫血原因 5．评估 IABP 停用指征，尽早拔除导管 6．及时调整与出血相关药物： ①将双重抗血小板聚集治疗，改为单抗血小板聚集治疗（替格瑞洛 90 mg bid） ②加用护胃抑酸治疗 ③加用护肝、护肾治疗

（3）在 PCI 术后第 3 天患者病情好转，停用 IABP 和呼吸机治疗，拔除 IABP 导管、气管导管。在密切观察患者病情的同时，预见性地准备好抢救药物及设备。当患者再次出现临床症状时，及时发现病情变化，并采用 SBAR 沟通模式（表 3-5）报告医生，为二次顺利插管赢得了时间。

表 3-5 SBAR 沟通模式在病情汇报中的运用

Situation（现状）

- 23/9 17:00报告：CCU ×床患者刘××出现呼吸急促、烦躁不安

Background（背景）

- 该患者诊断急性心肌梗死并心源性休克，今天是PCI术后第3天，IABP和气管插管今日12：00已拔管，停用IABP支持和呼吸机辅助已达3小时

Assessment（评估）

- 现在患者烦躁不安、呼吸困难。监护显示心率快、血压高、血氧饱和度下降，刚测得血压160/80 mmHg，心率126次/分，呼吸42次/分，SpO_2由95%降至80%。听诊两肺均满布湿啰音
- 今日10小时出入量负平衡568 ml，拔管后3小时内尿量200 ml

Recommendation（建议）

- 考虑该患者发生急性左心衰竭，已抬高床头，协助患者取半坐卧位，安抚情绪，并予储氧面罩高流量氧气吸入10 L/min，症状无缓解
- 呼吸机已准备好，是否需要再次使用呼吸机?是否需要再次气管插管?

结局：医生明确诊断为急性左心衰竭伴低氧血症，立即予无创呼吸机辅助通气，10分钟后改善不明显，继之予气管插管接呼吸机辅助，随后患者呼吸逐渐平稳，17：30 SpO_2 上升并稳定到 95% 以上。

3．特殊用药及护理

在严密监测生命体征及心衰指数的同时，密切关注血管活性药物的效果及不良反应（表 3-6）。

表 3-6 本案例血管活性药物的使用

药物	使用要求	具体措施
硝酸甘油注射液	1．药物应避光保存 2．用药精确剂量，使用注射泵恒速泵入 3．密切关注患者主诉及不良反应，严密监测患者血压，及时调整用药速度 4．用药一般不超过 48 小时，在持续静脉用药 24 ~ 48 小时可出现药物耐受	1．药物输注过程中，应使用避光注射器、避光延长管 2．起始剂量 5 ~ 10 μg/min，根据血压和症状调节速度，每 5 ~ 10 分钟增加 10μg，最大推荐剂量 200μg/min 3．静脉应用硝酸甘油，在血压稳定、症状缓解 12 ~ 24 小时后改用口服制剂
盐酸多巴胺	1．外周静脉用药时，宜选择粗大的血管，预防外渗和静脉炎的发生 2．使用微量泵，严格控制输入速度 3．严密监测患者的血压及不良反应 4．密切监测血压、心率、尿量及外周血管灌注情况，及时调整用药速度	1．宜选用中心静脉注射药物 2．根据患者体重调节流速，起始剂量 5μg/(kg · min) 3．初始用药每 5 min 测量血压，血压稳定后逐渐调整至 15 ~ 30 min 测血压 4．每小时评估患者，根据血压、心率、尿量及时调整速度 5．密切观察患者有无头痛、恶心、呕吐、静脉炎等不良反应

续表

药物	使用要求	具体措施
重组人脑利钠肽（新活素）	1．先按负荷剂量静脉推注，随后按维持剂量静脉注射 2．能扩张动脉和静脉，并具有排钠利尿的作用，应严密监测血压及电解质、肝、肾功能情况 3．与肝素、胰岛素、呋塞米等注射剂理化性质相排斥，禁止在同一静脉导管同时输注	1．根据患者体重计算负荷剂量及维持剂量。负荷剂量：1.5～2 μg/kg，维持剂量：0.0075～0.01 μg/（kg·min） 2．推注负荷量过程中密切关注患者血压的变化，患者血压无明显下降，方可予维持剂量 3．动态观察血压，用药前 30 分钟每 10 分钟测血压一次。若收缩压＜ 90 mmHg，先减量继续观察血压变化，持续下降则停药 3．定期化验患者电解质及肝、肾功能 4．选择单独静脉通路，药物现配现用

4．关键技术简介：IABP 术后监测及管理

IABP 是一种按反搏动原理设计的对衰竭的左心室提供辅助的机械装置。通过动脉系统置入一根带气囊的导管，远端到达降主动脉内左锁骨下动脉开口的远端，气囊近端要位于肾动脉开口的近心端。在心脏舒张期气囊充气，在心脏收缩期前气囊放气，起到辅助衰竭心脏的作用。因此，IABP 是辅助心肌梗死、心力衰竭和心源性休克治疗的主要手段。

（1）密切监测反搏效果。IABP 良好的触发，能有效改善心肌缺血、缺氧，降低心脏后负荷。

①正确设置反搏参数，保证 IABP 的有效触发。

②观察反搏有效指征：循环改善（皮肤、面色红润，肢体末端转暖），尿量增多，血压稳定。

③分析 IABP 机报警原因，迅速处理。

（2）保持 IABP 管路固定、通畅。置入后需持续用肝素冲洗液冲洗 IABP 导管（冲洗液的配制：生理盐水 500 ml+ 肝素钠 2000 U），保持管路肝素化，防止管腔内阻塞。

①妥善固定导管，严防脱管。

②更换体位时专人固定 IABP 导管。

③加压输液袋压力≥ 300 mmHg，保证匀速冲管。每小时手动冲管，持续时间＞ 10 秒。

④观察管道有无打折及回血情况。

（3）置入 IABP 的患者，会导致血细胞机械性损伤，需监测相关凝血指标及出血倾向。

①监测血小板计数、活化部分凝血活酶时间、血红蛋白。

②观察伤口出血情况及皮肤黏膜等有无出血。

（4）密切观察有无发生 IABP 并发症。

①下肢缺血或血栓：每班观察患者肢体温度、颜色、肌张力、腿围、足背动脉搏动、毛细血管回流等。

②球囊有无破裂：观察反搏压有无进行性下降及氦气管道内有无血液。

③随时监测穿刺处情况：出血、血肿、肿胀等。

④确保球囊位置准确，观察尿量。

⑤预防穿刺部位感染。

5．小结

抢救及时有效：对心脏病患者来说，“时间就是心肌”，胸痛中心流程顺畅，争分夺秒，挽救患者生命。患者在院期间，合并症多，护理风险大，包括心功能的管理、气道的管理、出血倾向的管理、营养的管理、管路的管理等，特别是在治疗过程中，出现了休克与心力衰竭、出血与血栓风险并存，IABP 使用过程中血小板进行性下降等治疗矛盾。以《2018 年心力衰竭容量管理中国专家建议》和《2017 年冠状动脉旁路移植术后置入主动脉内球囊反搏护理专家共识》等为指导制订护理措施，医护良好配合，达成共识，患者得到成功救治的良好结局。

三、三级预防

随着社会经济的发展和人们生活水平的提高，加上压力与遗传因素的影响，冠心病已经成为当今世界上危害人类健康最重要的疾病之一。因此，除了积极进行有效的药物治疗和介入治疗外，还需采取行之有效的策略，进行合理的预防与控制。三级预防主要是针对不同群体特点进行针对性防治，促进健康。

1．一级预防

主要针对病因以及危险因素进行预防。

冠心病危险因素（不可逆）：年龄、性别、遗传。

冠心病危险因素（可逆）：高血压、高血脂、高血糖、肥胖、吸烟、不良生活方式。针对可逆因素，积极治疗原发疾病，血压、血脂、血糖控制达标，同时倡导健康的生活方式，做到戒烟限酒、适量运动等。

2．二级预防

急性期的二级预防是针对病情进展，包括对心源性休克、急性心力衰竭、心律失常及各种并发症的“三早”（早发现、早诊断、早治疗）预防，在住院抢救期间所进行的防止疾病恶化进展的主要措施。

（1）胸痛中心流程顺畅，一旦诊断明确，立即启动胸痛救治流程，尽早血运重建。在急诊 PCI 术中，由于病情危重和再灌注损伤，应严密观察循环征象，若术中出现心源性休克，应立即予抗休克药物，需要 IABP 支持时，及时做好相应的准备。

（2）导管室及 CCU 随时做好抢救准备，准确判断患者状态。一旦发生心搏骤停，及时有效地行心肺复苏。

（3）在院期间积极治疗，急性期重点监测心率、心律、呼吸、血氧饱和度、血流动力学等各项指标，密切关注有无出现恶性心律失常、急性心力衰竭、心源性休克等征兆，发现问题主动沟通，给医生提供准确、完整、有效的信息。积极抢救，帮助患者度过危险期。

（4）病情稳定期，积极控制诱发因素，如大便用力、情绪激动等，防止梗死面积扩大，预防并发症，降低病死率。

3．三级预防

三级预防亦称临床预防，目的是防止伤残和促进功能恢复。做好出院前准备，指导患者控制原发病，改变不良生活方式，按时服药，规律复诊，提高生存质量。同时做好自我监测，包括心律和心率、活动后耐力等警示指标，降低病死率，延长生命。

【知识问答】

1．IABP 辅助治疗中可能出现的并发症是

A．下肢缺血

B．感染

C．出血

D．气囊破裂

答案：ABCD

解析：IABP 辅助治疗并发症的观察与处理：

下肢缺血：可出现双下肢疼痛、麻木、苍白或水肿等缺血或坏死的表现。较轻者应使用无鞘的 IABP 球囊导管或插入 IABP 球囊导管后撤出血管鞘管；严重者应立即撤出 IABP 导管。

感染：表现为局部发热、红、肿、化脓，严重者出现败血症，应严格无菌操作。

出血和血肿：股动脉插管处出血较常见，可压迫止血后加压包扎。

气囊破裂而发生气栓塞：气囊破裂时，导管内出现血液，反搏波形消失，应立即停止反搏，更换气囊导管。

2．关于早期识别急性心肌梗死合并心源性休克正确的描述是

A．心源性休克是指因心排血量明显减少而致组织器官灌注不足的临床综合征

B．持续性低血压，收缩压＜ 90 mmHg，持续时间＞ 30 分钟

C．组织器官灌注受损体征：精神状态改变、皮肤湿冷、少尿等

D．严密监测患者生命体征，准备记录出入量，及时发现病情变化，及时有效地与医生沟通

答案：ABCD

解析：心源性休克是指因心排血量明显减少而致组织器官灌注不足的临床综合征。临床表现：①持续性低血压（收缩压＜ 90 mmHg，持续时间＞ 30 分钟）；②器官灌注受损体征：精神状态改变、皮肤湿冷、少尿、血清乳酸水平升高。

【参考文献】

[1] 中华医学会心血管病学分会，中华心血病杂志编辑委员会．急性 ST 段抬高型心肌梗死诊断和治疗指南（2019）[J]．中华心血管病杂志，2019，10：766-783.

[2] Sean van Diepen，Jason N. Katz，Nancy M. Albert，et al. Contemporary Management of Cardiogenic Shock：A Scientific Statement From the American Heart Association.

Circulation，2017，136（16）：e232-e268.
[3] 宋锴铖，周立君．急性心肌梗死合并心源性休克的临床诊断及治疗进展 [J]．心血管病学进展，2017，38（05）：543-548.
[4] 周玉杰，刘巍．2018 年欧洲心脏协会和欧洲心胸外科协会血运重建指南解读 [J]．中国介入心脏病学杂志，2018，26（09）：497-500.
[5] 中国医师协会心力衰竭专业委员会，中华心力衰竭和心肌病杂志编辑委员会．心力衰竭容量管理中国专家建议 [J]．中华心力衰竭和心肌病杂志，2018，2（1）：8-16.

（李小时　许　辉）

腹膜透析患者突发心搏骤停的个案护理

腹膜透析（peritoneal dialysis，PD）是利用人体腹膜作为半透膜，以腹腔作为交换空间，通过弥散和对流作用，清除体内过多水分、代谢产物和毒素，达到血液净化、替代肾功能的治疗技术[1]。根据文献报道，腹膜透析导管置入腹腔后2周内是腹膜透析各种并发症发生的高危期，并发症主要有腹膜透析液出入不畅、腹膜透析导管移位、渗漏、出血及感染[2,3]，但术后出现突发心搏骤停非常罕见。每年全球有约300万人因为心搏骤停而失去生命，在我国每年高达54.5万人。

一、病历资料

1．病例简介

患者谢××，女，40岁，因“乏力、双侧腰部不适4年余，呼吸困难10天”入院。患者20年前诊断“左肾结石”，间断服中药治疗，无外伤、手术、输血史，无药物食物过敏史，否认“糖尿病、高血压、乙型病毒性肝炎、结核”等慢性病病史，否认家族遗传性疾病病史。2014年曾在我院行“肾穿刺活检术”，肾病理结果提示：增生硬化性肾炎。出院后在我院门诊随访，2016年回老家改服中药汤剂（具体药物不详）。10天前患者突发呼吸困难，急送外院予无创呼吸机、床旁持续肾替代治疗（continuous renal replacement therapy，CRRT）、降血压、抗感染、补充白蛋白、胸腔闭式引流等治疗，但患者仍觉乏力、胸闷，遂到我院门诊就诊。

入院诊断：

（1）慢性肾炎（硬化性肾炎）

（2）慢性肾衰竭（尿毒症期）CKD 5期 肾性贫血

（3）左肾结石

（4）心力衰竭

2．病程介绍（表4-1）

表4-1 病程经过

日期	时间节点	病情及诊治过程
4月17日	入院	14：56入院查血红蛋白53 g/L，尿素28.73 mmol/L，肌酐1027 μmol/L，尿酸656 μmol/L，二氧化碳结合力16.3 mmol/L，钙2.07 mmol/L，磷2.34 mmol/L，NT-B型钠尿肽大于35000 pg/ml。外院心脏彩超结果示：左房增大，左室收缩、舒张功能减低，EF 31%。诉乏力，偶有头晕，无胸闷、胸痛。立即予完善相关检查、护肾、补钙、降磷、纠正贫血等治疗

续表

日期	时间节点	病情及诊治过程
4月25日	置管手术	送患者入手术室准备手术时，患者突然出现咳嗽、呼吸急促，心电监护示：HR 140次/分，R 25次/分，BP 130/90 mmHg，SpO_2 85%，立即给予吸氧，取消手术，送回病房
4月26日	血液透析	行右股静脉导管置入术后送血透室行血液透析治疗。透析过程中，患者突发胸闷、血压下降，心电监护示：HR 120次/分，R 23次/分，BP 90/60 mmHg，SpO_2 98%，立即给予吸氧，完善相关检查，血透后送回病房
5月4日	再次置管术	15：40再次送患者至手术室在局麻下行腹膜透析导管置入术。术后常规行腹膜透析治疗
5月8日	心搏骤停	12：10患者在午餐进食过程中突发意识丧失、口唇发绀，伴四肢强直，呼之不应，颈动脉搏动消失，立即行床旁心肺复苏，电除颤2次，经抢救后患者心搏、呼吸及意识恢复，予对症处理
5月10日	出院前培训	患者精神状态较好，开始行居家腹膜透析操作及相关知识培训，根据患者学习情况制订培训计划
5月15日	出院	患者一般情况良好，无发热、胸闷、胸痛、气促不适，R 19次/分，HR 90次/分，BP 138/90 mmHg，每日腹膜透析超滤量1000～1330 ml。居家腹膜透析操作、理论考试合格，准予出院，嘱出院后腹膜透析专科门诊随诊及心内科门诊就诊

出院诊断：

（1）慢性肾炎（硬化性肾炎） 慢性肾衰竭（尿毒症期）CKD 5期 肾性贫血

（2）慢性心功能不全 心功能3级 左心增大

（3）心律失常 心室颤动 心搏骤停复苏术后

（4）冠心病待排

（5）低钾血症

（6）左肾结石

二、分析与讨论

1．疾病严重程度

（1）此患者在腹膜透析导管置入术后第4天无明显诱因突发心搏骤停，如果得不到及时高质量的抢救，其存活概率非常小。

（2）腹膜透析属于居家治疗模式，居家透析缺乏医护人员监管，极易出现腹透相关性腹膜炎、心力衰竭、电解质紊乱等并发症，不仅增加患者的痛苦和经济负担，严重者会导致患者退出透析，甚至死亡[4]。因此患者需要每月回医院随访，其治疗效果更是依赖于医护团队对患者的专业知识教育、出院后长期延续性慢病管理及患者不断提升的自我管理能力。

2．腹膜透析导管置入围术期患者护理评估（表 4-2）

表 4-2　护理评估表

时间节点	评估维度	具体评估
腹膜透析导管置入术前护理评估	生命体征	T 36.5 ℃，P 103 次 / 分，R 20 次 / 分，BP 133/83 mmHg
	身心状况	1．心理状态：对手术感到紧张，对疾病预后悲观 2．家庭支持：家庭经济可，家人支持好 3．疾病认知：缺乏居家腹膜透析相关知识
	实验室检查	红细胞 1.87×10^{12}/L，血红蛋白 53 g/L，尿素 28.73 mmol/L，肌酐 1027 μmol/L，尿酸 656 μmol/L，二氧化碳结合力 16.3 mmol/L，钙 2.07 mmol/L，磷 2.34 mmol/L，NT-B 型钠尿肽大于 35000 pg/ml
腹膜透析导管置入术后评估	专科评估	1．腹膜透析导管位置固定，伤口敷料干洁，腹膜透析液出入顺畅，透出液清亮、淡黄色 2．双下肢轻度水肿 3．患者能正常接受术后居家透析知识培训
	生命体征	术后 T 36.6 ℃，P 98 次 / 分，R 20 次 / 分，BP 136/80 mmHg
术后心搏骤停护理评估		复苏后仍持续生命体征监测至平稳
	电解质评估	低钾血症，急查血钾值：2.44 mmol/L，立即给予多途径补钾治疗后血钾控制在正常水平
	专科评估	腹膜透析导管固定，透析液出入顺畅，透出液清亮
	心理状况	情绪稳定，家庭支持好
出院前护理评估	生命体征	出院时 T 36.2 ℃，P 92 次 / 分，R 18 次 / 分，BP 130/85 mmHg
	专科评估	腹膜透析导管固定，透析液出入顺畅，透出液清亮，已完成居家腹膜透析专业知识培训并考核合格
	电解质评估	各项电解质可维持于正常水平
	心理状况	情绪稳定，对居家腹膜透析治疗充满信心

3．腹膜透析导管置入术患者的用药及护理

患者因终末期肾病导致重度肾性贫血，住院期间给予输血、补充造血原料等对症支持治疗，并动态监测患者血红蛋白变化，疗效明显，贫血程度逐渐减轻（图 4-1）。

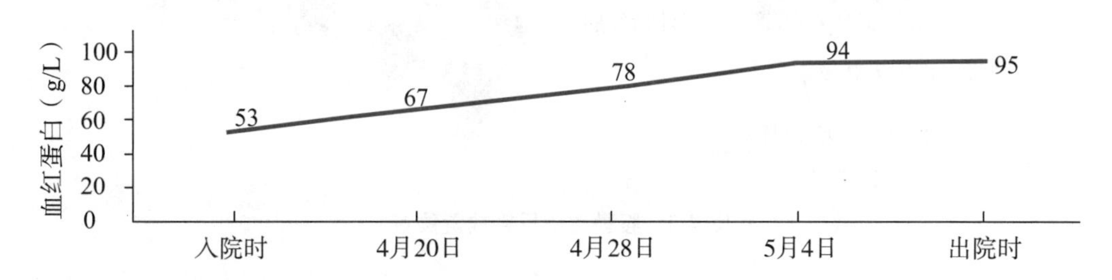

达标参考值　血红蛋白：110～120 g/L

图 4-1　住院期间血红蛋白变化

患者心搏骤停后急查血钾低，为 2.44 mmol/L，积极给予补钾治疗：10% 氯化钾 15 ml+0.9% 生理盐水 500 ml 缓慢静脉滴注，10% 氯化钾 6 ml 加入每袋腹透液中持续非卧床腹膜透析（continuous ambulatory peritoneal dialysis，CAPD），待患者清醒后继续给予 10% 氯化钾 30 ml，分次稀释后口服补钾治疗，密切复查血钾情况，使患者血钾维持在正常范围（图 4-2）。

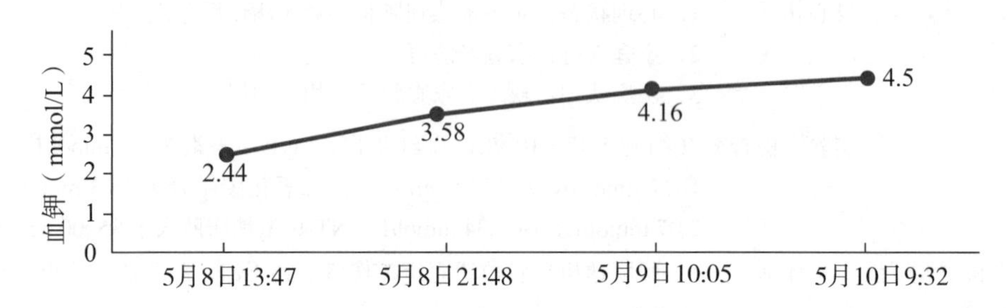

图 4-2　心搏骤停后血钾变化

4．关键技术简介

（1）直视手术切开法腹膜透析导管置入术

定义：选择最适当的腹膜透析置管点，采取外科直视手术切开法准确地将腹膜透析导管（Teckhoff 管）末端置于直肠膀胱陷凹（男性）或直肠子宫陷凹（女性）（导管放置位置详见图 4-3，手术流程详见图 4-4）。

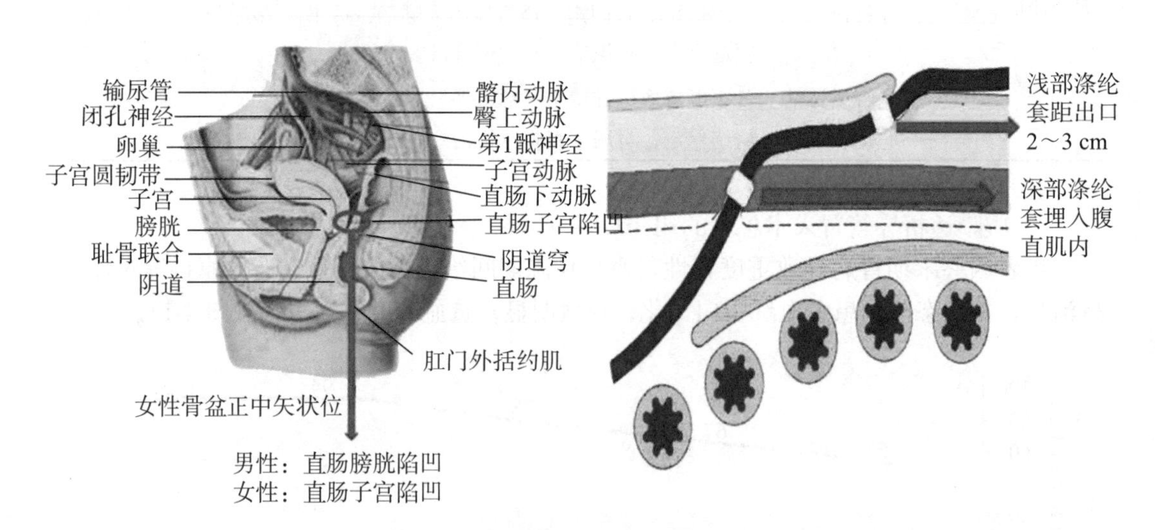

图 4-3　腹膜透析导管放置位置

①术前护理：术前详细评估患者病情、家庭环境、心理状况，向患者及家属详细介绍腹膜透析置管的相关知识及配合要点。术前予备皮及肠道准备，准备合适的腹膜透析导管，遵医嘱术前预防性使用抗生素。

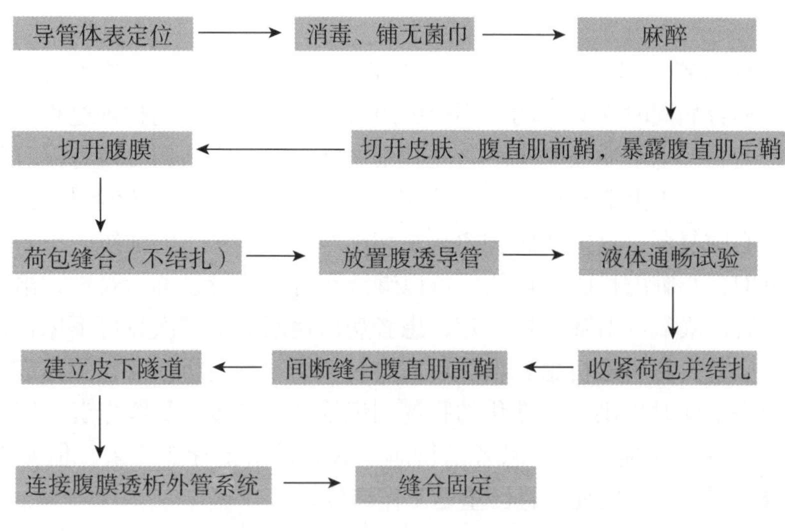

图 4-4 切开法腹膜透析置管术常规流程

②术中护理：严格核查患者身份信息、手术相关信息、患者用药、既往过敏史等，严格执行无菌操作，避免感染。严密观察患者生命体征变化，积极询问患者有无不适症状，备齐抢救用物。

③术后护理：鼓励患者术后早期下床活动，妥善固定腹膜透析导管，防止牵拉；密切关注患者血电解质，尤其是血钾水平，预防因血钾异常诱发的心律失常；严格执行腹膜透析换液无菌操作，密切观察伤口敷料有无渗血渗液，进行术后饮食及活动指导，给予居家腹膜透析相关知识的理论和操作培训、考核，给予患者及家属心理支持，鼓励患者建立对抗疾病的信心。

（2）患者突发心搏骤停后的急救

①启动心搏骤停患者紧急心肺复苏流程，做好环境及各项急救准备。

②立即给予开放气道，并放置口咽通气管，高流量吸氧，保持呼吸道通畅。

③立即实施胸外心脏按压，同时紧急开放静脉通道、静脉注射肾上腺素。

④心电监护提示心室颤动时紧急给予电除颤。

⑤立即排空腹腔内的腹膜透析液。

⑥持续心电监护，密切监测生命体征变化，并注意观察患者神志、瞳孔改变。

⑦监测心肌酶、肾功能、电解质、血常规等各项指标变化。

⑧心理护理，对患者及家属进行心理疏导。

（3）心搏骤停复苏术后护理

首先，严密监测生命体征变化，尤其注意心电图波形，及早识别恶性心律失常，防止再次出现心搏骤停；其次，遵医嘱补钾、纠正酸中毒治疗，及时复查电解质水平，去除诱因；再次，床旁备齐抢救用物（急救车、除颤仪等），以备应急时使用；最后，病情稳定后行居家腹膜透析知识培训时，要注意环境及患者安全，尽可能安排在病房里，培训时密切注意患者有无不适症状，发现异常立即停止培训并妥善处理，防止出现意外。

5．小结

腹膜透析导管置入术后突发心搏骤停非常罕见，一旦发生则严重危害患者生命安全，对于终末期肾病同时伴有心功能不全的患者，在患者围术期护理过程中要密切关注患者生命体征变化、电解质波动水平（尤其是血钾水平，本病例心搏骤停时患者血钾为2.44 mmol/L），及时纠正电解质紊乱。住院患者突发心搏骤停时应立即启动急救预案，即刻开始床旁心肺复苏，这需要医护团队密切配合及注重平时的演练。患者在肾内科复苏成功后经ICU、心脏内科团队评估后可以继续在肾内科行复苏后管理，给予硝酸甘油静脉泵入扩血管、吸氧等对症支持治疗，患者病情逐渐稳定，次日可下床正常活动，成功在普通病房康复。腹膜透析患者出院后需要长期居家行透析治疗，复苏成功后在保证患者安全的前提下同时提供了个性化的腹透知识培训与考核，最终患者居家透析知识考核通过后顺利出院。出院至今，患者已行居家腹膜透析治疗3年余，但并未发生各种急、慢性腹膜透析相关并发症，且已重返工作岗位。

三、三级预防

慢性肾病分为5期。第一期，肾功能已经受损，但检查肾小球滤过率（glomerular filtration rate，GFR）正常或者增加，GFR ≥ 90 ml/(min・1.73 m^2)。第二期，肾功能已经受损，出现肾小球滤过率轻度下降，GFR 60 ~ 89 ml/(min・1.73 m^2)。第三期，肾功能受损程度加重，肾小球滤过率中度下降，GFR 30 ~ 59 ml/(min・1.73 m^2)。第四期，肾功能严重受损，肾小球滤过率重度下降，GFR 15 ~ 29 ml/(min・1.73 m^2)。第五期，GFR小于15 ml/(min・1.73 m^2)，需要采取肾替代治疗措施。三级预防适用于终末期肾病行腹膜透析置管术后患者的管理。

1．一级预防（提高认识，普及慢性肾病筛查）

慢性肾病起病隐匿，早期无明显临床症状，导致知晓率低，待患者病情加重，出现排尿异常、贫血、高血压、水肿等表现时一般已进入疾病中后期。国内外大量研究均证实女性、老年人及高血压、糖尿病、高尿酸血症、慢性肾炎家族史者都是慢性肾病的高危人群，因此提高对慢性肾病的认识及高危人群的早期筛查，延缓肾病进展，减轻其带来的危害非常重要[5]。

2．二级预防（及时置管透析，重视围术期患者管理）

腹膜透析是治疗终末期肾病的主要肾替代方法之一，而建立通畅的腹膜透析导管通路是腹膜透析的主要和关键步骤。腹膜透析置管术围术期的护理工作繁杂，做好对腹膜透析置管患者的管理，定期监测患者血电解质水平，如血钙、血磷，尤其是血钾水平；据美国第三次健康营养调查数据显示，终末期肾病患者心血管疾病病死率是普通人群的35倍[6]，因此临床肾内科护士对心脏疾病护理及心搏骤停患者的抢救流程必须非常熟练，同时密切关注并及时去除患者突发心搏骤停的诱因也是抢救成功的关键。

3．三级预防（出院后延续护理，提高患者生存质量）

能否做到长程、优质的居家腹膜透析治疗，很大程度上需依赖医护团队的全程专业知识指导和患者逐步提升的自我管理能力。肾内科护士对患者做好出院后的规范化的延续性护理，为患者建立随访档案，采取“门诊随访 + 电话随访 + 网络平台随访 +24 小时热线 + 肾友会”五位一体的腹膜透析患者随访管理模式，全方位地对患者进行追踪管理，达到降低患者并发症、提高患者生活质量的目的。

【知识问答】

1．低钾血症的终末期肾病腹膜透析患者补钾的注意事项有哪些？

答：终末期肾病腹膜透析患者非常容易出现低钾血症，当出现低钾血症需要补钾治疗时，需要注意补钾的总量和速度，一般选择口服、静脉补钾，腹膜透析患者也可以在透析液中补钾，同时指导患者进食含钾丰富的食物，如土豆、红枣、香蕉、橘子、葡萄干等。补钾时每日需复查血钾指标变化，一般血钾维持在 4.0 ~ 4.5 mmol/L 为宜。

2．护士对心搏骤停复苏术后患者进行居家腹膜透析知识培训时应注意哪些？

答：对每位腹膜透析置管术患者进行居家腹膜透析知识培训至关重要，一般需要 10 ~ 12 小时系统学习才能完成，专科护士会根据每个患者的病情、文化程度、学习能力、家属支持等方面进行综合评估后制订培训及考核计划。进行培训时首先要考虑培训对象、场所的安全性，对出现过严重并发症的患者，培训、考核可在病房床旁完成。培训前对患者进行生命体征测量，注意每次培训时间控制在 1 小时内，在关注患者学习进度的同时注意观察患者有无胸闷等不适，如有异常情况应立即停止培训。

【参考文献】

[1] 陈香美．腹膜透析标准操作规程［M］．北京：人民军医出版社，2010.

[2] 刘伏友，彭佑铭．腹膜透析［M］．北京：人民卫生出版社，2000.

[3] 付纲，韩庆烽，汪涛．腹膜透析置管术［J］．中国血液净化，2007，6（3）：120-121.

[4] 高哲慧，郝晓霞．腹膜透析置管及并发症的护理［J］．全科护理，2019，17（34）：4309-4310.

[5] 赵璐，梅长林，邬碧波，等．上海市静安区慢性肾脏病高危人群社区筛查结果分析［J］．中华肾脏病杂志，2020，36（1）：1-5.

[6] 中国腹膜透析置管专家组．中国腹膜透析置管指南［J］．中华肾脏病杂志，2016，32（11）：867-871.

（何　艳　廖玉梅）

维持性血液透析患者合并人工皮炎的个案护理

尿毒症是慢性肾病的晚期，因肾衰竭，水、电解质及酸碱代谢紊乱，通常需肾替代治疗，而维持性血液透析（maintenance hemadialysis，MHD）是肾替代治疗的有效方法之一，它是利用透析液与体内血液进行物质交换，达到清除体内毒素，纠正水、电解质及酸碱平衡紊乱的目的。普通血液透析可以清除血液中的小分子毒素，对血液中的中分子和大分子毒素清除较差。随着尿毒症患者血液透析时间延长，因透析不充分及钙磷代谢紊乱等因素，大部分患者会出现顽固性皮肤瘙痒等皮肤损害。其中皮肤瘙痒、皮肤损害是血液透析患者常见并发症之一，MHD 患者皮肤瘙痒发生率高达 60% ~ 90%[1]，可出现烦躁不安、失眠等，诱发患者通过抓、抠、挠等方式缓解症状，但皮肤瘙痒引发大面积的皮肤破损者较少见。2019 年肾内科收治一例 MHD 合并大面积皮肤破损患者，经精心治疗与护理，皮肤愈合出院。

一、病历资料

1．病例简介

患者朱 ××，女，46 岁，因“水肿 9 年，透析 9 年余，臀部疼痛半个月”平车入院。2010 年 5 月予腹腔置管行腹膜透析治疗，2018 年 3 月因难治性腹膜炎，拔管改规律血液透析治疗（每周血液透析 3 次），9 年来因皮肤瘙痒、血压控制不佳、高血压脑病及腹膜透析相关性腹膜炎反复入院治疗。2 周前出现皮肤瘙痒，指甲反复抠挖臀部及大腿内侧皮肤致皮肤损伤（图 5-1），并自行采用中药煮水浸泡，皮肤破损继续扩大，遂来我院就诊。

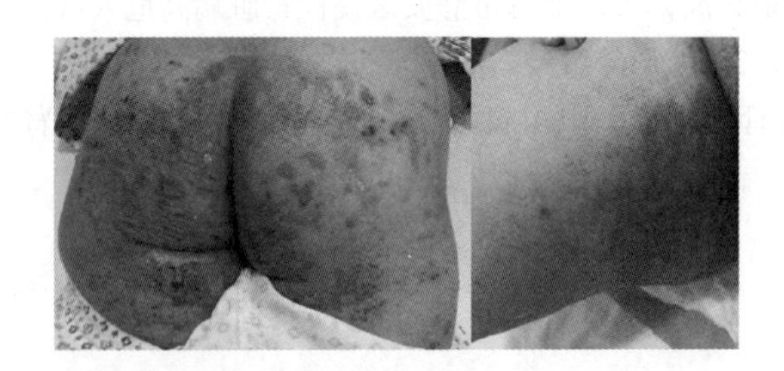

彩图 5-1　入院时患者臀部及大腿内侧皮肤破损处情况（清洗后）（彩图见后）

入院诊断：

（1）慢性肾小球肾炎　慢性肾病 5 期

（2）肾性高血压

（3）继发性甲状旁腺功能亢进
（4）肾性贫血
（5）维持性血液透析
（6）皮肤感染

2．病程介绍（表 5-1）

表 5-1　病程经过

住院节点	病情及诊治过程
入院当天	14：56 入院，诉皮肤瘙痒，皮肤破损处疼痛，乏力、查体：全身皮肤抓痕明显，臀部、双大腿内侧皮肤大面积破损，皮肤破损处疼痛数字评分法（numerical rating scale，NRS）评分 5 ～ 6 分。急查血钾［K^+］6.54 mmol/L，予紧急血液透析，皮损处留取标本送检，予清洗、消毒，无菌纱布覆盖。透析后血钾［K^+］4.03 mmol/L，皮肤破损处疼痛，影响睡眠，行止痛治疗
住院第 2 天	皮肤科第一次会诊：考虑人工皮炎，皮肤感染，行抗炎、止痛治疗，局部换药。造口伤口小组会诊：指导换药及护理。患者皮肤破损处疼痛，担心家里生活不能自理的女儿无人照顾，情绪焦虑
住院第 3 天	按造口伤口小组会诊意见换药，调整行血液透析 + 血液灌流 2 次 / 周，皮肤破损处疼痛数字评分法（NRS）评分 3 ～ 4 分
住院第 7 天	皮肤破损处面积较入院减少约 1/3，疼痛数字评分法（NRS）评分 2 ～ 3 分。皮肤科第二次会诊：人工皮炎，皮肤感染，并予酮替芬、沙利度胺治疗。伤口分泌物培养示：鲍曼不动杆菌、阴沟肠杆菌，调整使用敏感抗生素治疗
住院第 14 天	皮肤破损处面积较入院减少约 1/2，疼痛数字评分法（NRS）评分 1 分。瘙痒明显减轻，情绪渐趋稳定，夜间睡眠安静
住院第 21 天出院	皮肤破损处表面愈合，可见色素沉着明显，情绪稳定，嘱出院规律行血液透析治疗

出院诊断：
（1）慢性肾小球肾炎　慢性肾病 5 期
（2）肾性高血压
（3）继发性甲状旁腺功能亢进
（4）肾性贫血
（5）维持性血液透析
（6）人工皮炎，皮肤感染

二、分析与讨论

1．疾病严重程度

该患者行腹膜透析 7 年余，维持性血液透析 1 年余，皮肤破损位于臀部及大腿内侧，合并感染、疼痛明显，睡眠及行走困难，严重影响患者生活。因臀部疼痛采取俯卧位睡眠，压迫内瘘侧肢体，极易导致动静脉瘘堵塞。血生化检查示血钾异常增高，如果得不到及时有效救治，会引起心脏麻痹、猝死事件发生，严重威胁患者生命。高钾血症常见的原因有：摄入钾过多、感染、药物影响、透析不充分等[2]。入院时患者病情危急，需立即抢救，同时分析高钾血症的原因。

2．护理评估、用药及护理要点

（1）护理评估：根据患者疾病的不同阶段进行病情评估，详见表 5-2。皮肤瘙痒的评估参见表 5-3。

表 5-2　护理评估表

时间节点	评估维度	具体评估
入院时护理评估	健康史	1．腹膜透析 7 年余，因难治性腹膜炎拔管行维持性血液透析 1 年余 2．遵医行为：定期血液透析，口服用药依从性高，定期门诊复诊取药
	饮食管理	1．无控制水、盐习惯，饮食不节制 2．爱嗑瓜子，对限磷、限钾饮食依从性差
	身心状况	1．T 36.2 ℃，P 70 次 / 分，R 20 次 / 分，BP 108/70 mmHg，未诉胸闷、胸痛 2．心理状态：心情急躁，情绪焦虑 3．家庭社会：家庭支持欠缺，有 1 子 3 女，其中 1 女脑瘫，文化程度低，生活拮据 4．疾病认知：相关知识缺乏，认识不到疾病严重程度
	实验室检查	Hb 121 g/L，ALB 34.8 g/L；血钾［K^+］6.54 mmol/L，血磷 3.06 mmol/L，PTH 135.04 pmol/L，白介素 -6 45.52 pg/ml，CRP 143.80 mg/L，红细胞沉降率 70 mm/h
	专科评估	1．臀部可见 20 cm × 18 cm 皮肤破溃，双大腿内侧可见 6 cm × 8 cm 皮肤破溃，均有水疱、渗液，皮肤创面（图 5-1）：100% 粉红色，伤口边缘无潜行、卷边，伤口周围皮肤潮红，触痛明显，伴渗液 2．数字评分法（NRS）：疼痛评分为 5 ～ 6 分 3．左前臂动静脉瘘杂音、震颤良好 4．皮肤瘙痒评估：日间 4 级，夜间 4 级
	用药评估	使用止痛药期间，呼吸、脉搏正常
	专科处置后评估	透析后血钾［K^+］4.03 mmol/L。T 36.5 ℃，P 82 次 / 分，R 19 次 / 分，BP 116/67 mmHg
治疗中评估	专科评估	1．臀部、双大腿内侧皮肤破溃面积缩小，水疱、渗液减少，皮肤创面 100% 粉红色，伤口周围皮肤潮红减轻，触痛减轻 2．数字评分法（NRS）：疼痛评分为 5 分以下，对睡眠影响减少 3．前臂动静脉瘘杂音、震颤良好 4．皮肤瘙痒评估：日间 2 级，夜间 2 ～ 3 级 5．电解质：血钾［K^+］4.43 mmol/L，血磷 2.36 mmol/L
	心理评估	情绪渐趋稳定，焦虑减轻，配合换药

续表

时间节点	评估维度	具体评估
治疗后评估	专科评估	1. 臀部、双大腿内侧皮肤破溃愈合，皮肤创面呈粉红色，伤口周围皮肤色素沉着 2. 数字评分法（NRS）：疼痛评分为 0 分 3. 前臂动静脉瘘杂音、震颤良好 4. 皮肤瘙痒评估：日间 1 级，夜间 1 ～ 2 级
	用药评估	使用降磷药物无肠道反应
	实验室检查	Hb 111 g/L，ALB 34.8 g/L；血钾［K^+］4.54 mmol/L，血磷 1.89 mmol/L，PTH 85.4 pmol/L，白介素 -6 13 pg/ml，CRP 2 mg/L，红细胞沉降率 25 mm/h
	心理状况	情绪稳定，家庭支持好

表 5-3　皮肤瘙痒的评估

日间状态 / 分级	程度	夜间状态 / 分级	程度
0	几乎感觉不到痒	0	几乎感觉不到痒
1	有时痒，但不用搔抓	1	有时痒，不用搔抓可入睡
2	痒，需要轻轻可控的搔抓止痒	2	痒，轻抓后可入睡
3	很痒，在人前也忍不住多次用力搔抓止痒	3	能痒醒，但用力搔抓后可入睡
4	难以忍受的瘙痒，需一阵阵不停地搔抓，且越抓越痒，或抓破皮肤。夜间瘙痒状态	4	痒抓到难以惯常性入睡，或睡后多次搔抓痒醒

结果：依据≥ 2 为中度以上瘙痒。

（2）身心护理

1）病情观察：q1h 观察神志、血压、心率变化，有心率减慢、胸闷等表现，即报告医生并积极抢救。病情平稳后遵医嘱观察生命体征变化。

2）建立静脉通道，遵医嘱使用静脉降血钾药物治疗，联系血液透析室，行紧急血液透析治疗。

3）嘱患者卧床休息，予低钾、低磷、低盐、优质蛋白饮食指导，停止一切可导致血钾升高的药物、库存血、食物等。

4）心理护理：该患者为中年女性，行透析治疗 9 年，家中有一脑瘫女儿需长期照顾，文化程度低，经济困难，因皮肤损伤疼痛，严重影响活动、睡眠，承受巨大身体和心理的疾苦。人工皮炎是自我损伤皮肤行为的后果，常与精神因素有关[3]。因此，心理护理尤其重要，护理人员在换药及护理时，用通俗语言，主动与患者聊天，告知停止人为损伤，避免抓挠和摩擦，改轻拍皮肤，对床单、内衣等贴身用品要勤更换。传递积极、正能量情绪，从家庭照顾、疾病饮食、疾病知识入手，对患者进行指导，取得家属支持，让患者积极配合饮食、治疗和护理，帮助其树立战胜疾病的信心。

5）建立伤口、疼痛、瘙痒、动静脉瘘护理单，每班密切评估伤口疼痛程度、镇痛效果、瘙痒及动静脉内瘘等情况。

6）破损皮肤护理

①动态评估皮肤破损疼痛的治疗效果，换药时与夜间疼痛感明显，经责任护士评估，联合专科医生，给予双氯芬酸钠缓释片口服镇痛处理，通过看电视、手机分散注意力，使疼痛评分＜4分；应用艾司唑仑药物助睡眠，保证患者夜间睡眠时间，促进康复；治疗后应用疼痛数字评分法（NRS）：疼痛评分为0分。炎症指标下降，疗效明显（图5-2）。

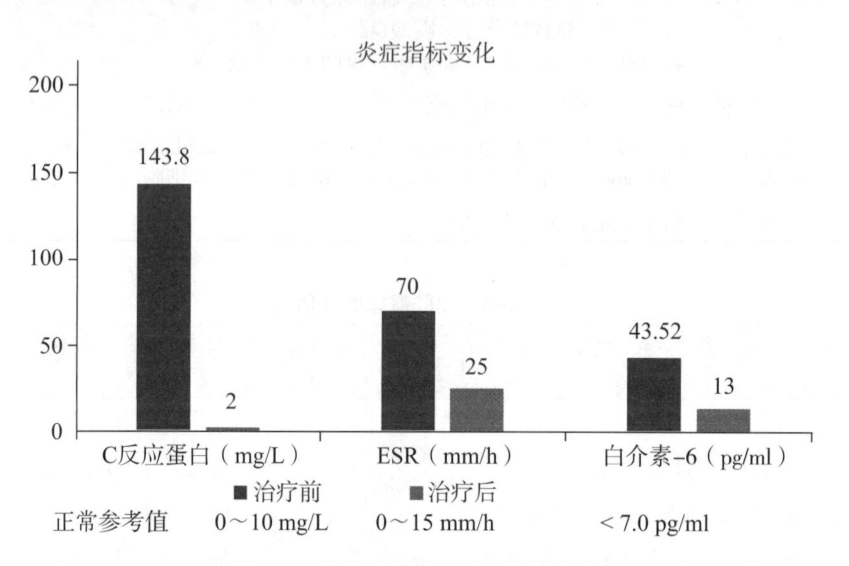

图 5-2　患者治疗前后炎症指标变化

②破损皮肤处理：遵循造口专科护理会诊意见，换药后皮肤渐愈合，留色素沉着，治疗中及出院时患者皮肤情况分别见图5-3、图5-4。

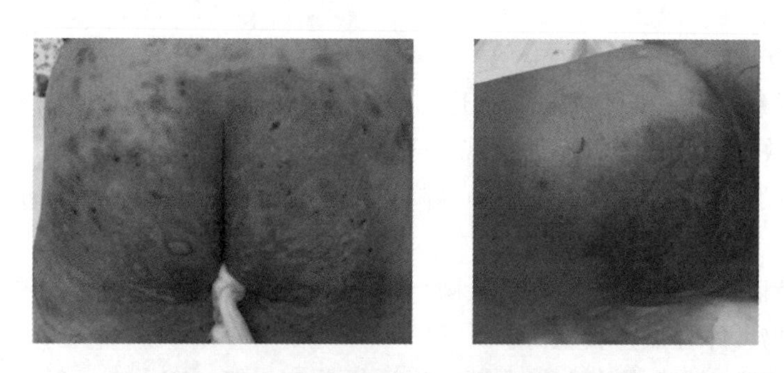

彩图 5-3　治疗中皮肤变化（彩图见后）

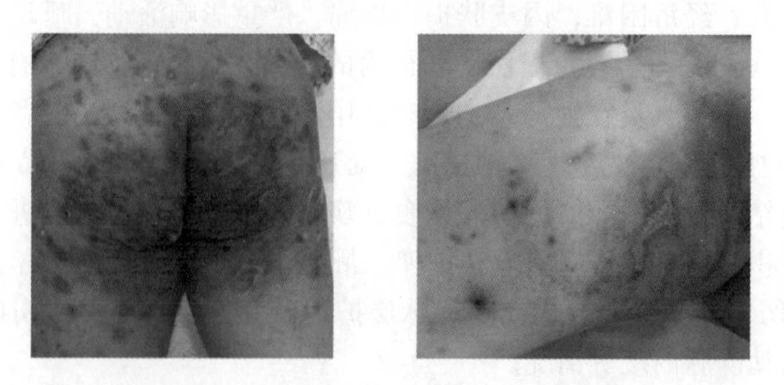

彩图 5-4　出院时皮肤情况（彩图见后）

（3）用药护理

1）遵医嘱静脉应用钙剂对抗心肌毒性，抗心律失常，注意静脉推注速度，稀释后缓慢注射。

2）口服降磷药要告知和督促患者餐中嚼服，以免用药方法不正确影响药物疗效。

3）予以镇痛、抗炎药物等治疗，及时评估用药后效果，与医师进行有效沟通。

4）紧急行血液透析＋血液灌流，注意电解质等检验指标变化。住院后行血液透析、降磷、降血钾、镇痛、抗炎等治疗，患者血钾、血磷、血 PTH 下降（分别见图 5-5、图 5-6、图 5-7），疗效明显。

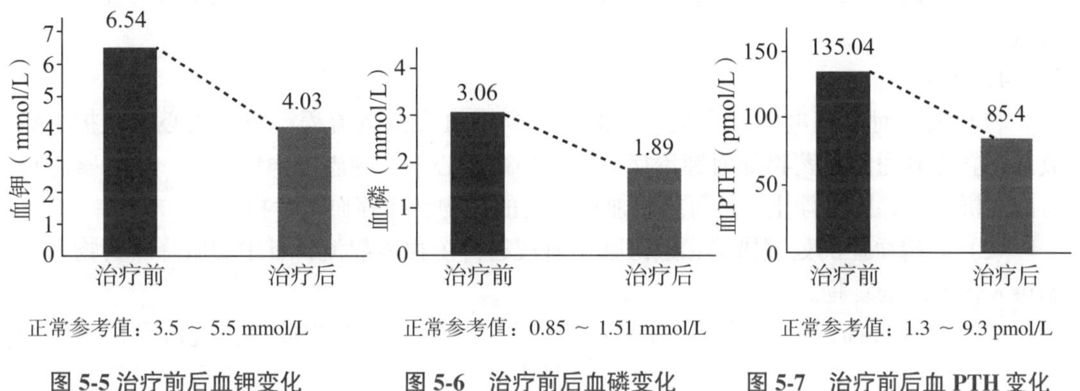

图 5-5 治疗前后血钾变化　　图 5-6　治疗前后血磷变化　　图 5-7　治疗前后血 PTH 变化

3．关键技术简介

（1）血液透析＋血液灌流的护理

使用金宝血液透析机、金宝型聚砜膜透析器 17L，膜面积 1.7 m^2，碳酸氢盐透析液、应用依诺肝素钠 2750 U，接管串联树脂灌流器，型号为 HA130。在常规预冲管路、灌流器、透析器后开始做透析联合灌流治疗，血流量为 200 ml/min，透析液流速为 500 ml/min，钙 1.5 mmol/L，钠 138 mmol/L，钾 2 mmol/L，透析液温度 37 ℃；2 h 后灌流器饱和后应用生理盐水回血方法并取下灌流器，调节血流量为 250 ml/min，再继续透析 2 h。

血液透析能迅速纠正体内电解质紊乱，纠正高钾、高磷状态。但 MHD 患者皮肤瘙痒是常见和难以忍受的症状，考虑与机体毒素蓄积、继发性甲状旁腺功能亢进、透析不充分等导致体内组胺、血磷升高、低血钙状态、血管痉挛、肾性贫血影响皮肤供血而致外胚层组织营养变性等有关；疾病因素导致皮肤瘙痒、干燥、色素沉着，皮肤屏障功能受损，应用血液透析＋血液灌流 2 次 / 周，有效清除体内中、大分子毒素，改善体内环境，减轻皮肤瘙痒 [4]。

（2）皮肤伤口换药护理

①使用抗生素前留取伤口分泌物培养；每次伤口处理前按照评估流程和内容评估伤口，并进行拍照对比、疼痛评级。

②伤口处理方法，局部按照伤口造口小组处理伤口的方法，先用 0.5% 聚维酮碘清洗伤口，再用生理盐水二次清洗，伤口予造口护肤粉减少皮肤的分泌物及渗出物，使用

生长因子促上皮生长。因皮肤破损面积较大，生理盐水纱布覆盖后加棉垫保持伤口湿润的环境，每日早晚换药一次。遵循伤口湿性愈合的理念：利于创面上皮细胞形成，促进伤口愈合；1 周后创面渗出减少，换药后再予红外线照射 20 min，每日 2 次，以改善伤口血液循环、促进组织水肿消退。目的是控制局部感染，减轻表皮组织水肿和伤口疼痛，促进肉芽组织生长和创面愈合，取得较好效果。

（3）皮肤瘙痒的处理及评价

遵皮肤科医嘱：酮替芬 1 mg、沙利度胺 25 mg，口服，2 次 / 日，并予饮食中控制高磷食物，指导餐中嚼服降磷药物以结合食物中磷、促进磷的排泄，缓解患者皮肤顽固性瘙痒。经积极处理，患者皮肤瘙痒由重度减轻到日间轻度 1 级、夜间 2 级（轻抓后可入睡）。

4．小结

（1）入院时发现电解质紊乱，立即启动高钾血症抢救流程，予床边心电监护、吸氧、建立静脉通路予药物降血钾治疗，监测心律、心率、神志等病情变化，联系紧急行血液透析治疗，同时停止一切可导致血钾升高的药物、库存血、食物等。

（2）高磷血症的处理措施：遵医嘱予血液透析 + 血液灌流，餐中嚼服降磷药物，控制摄入含磷高的食物。

（3）皮肤破损，创面大，急性炎症反应、疼痛明显，与皮肤科、造口专科小组会诊，制订治疗、换药与护理方案，密切观察神志、意识、血压、疼痛与伤口等变化，监测患者体温、动静脉瘘的情况。

（4）预防动静脉瘘堵塞：患者强迫俯卧位，极易造成内瘘堵塞，告知患者保护“生命线”的重要性，协助其采取合适的体位，避免内瘘侧肢体受压。

（5）一体化综合管理：伤口分泌物培养示鲍曼不动杆菌、阴沟肠杆菌。健康教育的重点：感染与伤口创面大、抵抗力下降有关；又位于臀部与大腿内侧，处于受压与活动关键部位，教育患者停止人为损伤行为，如抓挠、摩擦，改轻拍皮肤，或戴手套后抓挠。勤更换床单、内衣等用品。每次换药按无菌要求换药，严格执行手卫生要求。关注患者饮食、心理活动、个人卫生、治疗依从性及家庭支持情况，向患者讲解饮食、个人卫生习惯对疾病的影响，与患者及家属共同制订护理计划，加强与患者及家属的沟通，取得家庭支持，减轻患者心理压力，鼓励患者做好自我管理，减少并发症发生。

三、三级预防

三级预防是以人群为对象，以健康为目标，以消除影响健康的危险因素为主要内容，以促进健康、保护健康、恢复健康为目的的公共卫生策略与措施。三级预防同样适合用于维持性血液透析患者的皮肤管理。

瘙痒可由皮肤源性疾病（荨麻疹、特异性皮炎等）或系统性疾病（肾功能不全、胆汁淤积等）引起，其中肾功能不全患者的瘙痒症发生率更高。瘙痒症严重影响患者的生活质量，常常导致睡眠质量低下及抑郁情绪，过度的抓、抠、挠等，引起皮肤破损、感染，严重影响预后。规律透析治疗能有效清除中、大分子毒素，缓解患者皮肤顽固性瘙痒。本病例是维持性血液透析患者，既往透析 9 年余，因皮肤瘙痒处理不当，从而导致皮肤大面积破损、疼痛需入院治疗。

1．一级预防（重点人群预防）

去除引起皮肤瘙痒的因素，对 MHD 患者进行健康教育，做好皮肤自我护理，改善患者心理状态。

终末期肾病患者的瘙痒发生率接近 35%，患有瘙痒症的血液透析患者中，中度以上瘙痒约占 50%，约半数患者有明显抓痕，其中接近 30% 的患者表示因瘙痒感到焦虑。在重点人群中筛查出瘙痒中度以上患者，教育避免抓、挠、抠和摩擦等，改轻拍皮肤，或戴手套后抓挠，或采用中医耳穴贴压治疗、中药熏洗等。

（1）注意个人卫生，勤剪指甲，保持皮肤、指甲的清洁卫生，对床单、内衣等贴身用品选用纯棉品质，勤更换。

（2）可用润肤露进行涂抹，沐浴时水温不宜过高，尽量多用 40 ℃左右的温水进行擦浴，禁用酒精、肥皂，减少对皮肤的刺激。

每 3 个月复查生化指标，根据检查结果采取合适的透析方式以提高透析充分性，发现钙磷代谢紊乱及时纠正，告知患者低磷、低盐、优质蛋白饮食的方法和重要性，取得患者配合。防止长期皮肤瘙痒影响患者生活、出现心理及精神异常。

2．二级预防（紧急救治、防止并发症）

患者发生皮肤破损后应及时就诊，多学科合作一体化管理，促进伤口愈合。

需要与皮肤科、造口专科多学科协作，运用药物治疗和专科护理技术，如遵从专科指导进行换药，促进皮肤愈合。方法为伤口使用 0.5% 聚维酮碘清洗，再用生理盐水二次清洗（伤口渗出物较多时予造口护肤粉减少皮肤的渗出），使用生长因子促上皮生长，生理盐水纱布覆盖，遵循伤口湿性愈合的理念；做好心理护理，必要时静脉应用抗生素控制感染；调整透析方案及透析频次，如普通透析改为血液透析 + 血液灌流。与家庭共同制订饮食计划，治疗与饮食同样重要，需控制饮食中磷、钾摄入[5]：①据患者知识水平，利用画册、模具等指导患者进低盐、优质蛋白、低磷、低钾饮食，教育患者避免节假日暴饮暴食，及时向患者反馈检验结果，鼓励患者提高遵医行为。②指导患者避免进食花生、瓜子类坚果、火腿肠、方便面等含磷高的食物。③餐中嚼服降磷药物，促进磷排泄，并保持排便通畅。

3．三级预防（康复期护理）

患者在院期间，通过治疗及换药，皮肤愈合出院，但瘙痒症状仍存在，进行出院前指导及出院后随访，提高患者对疾病的认识，避免再次出现皮肤损伤。

（1）避免抓挠皮肤，瘙痒时改拍打等，保持皮肤完整。

（2）饮食治疗要求：避免食用低钠盐，限制食物中磷、钾摄入。多进食富含纤维素饮食，保持排便通畅。预防高钾、高磷血症。

（3）定期门诊复查，规律血透，复诊随访，追踪皮肤瘙痒程度，对皮肤瘙痒进行评分，发现问题及早处理。

【知识问答】

1．维持性血性透析患者需密切关注电解质变化，其中高钾血症是常见并发症之一，该患者入院后查血钾［K^+］6.54 mmol/L，请问高钾血症的处理措施有哪些？

答：高钾血症是电解质紊乱的一种危急并发症，前期缺乏特异性症状，可引起心律失常，危及生命。最需警惕高血钾引发心搏骤停，需重点关注心律、神志等病情变化。紧急处理措施如下：

（1）停钾：停止一切可导致血钾升高的药物、库存血、食物等。

（2）抗钾：应用钙剂对抗心肌毒性，抗心律失常。

（3）转钾：应用胰岛素静脉滴注，促进细胞外钾离子向细胞内转移。

（4）排钾：应用利尿剂促进钾从尿液中排出。

（5）透析疗法：紧急行血液透析、腹膜透析。

（6）进行饮食指导，讲解饮食中控制钾的方法，告知患者降低食物中钾的技巧：利用食物中钾可溶解于水的特点，家中烹饪时用飞水、切片、切丝、浸泡等方法降低食物中钾含量（可减少 1/3 ～ 1/2 含量），避免进食低钠盐。

2．患者皮肤破损处位于臀部，影响睡眠，只能取俯卧位或侧睡，睡姿压迫透析的内瘘，请问如何保护好动静脉瘘？

答：动静脉瘘是维持性血液透析患者的透析通路，是患者的“生命线”，在日常生活中需教会患者密切观察内瘘，避免内瘘堵塞发生。

（1）摸与听：每日 2 次触摸、听内瘘处震颤与杂音有无减弱，出现异常及时到医院就诊。

（2）避免外因造成内瘘堵塞：不要穿紧袖衣服，尽量避免俯卧或内瘘侧肢体侧卧，强迫体位时避免内瘘侧肢体受压，避免用内瘘侧肢体提重物、抱小孩等，避免在内瘘侧肢体进行测量血压、采血、各种穿刺等操作。

（3）避免内因造成内瘘堵塞：对“两低、两高”及时处理，出现低血压、低血糖、高热、大量出汗者要及时予以纠正，密切监测内瘘震颤及杂音情况，发现异常及时处理，避免内瘘堵塞。

（4）内瘘侧皮肤保持清洁，避免皮肤损伤、感染等。

3．什么是“人工皮炎”？人工皮炎的护理要点有哪些？

答：人工皮炎是自我损伤皮肤行为的后果，是一种皮肤疾病，病因与精神因素有关，通常有不同程度的精神、心理异常，护理上更应关注患者心理活动情况，伤口护理按以下要点进行，以促进愈合。

（1）停止人为损伤皮肤，不能用锐器或指甲挖、抓皮肤，保护伤口。

（2）做好心理护理，关爱患者，避免嘲笑患者，取得家庭支持。

（3）去除引起皮肤瘙痒的病因和诱因，遵医嘱及时应用药物及处理伤口，促进皮肤愈合。

【参考文献】

[1] 陈敢，王丽妍，傅君舟，等．维持性血液透析患者中瘙痒症的现状调查研究 [J]．中国血液净化，2019，18（04）：242-245.
[2] 李爱春．分析维持性血液透析（HD）患者高钾血症的原因与护理措施 [J]．世界最新医学信息文摘，2019，19（22）：265-267.
[3] 唐旭华，周晖，章星琪，等．人工皮炎 2 例 [J]．皮肤性病诊疗学杂志，2015，22（05）：389-391.
[4] 谭素分，程建萍，陈玉平，等．不同频率血液灌流联合血液透析治疗尿毒症皮肤瘙痒的观察与护理 [J]．临床肾脏病杂志，2019，19（04）：274-277.
[5] 王红艳．慢性肾衰竭并发高钾血症 67 例的临床护理观察 [J]．世界最新医学信息文摘，2019，19（54）：282-284.

（罗原嫦　廖玉梅）

维持性血液透析患者并发重度高钾血症的个案护理

高钾血症是指血钾浓度高于 5.5 mmol/L 的病理状态，其发病原因及机制多样，维持性血液透析患者多为慢性钾过多性高钾血症。研究数据表明，血液透析前约 39% 的患者有高钾血症临床症状 [1]。血钾≥ 7.0 mmol/L 时为重度高钾血症，重度高钾血症易出现致命性心律失常，导致患者心搏骤停，是危及患者生命安全的临床急症之一。

一、病历资料

1．病例简介

患者庞某，男，72 岁。5 年前诊断为慢性肾炎综合征、慢性肾衰竭（CKD 5 期），于 4 年半前行左前臂动静脉瘘成形术后在肾内科规律血液透析，每周一、三、五 3 次血液透析（HD）模式。在周一 13：00 患者步行入透析室拟行规律性血液透析时，表现极度疲乏，诉头晕、乏力、腹痛、有如厕感，继而神志淡漠，嗜睡，后出现意识模糊。

入科诊断

（1）昏睡查因：高钾血症（?）

（2）尿毒症（CKD 5 期），维持性血液透析

2．病程介绍（表 6-1）

表 6-1　病程介绍

时间	病情及诊治过程
13：00	神志清醒，自行步入透析室，慢性肾病面容。表现极度疲乏，诉头晕、乏力、腹痛、有如厕感
13：10	躺入病床后很快发展为神志淡漠，嗜睡。予心电、血氧饱和度监测，吸氧 3 L/min，急查床旁心电图。T 36.2 ℃，HR 33 次 / 分，R 12 次 / 分，BP 91/50 mmHg，双肺呼吸音粗，血氧饱和度 85%，测血糖 6.2 mmol/L，心律不齐，心电图 P 波消失，T 波明显增高。再次测血压时测不出，意识模糊
13：15	迅速建立静脉通路，留取血标本，予生理盐水 250 ml 静脉滴注。静脉给药：葡萄糖酸钙 10 ml+10% 葡萄糖 10 ml 缓慢静脉注射；多巴胺 200 mg+ 生理盐水 250 ml 以 10 ml/h 静脉泵入；阿托品 0.5 mg 静脉注射
13：20	立即行血液透析（HD）治疗，预冲上机不脱水，设置血流量为 160 ml/min，钠 138 mmol/L，钙 1.5 mmol/L。透析液流量为 500 ml/min

续表

时间	病情及诊治过程
13：40	心率逐渐恢复到 60 次 / 分左右，血压回升至 132/80 mmHg（多巴胺维持），患者主诉症状缓解。血压稳定后逐渐调整血流量为 200 ～ 250 ml/min，增加超滤速度
17：20	透析过程顺利，下机时 BP 125/80 mmHg，P 69 次 / 分，R 21 次 / 分，患者行 4 h 透析治疗，净超滤 1500 ml
18：00	在护士及家属陪同下轮椅推送至急诊留观室留院观察
第二天 8：00	BP 135/82 mmHg，P 65 次 / 分，R 20 次 / 分，行动活动自如，身体无不适，在家属陪同下步行回家

实验室结果：

血液透析前留取血标本（30 min 后报告）。血钾 7.68 mmol/L（参考范围 3.5 ～ 5.5 mmol/L），血磷 3.51 mmol/L（参考范围 0.85 ～ 1.51 mmol/L），血肌酐 1002 μmol/L（参考范围 57 ～ 111 μmol/L），尿素 23.31 mmol/L（参考范围 3.1 ～ 9.5 mmol/L）。BNP（B 型尿钠肽）35000 pg/ml（参考范围小于 125 pg/ml）。cTnT（肌钙蛋白 T）0.130 ng/ml（参考范围：正常小于 0.014 ng/ml；低危或急性心肌梗死早期 0.014 ～ 0.100 ng/ml；高危，心肌损伤大于 0.100 ng/ml），cTnI（肌钙蛋白 I）0.037 ng/ml（参考范围 0 ～ 0.034 ng/ml）。血常规显示血红蛋白 Hb 111g/L（透析患者参考范围 110 ～ 130 g/L），白细胞 WBC 3.48×10^9/L [参考范围（3.5 ～ 9.5）$\times 10^9$/L]。透析后复查血钾 4.80 mmol/L（参考范围 3.5 ～ 5.5 mmol/L）。

透析结束患者生命体征正常，患者及家属拒绝住院治疗，安排我院急诊留观室留院观察。

出院诊断：

（1）重度高钾血症

（2）慢性肾病 5 期，维持性血液透析

二、分析与讨论

1．病情严重程度

高钾血症为尿毒症常见并发症，严重威胁患者生命。

此患者为我科规律透析患者，每周一、三、五下午透析，每次透析 4 h。患者生活自理，和儿子等家人共同居住，性格倔强，饮食偏好喝汤，喜食水果、芋头等。责任医护多次宣教不予改进，家属支持力度差，此次病情变化发生在周一（间隔 2 天）透析前，血清钾为 7.68 mmol/L，异常增高，属于严重高钾血症。钾离子为人体重要的电解质，与心脏电活动密切相关。高钾血症常导致室性期前收缩、室性心动过速、心室颤动等一系列恶性心律失常，继而导致心源性猝死。高钾血症严重威胁着患者的生命安全，需立即抢救。使用以下方法紧急降低血钾：①促进钾进入细胞内，用 25% 葡萄糖溶液 + 胰岛素静脉滴注；②升高血 pH：$NaHCO_3$ 溶液静脉输注；③立即血液透析。

2．护理评估及护理措施

（1）护理评估（表 6-2）

表 6-2　护理评估表

时间节点	评估维度	具体评估
透析前评估	健康史	1．患者行维持性血液透析 4 年余 2．遵医行为：依从性差，喜食芋头、地瓜等粗粮及腌制食品 3．高钾血症病史
	身心状况	1．心理状态：精神状态差 2．生理状态：头晕、全身乏力、腹痛，如厕感，大汗淋漓，呼之能应，简单对答，病情发展迅速，2 min 后神志模糊，不能言语
	实验室检查	结果未出
	专科评估	1．HR 33 次 / 分，R 12 次 / 分，BP 91/50 mmHg，双肺呼吸音粗，血氧饱和度 85% 2．心律不齐，心电图 P 波消失，T 波明显增高
	用药评估	使用钾离子拮抗剂葡萄糖酸钙，持续使用多巴胺使血压趋于平稳 输注碳酸氢钠溶液、葡萄糖溶液及胰岛素促进钾离子转入细胞内
透析时评估	专科评估	患者心率慢、血压低，血流动力学不平稳。意识逐步清醒
	用药评估	多巴胺维持血压稳定
	实验室检查	血钾 7.68 mmol/L，血常规示 Hb 111 g/L
透析后评估	专科评估	神志清醒，血压维持在（120 ～ 135）/（65 ～ 82）mmHg
	实验室检查	动静脉内瘘可触及震颤，闻及血管杂音 透析后查血钾 4.80 mmol/L
	心理状况	焦虑
	疾病知识	缺乏低钾饮食知识，饮食依从性差

（2）护理措施：予吸氧，心电、血氧饱和度监护，动态观察心电图，做好升压降钾等用药护理，严密做好生命体征和病情动态观察，做好患者的心理护理，及时进行血液透析。

（3）高钾血症的判断：根据临床表现、实验室检查和心电图改变尽早诊断。高钾血症可以影响心脏兴奋性和传导功能，对神经 - 肌肉功能造成损害，影响人体内分泌，引起骨骼肌瘫软和麻痹[2]。血钾大于 7.0 mmol/L，几乎都有异常心电图的表现，即早期 T 波高而尖和 QT 间期延长，随后出现 QRS 波增宽和 PR 间期延长（图 6-1）。

血钾正常值 3.5 ～ 5.5 mmol/L

血钾＜ 3.5 mmol/L 称为低钾血症

血钾＞ 5.5 mmol/L 称为高钾血症

血钾＞ 7.0 mmol/L 为严重高钾血症

心电图改变：最初为 T 波高尖，而后 P-R 间期延长，P 波下降或消失，QRS 波增宽，

ST 段抬高。最终形成典型的高血钾正弦波形（图 6-2）。

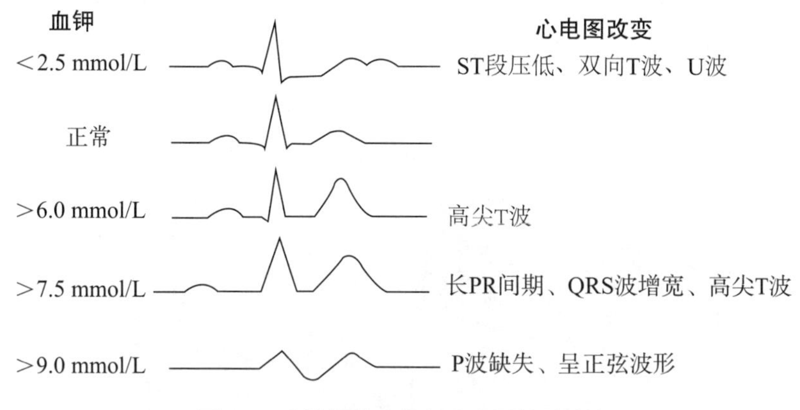

图 6-1　血清钾浓度值与心电图波形改变

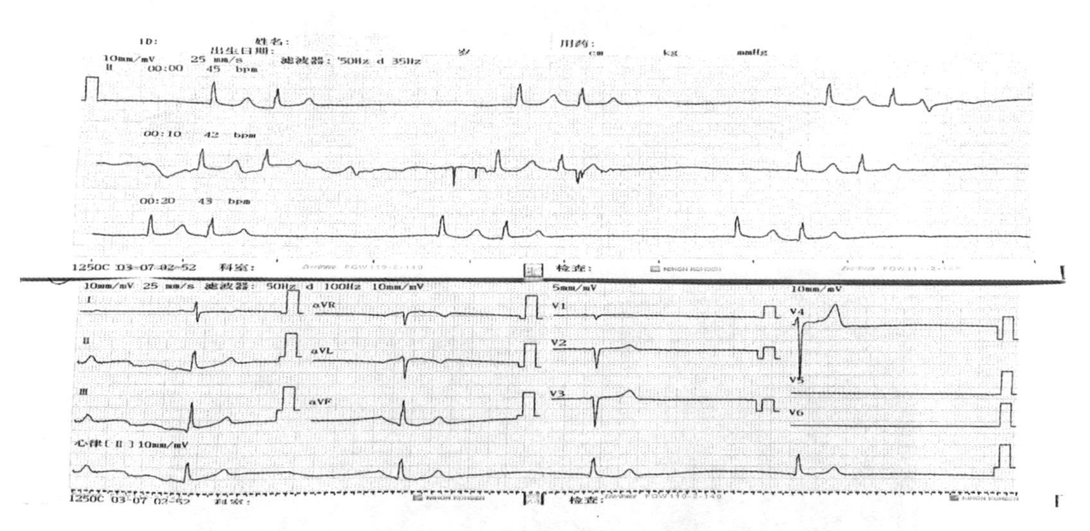

图 6-2　患者当天发病时的心电图

3．关键技术问题：血液透析护理

实验室检查未出结果前是否果断采取有效治疗抢救措施来干预至关重要。立即静脉用药降血钾、升血压，启动适宜的血液透析（HD）模式（图 6-3）。血液透析是降血钾最快且最有效的措施 [3]，血液透析每小时可排钾约 50 mmol（图 6-4）。

（1）血液透析治疗前准备：患者准备、透析机准备、护士及用物准备；评估患者透析前体重、生命体征、肾功能和血清电解质状况。患者血液透析血管通路的准备：血管通路即血液从人体内引出至透析器，进行透析后再返回到体内的通道，是进行血液透析的必要条件。通路分为动静脉瘘和血液透析导管两类，本病例患者为左前臂自体动静脉瘘。

（2）血液透析治疗过程与护理配合：严格无菌操作消毒穿刺血管，穿刺部位应经常更换，以免形成假性动脉瘤或血栓。根据医嘱调节血液透析机的个体化适宜参数，设定好各种报警阈值。透析过程中严密观察患者生命体征的变化：观察血流量、透析液流量、温度、浓度、压力等各项指标是否正常；准确记录透析时间、脱水量、肝素用量等；注意透析机监护系统的报警，及时排除故障。做好透析并发症的预防与处理。

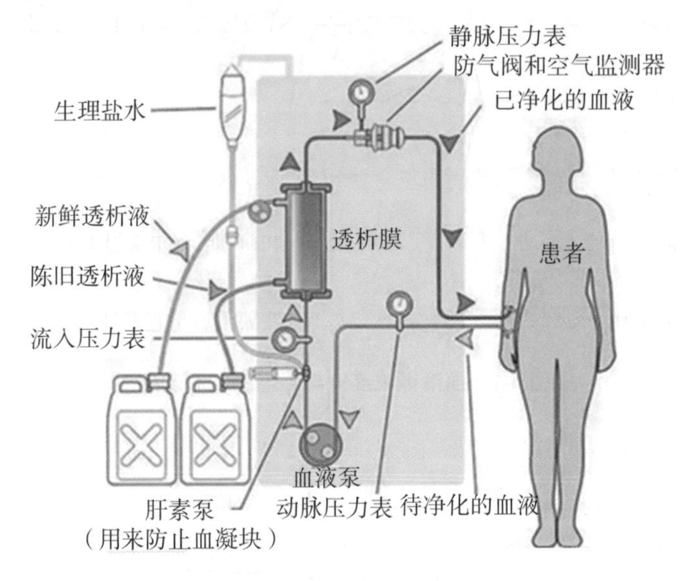

图 6-3　血液透析示意图

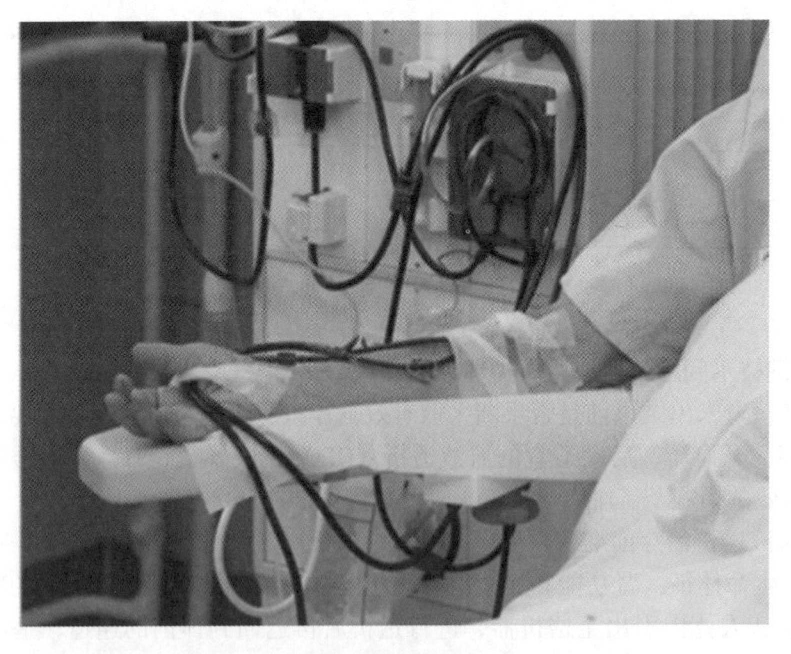

彩图 6-4　血液透析治疗图（彩图见后）

（3）血液透析治疗后护理：加强饮食指导，限制钠、钾、磷的摄入，血液透析患者高钾及营养问题直接影响患者的存活及生活质量。控制液体摄入，每日水的摄入量为前一天尿量加 500 ml，两次透析间期体重增加以不超过 3% ～ 5% 为宜。

4．小结

本病例护士前瞻性评估患者病情，积极沟通并协助值班医师快速诊断，救治护理方案及时有效，治疗护理成功。

（1）入血透室发现病情变化后立即启动急救医疗护理团队，做好环境及急救物品准备。

（2）血透医护第一时间明确诊断：当班护士观察患者病情及临床表现，结合心电图变化，快速判断患者可能为重度高钾血症。立即做好血液透析前的各种准备，第一时间行血液透析治疗。

（3）吸氧，心电监护，将患者安置在血液透析床上，就地紧急抢救，绝对卧床休息并拉好床栏防止坠床。

（4）建立静脉通路，遵医嘱给予紧急降钾药物：葡萄糖 + 胰岛素、碳酸氢钠注射液静脉输注（因患者无尿，降钾利尿剂对本类患者无效）。

（5）做好初级和高级基础生命支持治疗与护理，维持血压，治疗与控制心律失常，密切观察生命体征变化，特别是神志、血压和心电图变化。

（6）本病例在发现后 10 分钟内启用了血液透析（HD）治疗。血液透析是目前治疗高钾血症最有效和最快速的方法，它安全可靠，疗效显著。其通过弥散和对流的方式，由半透膜把机体内过多的钾离子清除，每小时可清除钾 50 mmol 左右。血液透析不仅可以快速降低血钾浓度，还可以解除高钾对心肌的抑制作用，纠正酸中毒，清除体内蓄积的各种毒素和炎性介质，保护脏器功能。

（7）本病例最短时间内给予最恰当的治疗与护理。如果机械等待急诊抽血化验结果再处置，患者宝贵的生命将一去不复返。高效的医护团队合作大大提高了抢救的时效，有效地避免了患者心搏骤停的风险，大家群策群力，发挥团队优势，有效保证了救治措施的落实，取得了最大程度的救治成功，减少了并发症的发生。

（8）对患者及家属做好沟通以取得积极配合，做好延续性护理，后续患者生活中注意低钾饮食，责任护士和家属做好督促，避免再次出现高钾血症而危及生命。同时教会患者和家属及时发现高钾血症的相关症状与体征，及时采取相应的措施并急诊就医。

三、三级预防

三级预防是以人群为对象，以健康为目标，以消除影响健康的危险因素为主要内容，以促进健康、保护健康、恢复健康为目的的公共卫生策略与措施。三级预防的理念同样适用于尿毒症患者预防高钾血症的管理。

1．一级预防（患者自主管理，低钾饮食，早期发现高钾症状）

尿毒症患者由于肾衰竭，导致肾排钾能力降低，容易引起高钾血症，因此一定要注意避免食入含钾高的食物[4]，如蘑菇、海带、紫菜、榨菜、香蕉等。注意自我观察发现早期的高钾血症症状，如心律失常、四肢麻木、烦躁不安、恶心呕吐、腹痛腹胀等，一且出现上述症状立即到医院急诊就诊，做相应的检查与治疗。

2．二级预防（早期治疗，发现高钾血症立即予以恰当的治疗与护理）

高血钾对神经-肌肉有抑制作用，影响人体内分泌，引起骨骼肌瘫软和麻痹。早期常有四肢及口周感觉麻木，极度疲乏，肌肉酸痛，肢体苍白、湿冷，恶心，呕吐。严重高钾时四肢麻木、软瘫，先为躯干，后为四肢，最后影响呼吸肌，发生窒息。临床上血钾＞5.5 mmol/L 称为高钾血症，治疗措施有如下几种：①静脉注射葡萄糖酸钙，有助于降低血钾。②给予葡萄糖和胰岛素静脉输注，有助于把细胞外钾离子转移到细胞内，从而降低血清钾含量。③及时进行肾替代治疗排钾——血液透析。④口服降钾树脂[5]，促进血钾通过肠道排泄，降低血钾水平。必要时可以早期口服新型降钾药物环硅酸锆钠，有效降低血钾水平。

3．三级预防（积极防治高钾血症导致的并发症）

（1）心律失常：吸氧，药物拮抗钾离子来纠正心律失常。

（2）意识障碍：是严重高钾血症引起整个脑部功能出现紊乱，注意防摔倒，避免坠床而出现再次损伤。予保暖、中流量氧气吸入等相应的对症处理。

（3）心搏骤停：大量钾离子聚集在血液中会令心脏丧失功能，最终进入心搏骤停的状态。针对病因的处理为：心肺复苏，给予基础生命支持的同时快速药物降钾，尽早给予血液透析治疗。

【知识问答】

1．尿毒症规律透析患者为何容易引起高钾血症？

答：肾是调节血浆钾离子浓度的重要器官，当摄入过多的钾时，肾会增加钾的排泄。对于尿毒症患者，肾衰竭尤其是血液透析患者无尿，他们已经丧失了对钾离子最主要的人体调节功能。饮食当中摄入的钾不能被充分排出，很容易发生高钾血症。透析不充分也是高钾血症的另一个重要原因，尿毒症毒素无法充分清除，代谢性酸中毒亦无法得到及时纠正，从而出现高钾血症。

2．透析患者为何要低钾饮食？如何指导患者低钾饮食？

答：因为高钾血症是肾衰竭患者的常见并发症，可导致心律失常，甚至心脏突然停搏。透析治疗可取代部分肾功能而降低血钾浓度。所以透析患者应维持低钾饮食。指导患者低钾饮食：单靠透析治疗往往很难防治高钾血症，为防止高钾血症，透析患者每日钾的摄入量应限制在 2 g 以下，慎食高钾食物（如蘑菇、海带、紫菜、榨菜、芋头、香蕉、橙子、杨桃等），禁食低钠盐（低钠高钾），亦可通过烹饪的方法将含钾高的食物去钾，如土豆用水浸泡、蔬菜在水中煮熟弃水食菜等。

【参考文献】

[1] 孙萍，薛锋，秦月华．肾功能不全高钾血症患者 56 例血液透析前后心电图分析 [J]．江苏医药，2016，42（24）：2723-2724.

[2] 苏梅，邓成爱，周开琴. 在线血液透析滤过成功抢救维持性血液透析并发重度高钾血症一例 [J]. 云南医药，2019，40（4）：383-384.
[3] 顾亚，姚海娟. 1 例血液透析患者在透析间期频发高钾血症的护理 [J]. 当代护士（中旬刊），2017，7：164-165.
[4] 左玉梅，冯健，刘娟，等. 血液透析救治重症高血钾 1 例体会 [J]. 西南国防医药，2019，29（3）：封 4.
[5] 王翔宇，马丽云，苗芸. 高钾血症治疗机制及最新进展 [J]. 器官移植，2017，8（1）：10-14.

（傅华珍　宋长帅）

青少年糖尿病酮症酸中毒患者的个案护理

糖尿病酮症酸中毒（diabetic ketoacidosis，DKA）为最常见的糖尿病急症，是由于体内胰岛素缺乏引起的以高血糖、高血酮和代谢性酸中毒为主要表现的临床综合征[1]。诱发 DKA 的主要原因：急性感染、胰岛素和药物治疗中断、应激状态、饮食失调或胃肠疾患等。随着生活水平的提高，儿童和青少年糖尿病的患病率逐年增高，全国 14 个中心的调查显示，2005—2010 年 2 型糖尿病患病率为 10.0/10 万，浙江地区 2007—2013 年 5 ～ 19 岁 2 型糖尿病平均年龄标化发病率为 1.96/10 万，北京地区儿童 6 ～ 18 岁 2 型糖尿病患病率 0.6/1000[2]。儿童青少年糖尿病往往以酮症酸中毒起病，临床表现常不典型，而以腹痛、恶心、呕吐或其他临床表现就诊，极易误诊。

一、病历资料

1．病例简介

患者李某，男，16 岁，因“口干、多饮、多尿 2 周，伴呼吸困难 2 天”收住急诊病房，次日转入内分泌科治疗。患者体型肥胖，其外婆有糖尿病病史、母亲有妊娠糖尿病病史。2 周前上呼吸道感染后出现口干、多饮、多尿，近期体重下降 4 kg。3 天前夜间出现气喘、呼吸困难，伴恶心、呕吐，口干、多饮、多尿症状明显加重，遂来我院就诊。

入院诊断：

（1）糖尿病（分型待定）　糖尿病酮症酸中毒

（2）上呼吸道感染

（3）低钾血症

2．病程介绍（表 7-1）

表 7-1　病程经过

住院节点	病情及诊治过程
急诊	静脉血葡萄糖 33.61 mmol/L；尿糖 ++++，尿酮体 ++++；血 pH 7.128；血钾 2.89 mmol/L。神志清楚，诉口干、多饮、呼吸困难，四肢肌力正常。急诊予吸氧、心电监护、血氧饱和度监测，开放 3 条静脉通道，2 条通路充分快速补液，1 条通路静脉降血糖；记录 24 小时出入量
内分泌科	转入时指尖血糖 24.3 mmol/L，血 β- 羟丁酸 4.75 mmol/L，HbA_{1c} 11.8%；尿糖 ++++，尿酮体 +++；血 pH 7.395；血钾 3.18 mmol/L。 继续给予降血糖、补液、消酮、补钾等治疗，动态复查血酮、尿酮、血气分析、电解质等指标变化

续表

住院节点	病情及诊治过程
住院第4天	血钾 3.54 mmol/L，电解质趋于平稳
住院第6天	尿酮体（-），酮症纠正。评价糖尿病慢性并发症情况，下肢周围神经感觉阈值检查结果：考虑下肢糖尿病周围神经病变
住院第11天	生命体征正常，精神、胃纳、睡眠好，大小便正常。空腹血糖 4.5 mmol/L，餐后血糖 5.9 ~ 8.3 mmol/L，基本掌握糖尿病相关知识，予办理出院，行出院指导

出院诊断：

（1）2 型糖尿病　糖尿病酮症酸中毒　糖尿病周围神经病变

（2）上呼吸道感染

（3）低钾血症

二、分析与讨论

1．疾病严重程度

（1）本病例诱发因素为急性上呼吸道感染，入院时血浆葡萄糖 33.61 mmol/L，血 pH 7.128，血清碳酸氢盐小于 10 mmol/L，自觉呼吸困难，为重度糖尿病酮症酸中毒。

（2）由于胰岛素作用不足及酸中毒，钾离子从细胞内逸出导致细胞内失钾，患者血钾持续偏低。随着治疗过程中补充血容量（稀释作用），尿 K^+ 排出增加，以及纠正酸中毒及应用胰岛素使 K^+ 转入细胞内，可能出现严重低血钾，诱发心律失常，甚至心搏骤停。

2．护理评估、用药及护理

（1）护理评估（表 7-2、表 7-3）

表 7-2　护理评估表

时间节点	评估维度	具体评估
酮症酸中毒纠正前	健康史	1．既往体健。否认慢性病、传染病史，否认手术、外伤及输血史 2．其外婆糖尿病病史、母亲妊娠糖尿病病史
	身心状况	1．心理状态：紧张、焦虑 2．家庭社会：核心型家庭，家庭关系和睦 3．疾病认知：相关知识缺乏，认识不到疾病严重程度
	实验室检查	血浆葡萄糖 33.61 mmol/L，HbA_{1c} 11.8%；血 pH 7.128，碳酸氢盐 9.6 mmol/L；血 β- 羟丁酸 4.75 mmol/L，尿酮 ++++；血钾 2.89 mmol/L
	专科评估	1．指尖血糖 24.3 mmol/L；BMI 29.7 kg/m^2 2．四肢肌力Ⅴ级，肌张力正常
	用药评估	1．使用胰岛素静脉降血糖，未出现低血糖反应 2．补钾未出现不适，生命体征平稳 3．液体、出入量管理有效，未继续出现水、电解质失衡

续表

时间节点	评估维度	具体评估
酮症酸中毒纠正后	专科评估	1．营养失调：高于机体需要量。BMI 29.7 kg/m²；体脂分析：脂肪含量25.6%，肥胖体型 2．胰岛素泵的管理科学、有效 3．周围神经病变：双足底痛觉减弱，双足底外侧缘触压觉减弱
	心理评估	情绪趋于稳定，已接受疾病现实情况，家属配合
	用药评估	使用胰岛素有效，血糖控制在目标范围

表 7-3　其他专项评估

评估量表	住院时评估	出院日评估	出院 1 个月评估
1．糖尿病知识评估表[3] 总分 100 分，60 分及格，60 ~ 80 分良好，> 80 分优秀	25 分	95 分	100 分
2．糖尿病痛苦量表（CDDS）[4] 每道题 0 ~ 6 分，由 17 个条目组成，平均分≥ 3 分具有中等以上痛苦	4.9 分	2.6 分	2.1 分
3．焦虑自评量表（self-rating anxiety scale，SAS） 每道题 1 ~ 4 分，总分低于 50 分者为正常，50 ~ 60 者为轻度，61 ~ 70 者是中度，70 以上者是重度焦虑	75 分	27 分	15 分
4．糖尿病自我管理行为量表（SDSCA）[5] 80 分以上为自我管理行为良好，60 ~ 80 分为中等，60 分以下为较差	12 分	60 分	72 分

（2）用药及护理

1）糖尿病酮症酸中毒期间的治疗及护理

① 液体管理

静脉补液：迅速建立两条或以上静脉输液通道。根据糖尿病酮症酸中毒补液原则，合理安排补液速度（图 7-1）。补液过程中严密监测生命体征、心率、每小时尿量、末梢循环等情况。每 1 ~ 2 小时监测指尖血糖，根据血糖决定后续液体的胰岛素剂量，记录每小时出入量。

口服补液：鼓励患者多饮水，每日饮水量 2000 ml 以上。胃肠补液可以更快解决细胞内失水，有利于保护或恢复器官功能，但应密切关注患者水、电解质是否出现紊乱。

② 小剂量胰岛素的应用

胰岛素首次剂量 0.1 U/（kg · h）持续静脉输注。血糖下降速度以每小时 4.2 ~ 5.6 mmol/L 为宜，当患者血糖≤ 13.9 mmol/L 时，需补充 5% 葡萄糖溶液并继续胰岛素治疗，直至血酮体、血糖均得到控制。

③ 建立生命体征、出入量、症状观察护理单，及时评估治疗护理效果。

2）低血糖的预防

① 患者胰岛素降血糖过程中，低血糖风险大。向患者及家属讲解低血糖发生的诱

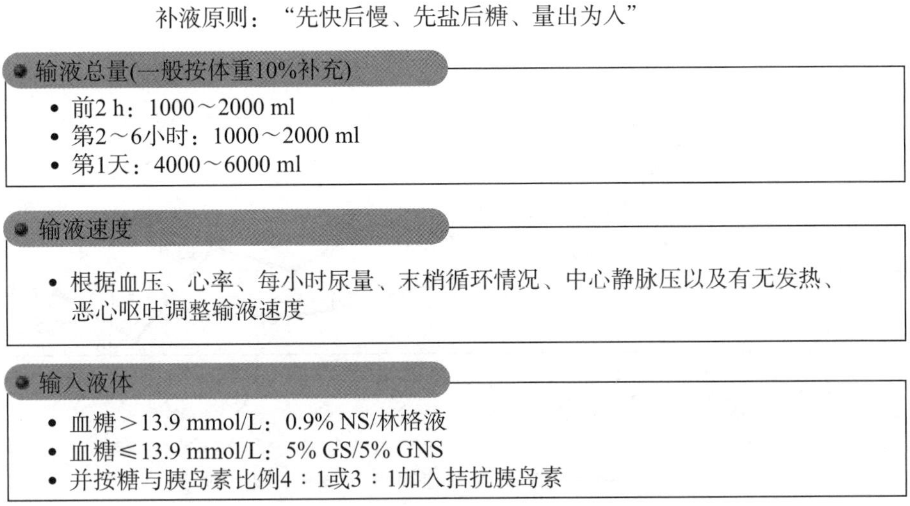

补液原则："先快后慢、先盐后糖、量出为入"

输液总量(一般按体重10%补充)

- 前2 h：1000～2000 ml
- 第2～6小时：1000～2000 ml
- 第1天：4000～6000 ml

输液速度

- 根据血压、心率、每小时尿量、末梢循环情况、中心静脉压以及有无发热、恶心呕吐调整输液速度

输入液体

- 血糖＞13.9 mmol/L：0.9% NS/林格液
- 血糖≤13.9 mmol/L：5% GS/5% GNS
- 并按糖与胰岛素比例4：1或3：1加入拮抗胰岛素

图 7-1 糖尿病酮症酸中毒的补液原则

因、临床表现及应急处理措施，发放健康宣教小册子及低血糖急救卡。低血糖诊治流程见图 7-2，患者住院期间指尖血糖趋势见图 7-3。

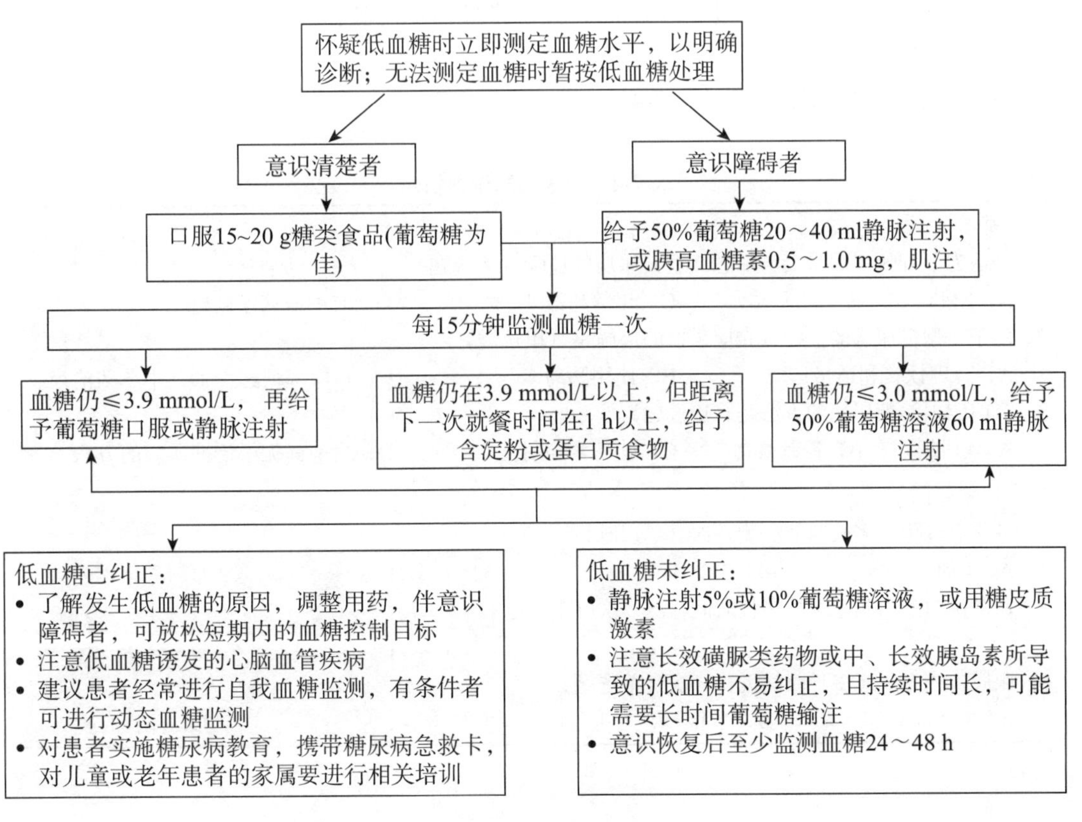

图 7-2 低血糖诊治流程

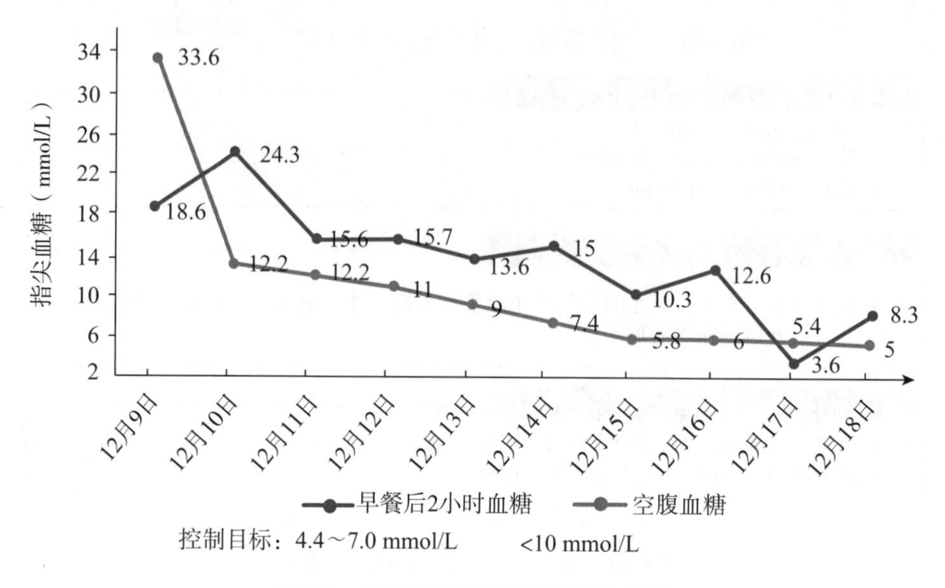

图 7-3 患者住院期间指尖血糖趋势图

②加强血糖监测，尤其是低血糖高危点（三餐前、睡前、凌晨 2 时）的血糖，根据血糖情况遵医嘱调整胰岛素用量。

③患者外出检查时由医生护士陪同，并携带低血糖急救盒。

3．关键技术简介

（1）糖尿病知识评估表（表 7-4）

表 7-4 糖尿病知识评估表

一、基本知识			
1．您认为下列哪些因素会增加患 2 型糖尿病的危险（多选题）			
A．肥胖	B．缺乏运动	C．年龄超过 40 岁	D．有糖尿病家族史
2．对于 2 型糖尿病的治疗首先应采取的措施是（单选题）			
A．合理饮食和适量运动	B．使用胰岛素	C．口服降糖药	D．中草药治疗
3．目前能根治糖尿病的方法是（单选题）			
A．口服药	B．控制饮食	C．胰岛素注射	D．目前尚无根治糖尿病的方法
二、监测知识			
4．糖化血红蛋白多长时间检测一次（单选题）			
A．1 周	B．3 个月	C．6 个月	D．一年
5．尿微量白蛋白测定至少多长时间检测一次（单选题）			
A．1 周	B．3 个月	C．6 个月	D．一年
6．眼底检查至少应多长时间进行一次（单选题）			
A．3 个月	B．半年	C．一年	D．体检时检查

续表

三、并发症
7．糖尿病患者血糖低于多少就是低血糖（单选题） A．≤ 2.2 mmol/L　B．≤ 2.8 mmol/L　C．≤ 3.2 mmol/L　D．≤ 3.9 mmol/L　E．不知道
8．低血糖时，会有以下哪些症状（单选题） A．多尿　B．极度口渴　C．心慌、头晕、出冷汗　D．皮肤瘙痒
9．出现低血糖后，以下处理措施您认为哪项不正确（单选题） A．立即就地休息　B．打电话请求医生或他人帮助 C．立即进食，如糖果、饼干等　D．大量饮开水
10．糖尿病可导致（多选题） A．心血管疾病　B．肾病 C．眼病，甚至失明　D．神经损害并引起足坏疽甚至截肢
11．糖尿病眼病在糖尿病患者中的发生情况是（单选题） A．每个人最终都会患　B．只会发生在年龄大的人 C．血糖控制不理想时易患　D．只会发生在男性糖尿病患者
四、足部护理知识
12．糖尿病患者选择何种鞋最合适（单选题） A．尖头皮鞋　B．高跟鞋　C．宽松的布鞋　D．尽量赤脚、放松足部
13．关于足部护理正确的是（多选题） A．用烫水洗脚，促进血液循环 B．干燥的皮肤可使用润肤乳 C．冬天不要用热水袋和加热器烘脚，防止烫伤 D．每天检查鞋内是否有异物，检查足部皮肤有无破损及水疱
五、运动知识
14．关于糖尿病患者运动，下列何种说法是正确的（单选题） A．身体不适时，也要坚持运动　B．清晨空腹运动 C．饭后 1 ~ 1.5 小时运动　D．锻炼要充分，到力竭为止
15．运动持续时间应掌握在（单选题） A．5 ~ 10 分钟　B．10 ~ 20 分钟　C．30 ~ 60 分钟　D．越长越好
六、饮食知识
16．糖尿病患者不宜选用下列哪种食品（单选题） A．果汁　B．谷类食品　C．蔬菜　D．低脂奶
17．在何种情况下，可以少量饮用低度啤酒（单选题） A．血糖波动较大 B．血脂控制不佳 C．在血糖血脂都控制好的前提下饮用，但应减去相应热量的主食 D．任何情况都可以饮用啤酒，无需顾忌
七、胰岛素、口服药
18．胰岛素注射部位宜选择（单选题） A．腹部　B. 上臂外侧　C．大腿前外侧　D．以上均可
19．下列哪种药物可以餐后服用（单选题） A．达美康　B．拜糖平　C．诺和龙　D．二甲双胍
八、旅行
20．外出旅游时，应注意哪些问题（多选题） A．带上糖尿病“急救卡”　B．准备糖果、点心随身携带以备低血糖时使用 C．按时服药或注射胰岛素　D．应该增加测血糖的次数

每题 5 分，总分 100 分，60 分及格，60 ~ 80 分良好，> 80 分优秀。

（2）糖尿病自我管理行为量表（表 7-5）

表 7-5　糖尿病患者自我管理行为量表（SDSCA）

以下问题是为了了解您近 1 周内的糖尿病自我管理行为。请选择与您此时此刻的情况最贴近的一项，并在相应的天数上打“√”。

问题列表	天数							
1. 在过去 7 天内，按糖尿病饮食要求合理安排饮食的天数	0	1	2	3	4	5	6	7
2. 在过去 1 月内，每周按糖尿病饮食要求合理安排饮食的平均天数	0	1	2	3	4	5	6	7
3. 在过去 7 天内，一天内摄入水果 / 蔬菜达 5 种或以上的天数	0	1	2	3	4	5	6	7
4. 在过去 7 天内，摄入油腻食物或全脂奶制品的天数	0	1	2	3	4	5	6	7
5. 在过去 7 天内，进行持续时间＞ 30 分钟的运动情况（包括“散步”）	0	1	2	3	4	5	6	7
6. 在过去 7 天内，进行中等强度活动的情况（包括快走、游泳、骑车等）	0	1	2	3	4	5	6	7
7. 在过去 7 天内，进行了血糖监测的天数	0	1	2	3	4	5	6	7
8. 在过去 7 天内，完成适合自身状况的血糖监测次数的天数	0	1	2	3	4	5	6	7
9. 在过去 7 天内，仔细检查自己脚部有无问题的天数	0	1	2	3	4	5	6	7
10. 在过去 7 天内，检查鞋子内部有无异物、平整、舒适情况的天数	0	1	2	3	4	5	6	7
11. 在过去 7 天内，按医生要求正确服用药物或注射胰岛素的天数	0	1	2	3	4	5	6	7
12. 在过去 7 天内，您是否吸过烟（只吸一口也算在内）？ 0）否　1）是。如果是，在过去 7 天内，您一天平均吸几支烟？＿＿＿＿＿支								

糖尿病自我管理行为量表（SDSCA）共包括 6 个维度 12 个条目，分别为饮食行为、运动行为、血糖监测行为、足部护理、用药行为、吸烟维度。评分方法及标准：前 11 个条目以 0 ～ 7 分计，以患者在过去 1 周内进行自我管理活动的天数作为该条目的分数。吸烟以 0 ～ 1 分计，吸烟为 0 分，不吸烟为 1 分。标准分＝实际得分 / 此项可能最高得分 ×100，80 分以上为自我管理行为良好，60 ～ 80 分为中等，60 分以下为较差。

4. 小结

（1）在糖尿病酮症酸中毒及低钾血症的急救过程中，护士及时配合医生进行规范化、程序化的治疗护理，重视早期的出入量管理，建立有效的补液原则，规范使用胰岛素，整个急救过程快速、有序、行之有效，酮症酸中毒及低钾血症很快得到纠正。

（2）在应用饮食和运动疗法控制糖尿病的同时，还应考虑此年龄阶段的特殊性：心理状况很不稳定，易产生逆反心理，治疗的依从性差，实施行为疗法有一定难度。通过对该患者利用各种专科评估量表进行评分，深入了解患者的心理状态、知识接受及掌握程度、自我管理能力等，依此制订了针对性的护理措施，分阶段进行效果评价，逐步达到满意效果。

（3）该糖尿病患者的生活方式干预，家庭、学校的参与尤为重要，是患者血糖达标及减重的有力保障。该患者患病以来，家属积极学习糖尿病相关知识并紧密配合治疗和管理，使患者血糖快速达标并能很好维持。

三、三级预防

肥胖已成为这个时代不容忽视的健康难题。肥胖流行极大程度地增加了儿童和青少年 2 型糖尿病风险。更不容乐观的是，儿童和青少年患 2 型糖尿病后，胰岛 β 细胞功能下降更快，糖尿病并发症出现更早。因而，早期识别、干预儿童和青少年 2 型糖尿病高风险人群迫在眉睫。

1．一级预防

科学饮食，引导孩子养成健康的饮食习惯，少吃高糖或高脂肪食物，如洋快餐及碳酸饮料，适量增加高蛋白质和高纤维素食品。控制肥胖，引导孩子养成爱运动的习惯。对于儿童和青少年糖尿病高危人群筛查，宜从 10 岁开始，青春期提前的个体则推荐从青春期开始。儿童和青少年 2 型糖尿病患者需要以家庭为中心的、个体化的、全面具体的糖尿病自我管理教育。健康教育应由专业从事糖尿病管理的多学科团队提供。

2．二级预防

糖尿病酮症酸中毒常呈急性发病，一旦发生应积极救治。糖尿病酮症酸中毒早期表现为多尿、烦渴多饮和乏力症状的加重。出现精神不振、头晕、头痛，继而烦躁不安或嗜睡，逐渐进入昏睡，各种反射迟钝甚而消失。严重脱水、血浆渗透压增高，脑细胞脱水及缺氧等对脑组织功能均产生不良影响。因此，早发现、早纠正糖尿病酮症酸中毒对患者的预后尤为重要。

3．三级预防

确诊为 2 型糖尿病后，立即筛查所有慢性并发症和合并症，制订持续的评估和管理计划。

（1）视网膜病变：每年筛查 1 次，出现不适及时就诊。

（2）肾病：每年评估尿蛋白、肌酐清除率 1 次，出现不适及时就诊。

（3）肥胖或超重：控制体重有助于血糖管理及合并症预防，家庭支持、条件允许的情况下，青春期严重肥胖的 2 型糖尿病青少年可进行减重手术。

（4）心理疾病：定期采用快速筛查工具评估心理社会状态。

（5）生殖健康：青春期女孩就诊时应评估月经周期、有无高激素血症的症状和体征、是否避孕，尤其当 HbA_{1c} 水平高于目标值或正在服用可能致畸药物时。

（6）肝病：每年评估 1 次，出现不适时及时就诊。

（7）阻塞性睡眠呼吸暂停：评估肥胖儿童和青少年是否有阻塞性睡眠呼吸暂停症状。

（8）血压：每次就诊时使用袖带血压计评估血压。

（9）血脂：血糖达标后每年评估 1 次血脂，出现不适时及时就诊。

【知识问答】

1．糖尿病酮症酸中毒（DKA）的诱因有哪些？

A．急性感染　　B．胰岛素注射过量

C．过度激动、压力过大　　D．中断胰岛素治疗

答案：ACD

解析：急性感染是 DKA 重要诱因，最常见的感染部位包括呼吸道、泌尿道和皮肤。治疗不当包括中断药物治疗、剂量不足、耐药等，常可引起 DKA。饮食失调及胃

肠道疾病均可加重代谢紊乱，导致 DKA。其他应激包括外伤、麻醉、手术、妊娠、分娩、精神刺激等情况，造成升糖激素升高、交感神经系统兴奋性的增强以及饮食失调的加重，亦易诱发 DKA[1]。

2．糖尿病患者低血糖分为几类？低血糖的诱因有哪些？

答案：(1) 低血糖分类：①血糖警惕值：血糖≤ 3.9 mmol/L；②临床显著低血糖：血糖≤ 3.0 mmol/L；③严重低血糖：没有特定血糖界限，伴有严重认知功能障碍，需要他人帮助恢复的低血糖。

对非糖尿病患者来说，低血糖症的诊断标准为血糖＜ 2.8 mmol/L，而接受药物治疗的糖尿病患者只要血糖水平≤ 3.9 mmol/L 就属于低血糖范畴[3]。

(2) 低血糖诱因有：①胰岛素过量；②胰岛素促泌剂过量；③未按时进食或进食过少；④运动量增加；⑤空腹饮酒或酗酒。

【参考文献】

[1] 廖二元，袁凌霄．内分泌代谢病学（下册）[M]．4 版．北京：人民卫生出版社，2019：1462.

[2] 中华医学会糖尿病学分会．中国 2 型糖尿病防治指南（2017 年版）[J]．中华糖尿病杂志，2018，10（1）：4-67.

[3] 中华医学会糖尿病学分会护理及糖尿病教育学组．中国糖尿病护理及教育指南 [EB/OL]．http://www.doc88.com/p-994286889045.html，2010-04-18/2017-12-10.

[4] 杨青．中文版糖尿病痛苦量表的信度、效度与临床应用评价 [D]．南方医科大学，2010.

[5] 姚平，嵇加佳，薛存屹，等．糖尿病患者态度对自我管理行为及代谢指标的影响 [J]．护理学报，2015，22（1）：33-36.

（刘素琼　彭卫群）

老年糖尿病患者延续性护理个案

糖尿病是由遗传和环境因素相互作用引起的一组以慢性高血糖为共同特征的代谢异常综合征。老年糖尿病是指年龄≥ 60 岁（WHO 界定≥ 65 岁），包括 60 岁以前诊断和 60 岁以后诊断的糖尿病患者，2 型糖尿病是其主要患病类型[1]。老年糖尿病的主要特点是患者年龄大、病程长、身体基础健康状态和各脏器功能差、并发症与合并症复杂、合并用药多、跌倒坠床及无症状低血糖风险高等[2]。由于病程较长，老年糖尿病患者除急性症状发作期到医院进行诊治以外，大部分时间是在家庭和社区中进行糖尿病自我管理。因此，从医院延伸到家庭或社区的健康照顾对患者来说十分必要。

一、病历资料

1．病例简介

患者刘 ××，女性，66 岁，因口干、多饮、多尿、肢体麻木十余年入院。患者既往在外院予胰岛素加口服药降糖治疗，出院后 1 个月自行停止注射胰岛素，自测空腹血糖 10 mmol/L，未监测餐后血糖；1 年前停用所有降糖药物，改服中草药（具体不详）控制血糖。近 1 年出现视物模糊、四肢麻木等症状，且进行性加重。近 3 个月多次出现心悸、手抖、出冷汗等低血糖症状，测得最低血糖值为 3.1 mmol/L，自行服用糖果及巧克力后症状缓解，未复测血糖。近期因肢体麻木感强烈、血糖控制不佳收入院。

既往史：既往有糖尿病病史 10 年，高血压病史 4 年，无脑梗死、冠心病史。

家族史：父母已故，原因不详；姑姑糖尿病；子女体健。

烟酒史：无抽烟、喝酒习惯。

入院诊断

（1）2 型糖尿病

（2）糖尿病周围神经病变

（3）糖尿病伴周围动脉硬化症

2．病程介绍（表 8-1）

表 8-1　病程经过

住院节点	病情及诊治过程
入院当天	10：25 入院，测指尖血糖 22.6 mmol/L，身高 155 cm，体重 60 kg，BMI 24.9 kg/m^2；诉四肢麻木、双下肢乏力。予糖尿病低脂饮食，总热量 1500 kcal/d；予胰岛素泵降糖治疗，基础量 17.7 U，三餐追加量 6-6-6 U；监测三餐前、后、睡前、2am 血糖；血糖值波动于 14.8 ~ 22.6 mmol/L，予甲钴胺、维生素 B_1 片营养神经治疗，碳酸钙 D_3 片、鲑降钙素、骨化三醇胶丸防治骨质疏松

续表

住院节点	病情及诊治过程
住院第3天	诉偶有头晕，血压132/76 mmHg，夜间睡眠差，予倍他司汀片、氟桂利嗪胶囊治疗。空腹血糖5.9 mmol/L，餐后2 h血糖7.9 ～ 15.9 mmol/L
住院第5天	9：20诉心悸、出冷汗、饥饿感，测指尖血糖3.6 mmol/L，给予口服15 g水果糖，15 min复测血糖5.6 mmol/L，低血糖症状缓解。考虑本次低血糖与早餐进食量少有关，给予饮食指导；遵医嘱调整胰岛素泵基础量及三餐追加量
住院第8天	考虑患者行肠镜下钳除结肠息肉，遵医嘱暂流质饮食，完善MR+MRA检查。继续予胰岛素泵治疗
住院第10天出院	血糖控制佳，四肢麻木症状缓解，并发症评估已完善（周围神经感觉阈值检测提示双足触压觉、针刺痛觉、温凉觉均减弱；ABI检测提示左侧血管硬度1705 baPWV，右侧1926 baPWV），胰岛素改为皮下注射，遵医嘱予办理出院

出院诊断：

（1）2型糖尿病

（2）糖尿病周围神经病变

（3）糖尿病伴周围动脉硬化症

（4）脂肪肝

二、分析与讨论

1．疾病严重程度

60岁以后新发糖尿病患者症状多不典型，血糖相对易于控制，发生糖尿病并发症的比例相对较低，但合并多代谢异常及脏器功能受损情况多见。60岁前诊断的老年糖尿病患者随着年龄的增长，日常生活能力下降，听力、视力、认知能力、自我管理能力降低，运动能力及耐力下降，加之肌少症及平衡能力下降，更容易出现运动伤及跌倒，且对低血糖的耐受性差，更容易发生无意识低血糖、夜间低血糖和严重低血糖，出现严重不良后果。同时，老年糖尿病患者常伴有动脉粥样硬化性心血管疾病（atherosclerotic cardiovascular disease，ASCVD）的危险因素，心、脑、下肢血管等大血管病变的患病率高。患者为老年2型糖尿病，病程长，治疗依从性差，合并糖尿病周围神经病变、糖尿病伴周围动脉硬化症。

此患者既往在外院住院治疗，对糖尿病知识有初步了解，但未接受过系统的糖尿病教育，因此疾病自我管理能力较差，需要对其血糖控制方案、相关实验室检查（表8-2）及并发症评估（表8-3）等进行针对性随访追踪。这是对可能发生的急、慢性并发症的预防和早救治的重要手段。

表 8-2　相关实验室检查分析（入院前 3 天）

项目	患者结果	正常值	结果分析
糖化血红蛋白（%）	9.5%	4.0 ～ 6.0	近 2 ～ 3 个月血糖水平控制欠佳
静脉血糖（mmol/L）	0 h：7.22 1 h：21.83 2 h：20.57 3 h：14.37	0 h：3.9 ～ 6.1 1 h：3.9 ～ 11.1 2 h：3.9 ～ 7.8 3 h：3.9 ～ 6.1	血糖调节受损
C 肽（pmol/L）	0 h：208.8 1 h：901.3 2 h：1094.2 3 h：765.9	正常人空腹基础值≥ 400 pmol/L，30 ～ 60 min 上升至高峰，峰值为基础值的 5 ～ 6 倍，3 ～ 4 h 恢复至基础水平	胰岛素抵抗伴胰岛素分泌相对不足
三酰甘油（mmol/L）	2.16	0 ～ 1.7	血脂代谢异常
其他	血常规、肝功能、肾功能、电解质、尿酮体、心肌酶、24h MALB、U-TP 均正常		

表 8-3　糖尿病慢性并发症筛查分析（住院期间）

项目	结果	结果分析
周围神经感觉阈值测定	双足触压觉、针刺痛觉、温凉觉均减弱	下肢糖尿病周围神经病变，有发生糖尿病足的风险
下肢无创动脉硬化检测（ABI）	血管硬度（baPWV）：左侧 1705；右侧 1926	与健康的 66 岁女性相比，血管硬化风险更高
其他	颈部血管彩超：双侧颈动脉窦的内中膜稍增厚，心电图、胸片、心脏彩超、四肢血管彩超等均提示正常	

患者 10 月 17 日因进食量少而出现早餐后典型低血糖症状（心悸、出冷汗、饥饿感），测指尖血糖 3.6 mmol/L，给予规范处理后低血糖症状缓解，血糖升至 5.7 mmol/L。但因对低血糖知识的缺乏及对低血糖再发的恐惧感，患者在低血糖纠正后仍然进食含糖食物，导致午餐前血糖升至 13.1 mmol/L（图 8-1）。责任护士将患者血糖情况报告医生后，遵医嘱调整胰岛素泵基础量及三餐追加量，同时就此次低血糖发生的诱因及处理方法、预防措施等给予了健康指导。

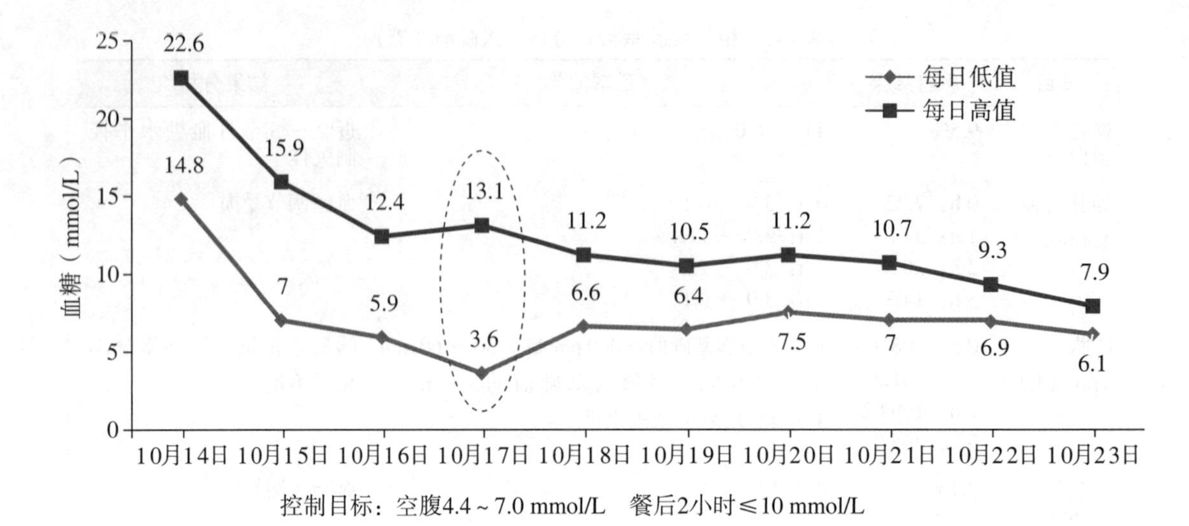

图 8-1 患者住院期间血糖波动情况

2．糖尿病患者专科评估、自我管理及健康教育（表 8-4、表 8-5）

（1）糖尿病专科护理评估

糖尿病患者入院后前 3 天由责任护士为其进行糖尿病相关知识及疾病自我管理能力评估（表 8-4）。评估内容包括糖尿病知识掌握情况，如：①用药情况；②胰岛素注射情况；③饮食情况；④运动情况；⑤低血糖护理；⑥自我血糖监测；⑦体重管理；⑧急、慢性并发症识别。评估可采用糖尿病相关量表［糖尿病知识评估问卷、糖尿病自我管理行为量表（SDSCA）、中文版糖尿病管理自我效能量表（C-DMSES）、糖尿病痛苦量表（CDDS）］。责任护士在梳理评估结果后为患者制订个性化健康教育方案，出院前 3 天再次对各项评估内容进行复评，根据复评结果为患者制订出院延续性护理计划。

表 8-4 糖尿病专科护理评估表

评估项目	评估结果
糖尿病知识掌握情况	既往住院时曾接受过糖尿病教育，但内容不多，大部分已遗忘
用药情况	间断服用降压药；自行停用口服降糖药 1 年余，改服中草药来降血糖并且服药不规律
胰岛素注射情况	曾短期进行过胰岛素注射，现已停用 1 年余，注射部位无脂肪增生
饮食情况	饮食结构不合理，主食量多，自诉喜食甜食（蛋糕、冰淇淋）
运动情况	偶尔运动，近 2 个月每周运动 2 ～ 3 次，运动方式为晚餐后散步 30 min，早午餐后无运动
低血糖评估	近 3 个月多次出现心悸、手抖、出冷汗等低血糖症状，测得最低血糖 3.1 mmol/L，自行服用糖果及巧克力后症状缓解，未复测血糖，未就诊调整治疗方案
血糖监测情况	偶尔监测空腹血糖（10 mmol/L 左右），未监测餐后、睡前及夜间血糖；监测血糖后未记录

续表

评估项目	评估结果
生活习惯	退休职工，每日在丈夫单位食堂吃饭，饭后返回自己家中看电视；每年定期到国外与女儿居住 3 个月
体重管理情况	身高 155 cm，体重 60 kg，BMI 24.9 kg/m^2，腹型肥胖
急慢性并发症	糖尿病周围神经病变、糖尿病伴周围动脉硬化症、糖尿病足
糖尿病相关量表评估	糖尿病知识评估问卷：45 分（不合格） 糖尿病自我管理行为量表（SDSCA）：35 分（较差） 中文版糖尿病管理自我效能量表（C-DMSES）：52.5%（属于中等水平） 糖尿病痛苦量表（CDDS）：4.29 分（≥ 3 分为中等以上的痛苦，需要关注）

（2）出院后自我管理监测内容的制订

责任护士根据患者情况，确定其自我管理（监测）重点内容，制作成糖尿病自我管理监测日记（表 8-5）。

表 8-5　糖尿病自我管理监测日记

日期	早餐					午餐					晚餐					睡前			2 am	低血糖	
	口服药	胰岛素剂量	餐后 1 h 运动	血糖值		口服药	胰岛素剂量	餐后 1 h 运动	血糖值		口服药	胰岛素剂量	餐后 1 h 运动	血糖值		口服药	胰岛素剂量	血糖值	血糖值	时间	血糖值
				餐前	餐后				餐前	餐后				餐前	餐后						
星期一																					
星期二																					
星期三																					
星期四																					
星期五																					
星期六																					
星期日																					
备注：口服药服用打✓，漏服打 ×；胰岛素剂量写具体数字；餐后 1 h 运动执行打✓，未按计划执行打 ×；血糖值写具体数字																					

（3）健康教育延缓糖尿病患者急、慢性并发症

责任护士在对此患者进行专科护理评估及查体后发现患者目前已存在糖尿病周围神经病变，末梢神经感觉迟钝，因此其罹患糖尿病足的风险增加。同时，近期反复发生的低血糖及糖尿病伴周围动脉硬化症也是诱发糖尿病心脑血管意外的危险因素。经与主管医生共同探讨，制订出了具有针对性的糖尿病急、慢性并发症预防管理健康教育方案，内容包括药物治疗、饮食配合、生活方式改变等的教育。患者住院期间接受了系统化、专业化的教育，遵医行为较好，出院前评估时在糖尿病并发症的认知和自我管理能力方

面已有明显提升。

3. 关键技术简介

（1）胰岛素泵的使用

1）胰岛素泵治疗：胰岛素泵作为糖尿病强化治疗的一种方法，能模拟生理性胰岛素分泌，更快、更有效地控制血糖，提高血糖控制的稳定性[3]。

2）胰岛素泵工作原理：胰岛素泵通过人工智能控制，以可调节的脉冲式皮下输注方式，模拟体内基础胰岛素分泌；同时在进餐时，根据食物种类和总量设定餐前胰岛素及输注模式以控制餐后血糖。除此之外，胰岛素泵还可以根据活动量大小，随时调整胰岛素用量，以应对高血糖和低血糖。

3）胰岛素泵主要适用人群：1 型糖尿病患者、计划妊娠和已妊娠的糖尿病妇女或需要胰岛素治疗的妊娠期糖尿病患者、需要胰岛素强化治疗的 2 型糖尿病患者。

4）胰岛素泵的安装：胰岛素泵需由经过系统培训后考核合格的护士进行安装，安装时严格遵照标准流程进行规范操作（图 8-2）。

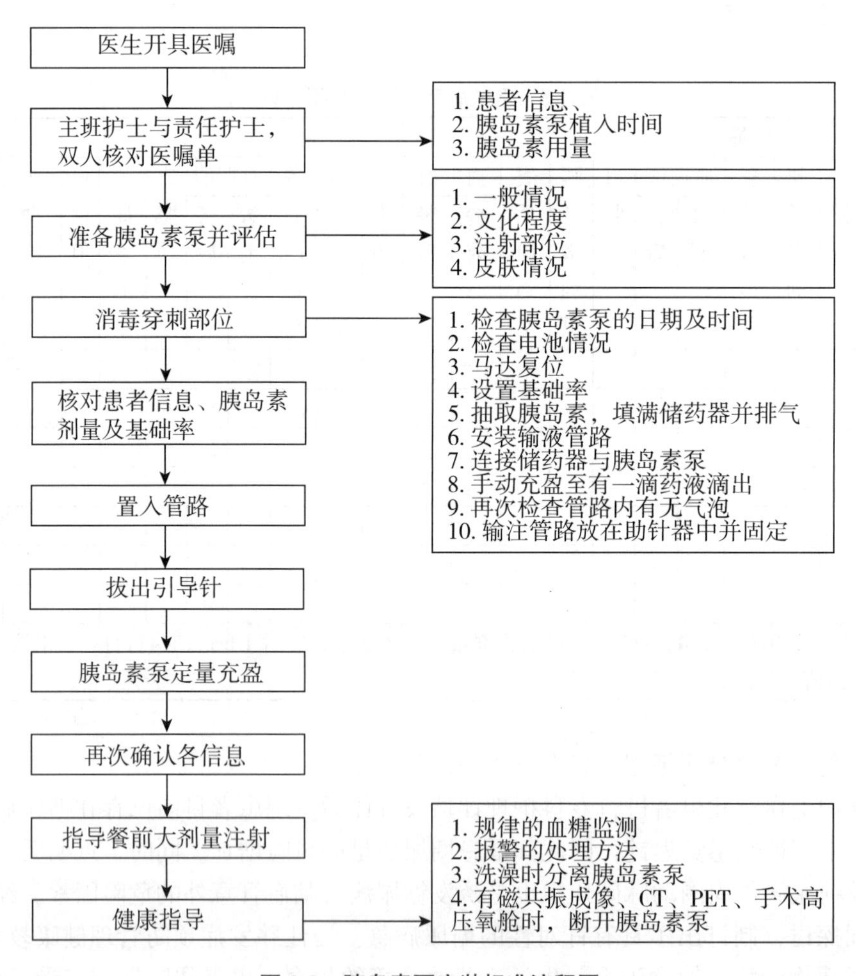

图 8-2 胰岛素泵安装标准流程图

5）胰岛素泵的日常交接

床头悬挂“胰岛素泵护理单”及“胰岛素泵治疗”专科风险标识。

日常交接内容：①屏幕显示情况，有无报警；②电池电量是否足够；③回顾基础率、大剂量历史是否正确；④储药器内胰岛素剩余量是否足够；⑤输注管路是否通畅，有无裂痕或连接松动，快速分离器是否紧固，胰岛素有无溢漏；⑥评估注射部位皮肤有无红肿、硬结或疼痛，针头有无脱出；⑦检查管路植入时间，按要求更换。

（2）糖尿病患者出院随访管理

随访内容[4]见表 8-6。

4．小结

此案例在患者出院后第 1 周、第 4 周及第 12 周分别进行了网络随访、电话访问及居家访视。随访中对患者的居家糖尿病自我管理行为进行了效果评价。目前患者药物治疗遵医行为良好，低血糖预防及应对措施得当，配合糖尿病饮食、运动管理，生活方式自我管理能力有明显提升。

对于老年糖尿病患者的居家护理而言，家庭的支持尤为重要，本案例在患者出院前制订延续性护理计划时，充分考虑到家属参与的重要性，取得家属配合后对其进行了糖尿病护理能力的培训，家属的支持为提高患者疾病自我管理能力提供了有力保障。

三、三级预防

1．一级预防（控制 2 型糖尿病的危险因素，预防 2 型糖尿病的发生）

提高人群对糖尿病防治的知晓度和参与度，倡导合理膳食、控制体重、适量运动、限盐、控烟、限酒、心理平衡的健康生活方式，提高社区人群的糖尿病防治意识。

糖尿病前期患者应通过饮食控制和运动以降低糖尿病的发生风险，并对其定期随访及给予社会心理支持，以确保患者的良好生活方式能够长期坚持下来；定期检查血糖；同时密切关注其他心血管危险因素（如吸烟、高血压、血脂异常等），并给予适当的干预措施。

2．二级预防（早发现、早诊断和早治疗 2 型糖尿病患者，在已诊断的患者中预防糖尿病并发症的发生）

在高危人群中开展糖尿病筛查、健康干预等，指导其进行自我管理。

糖尿病筛查的方法：空腹血糖≥ 6.1 mmol/L 或任意点血糖≥ 7.8 mmol/L 时，建议行口服葡萄糖耐量试验（空腹血糖和糖负荷后 2 h 血糖）。

药物干预预防 2 型糖尿病：在强化生活方式干预 6 个月效果不佳，且合并有其他危险因素者，可考虑药物干预，必须充分评估效益 - 风险比和效益 - 费用比，并且做好充分的医患沟通和随访。

血糖控制：对于新诊断、年轻、无并发症或合并症的 2 型糖尿病患者，建议及早采用严格的血糖控制，以降低糖尿病并发症的发生风险。

血压控制、血脂控制及阿司匹林的使用：对于没有明显糖尿病血管并发症但具有心

表 8-6　2 型糖尿病患者随访服务记录表

随访日期					
随访方式		1 门诊　2 家庭　3 电话	1 门诊　2 家庭　3 电话	1 门诊　2 家庭　3 电话	1 门诊　2 家庭　3 电话
症状	1 无症状 2 多饮 3 多食 4 多尿 5 视物模糊 6 感染 7 手脚麻木 8 下肢水肿 9 体重明显下降	□/□/□/□/□/□/□/□	□/□/□/□/□/□/□/□	□/□/□/□/□/□/□/□	□/□/□/□/□/□/□/□
		其他	其他	其他	其他
体征	血压（mmHg）				
	体重（kg）				
	体重指数（kg/m^2）				
	足背动脉搏动	触及正常 减弱（双侧 左侧 右侧） 消失（双侧 左侧 右侧）	触及正常 减弱（双侧 左侧 右侧） 消失（双侧 左侧 右侧）	触及正常 减弱（双侧 左侧 右侧） 消失（双侧 左侧 右侧）	触及正常 减弱（双侧 左侧 右侧） 消失（双侧 左侧 右侧）
生活方式指导	日吸烟量	支	支	支	支
	日饮酒量	两	两	两	两
	运　动	次 / 周　分钟 / 次 次 / 周　分钟 / 次	次 / 周　分钟 / 次 次 / 周　分钟 / 次	次 / 周　分钟 / 次 次 / 周　分钟 / 次	次 / 周　分钟 / 次 次 / 周　分钟 / 次
	主食（克 / 天）				
	心理调整	1 良好　2 一般　3 差	1 良好　2 一般　3 差	1 良好　2 一般　3 差	1 良好　2 一般　3 差
	遵医行为	1 良好　2 一般　3 差	1 良好　2 一般　3 差	1 良好　2 一般　3 差	1 良好　2 一般　3 差

续表

随访日期					
随访方式		1门诊 2家庭 3电话	1门诊 2家庭 3电话	1门诊 2家庭 3电话	1门诊 2家庭 3电话
辅助检查	空腹血糖值	mmol/L	mmol/L	mmol/L	mmol/L
	其他检查	糖化血红蛋白 % 检查日期： 月 日	糖化血红蛋白 % 检查日期： 月 日	糖化血红蛋白 % 检查日期： 月 日	糖化血红蛋白 % 检查日期： 月 日
服药依从性		1规律 2间断 3不服药	1规律 2间断 3不服药	1规律 2间断 3不服药	1规律 2间断 3不服药
药物不良反应		无 有	无 有	无 有	无 有
低血糖反应		1无 2偶尔 3频繁	1无 2偶尔 3频繁	1无 2偶尔 3频繁	1无 2偶尔 3频繁
此次随访分类		控制满意 不满意 不良反应 并发症	控制满意 不满意 不良反应 并发症	控制满意 不满意 不良反应 并发症	控制满意 不满意 不良反应 并发症
用药情况	药物名称1				
	用法用量	每日 次 | 每次	每日 次 | 每次	每日 次 | 每次	每日 次 | 每次
	药物名称2				
	用法用量	每日 次 | 每次	每日 次 | 每次	每日 次 | 每次	每日 次 | 每次
	胰岛素	种类： 用法和用量：	种类： 用法和用量：	种类： 用法和用量：	种类： 用法和用量：
转诊	原 因				
	机构及科别				
下次随访日期					
随访医生签名					

血管危险因素的2型糖尿病患者，应采取降糖、降压、调脂（主要是降低LDL-C）及应用阿司匹林治疗，以预防心血管疾病和糖尿病微血管病变的发生。

3．三级预防（达到较好的治疗效果，血糖控制满意，HbA_{1c} ≤ 7.0%，拥有良好的生活方式自我管理能力，并发症预防的知晓率较高）

延缓已发生的糖尿病并发症的进展，降低致残率和病死率，并改善患者的生存质量。

继续血糖、血压、血脂控制：对于糖尿病病程较长、老年、已经发生过心血管疾病的2型糖尿病患者，应依据分层管理的原则，继续采取降糖、降压、调脂（主要是降低LDL-C）、应用阿司匹林治疗等综合管理措施，以降低心血管疾病及微血管并发症反复发生和死亡的风险。

对已出现严重糖尿病慢性并发症者，转介至相关专科治疗。

【知识问答】

1．糖化血红蛋白是血液红细胞血红蛋白和葡萄糖结合的产物，关于糖化血红蛋白正确的描述是

A．当糖化血红蛋白＞16%时，表示患者的血糖未得到有效控制

B．人体正常情况下糖化血红蛋白占总血红蛋白的7%左右

C．糖尿病早期筛查糖化血红蛋白应与空腹血糖联合检测

D．糖化血红蛋白值是调控血糖的重要依据

答案：ABCD

解析：糖化血红蛋白是反映血糖控制水平的主要指标之一，可反映采血前2～3个月血糖的平均水平，一般情况下糖尿病患者控制目标应小于7%。

2．糖尿病足预防的关键点及糖尿病高危足筛查方法是什么？

答：（1）糖尿病足预防的关键点包括：识别有溃疡风险的足；定期评估和检查；为患者及其家庭和医务人员开展健康教育；确保日常穿着合适的鞋子；管理足溃疡的危险因素。

（2）糖尿病高危足早期筛查方法[5]：

①足外观评估：皮肤干燥情况（干燥、脱屑、皲裂、足底胼胝、鸡眼），足部畸形（踇外翻、夏柯氏关节），有无真菌感染（足癣、湿疹、灰指甲），有无溃疡。

②周围神经评估：周围神经感觉阈值检测，神经传导速度检测，足底压力测试。

③周围血管评估：足部触诊、ABI、经皮氧分压测定、下肢血管超声检查。

【参考文献】

[1] 中华医学会糖尿病学分会．中国2型糖尿病防治指南（2017年版）[J]．中国实用内科杂志，2018，38（4）：34-86.

[2] 叶蕊．奥马哈问题分类系统在老年2型糖尿病患者护理问题评估中的应用 [D]．青岛大学，2017.

[3] 冉兴无．中国胰岛素泵治疗指南 2014［C］// 中华医学会第十三次全国内分泌学学术会议会议指南．
[4] 国家卫生计生委．国家基本公共卫生服务规范（第三版）［S］．2017. 2.
[5] 中华医学会糖尿病学分会，国家基层糖尿病防治管理办公室．国家基层糖尿病防治管理手册（2019）［J］．中华内科杂志，2019，58（10）：713-735.

（彭卫群　郭晶晶）

附件1

糖尿病痛苦量表（中文版）

项目	没有影响	轻微的影响	中等的影响	略微严重的影响	严重的影响	非常严重的影响
1．感觉我的医生在糖尿病及护理方面的知识匮乏	1	2	3	4	5	6
2．感觉由于糖尿病每天消耗大量精力和体力	1	2	3	4	5	6
3．在处理糖尿病的日常能力方面感觉不自信	1	2	3	4	5	6
4．每当想起伴随糖尿病的生活就感觉生气、害怕和压抑	1	2	3	4	5	6
5．感觉我的医生没有向我清晰介绍糖尿病的管理知识	1	2	3	4	5	6
6．感觉我不能做到经常测试血糖	1	2	3	4	5	6
7．感觉不管我怎样做，我的生命终将因长期并发症而结束	1	2	3	4	5	6
8．因糖尿病的一些琐事而常常感到诸事不顺	1	2	3	4	5	6
9．感觉朋友和家人对我不够支持（如计划性活动与我的安排相冲突，鼓励我吃“错误的”食物）	1	2	3	4	5	6
10．感觉糖尿病控制了我的生活	1	2	3	4	5	6
11．感觉我的医生没有认真考虑过我的担忧	1	2	3	4	5	6
12．感觉我没有严格坚持一个好的饮食计划	1	2	3	4	5	6
13．感觉朋友和家人不能理解糖尿病患者的生活是多么地艰难	1	2	3	4	5	6
14．因糖尿病生活中的一些要求而感到不知所措	1	2	3	4	5	6
15．感觉没有一个可以非常规律地关注我的糖尿病的医生	1	2	3	4	5	6
16．感觉在保持糖尿病自我管理方面不够积极	1	2	3	4	5	6
17．感觉朋友和家人不能给予我想要的情感支持	1	2	3	4	5	6

附件 2

中文版糖尿病管理自我效能量表（C-DMS ES）

以下为你在糖尿病自我管理中可能要做的事项。请仔细阅读每一个项目，然后选出最能代表你自己执行这件事的信心程度。例如：如果你认为自己对“有需要时，我有能力自行检测血糖”非常有信心的话，请圈选“10”；如果你觉得大部分时间你无法做到的话（很少有自信的话），请圈选“1”或“2”；完全无法做到（完全没自信的话）请圈选“0”

我有自信：	请在每一列中圈选出一个数字										
	完全无法做到			也许可以也许不可以					完全可以做到		
1．有需要时，我有能力自行检测血糖	0	1	2	3	4	5	6	7	8	9	10
2．当我的血糖值太高时，我有能力自己调整我的血糖值（例如：食用不同种类的食物）	0	1	2	3	4	5	6	7	8	9	10
3．当我的血糖值太低时，我有能力自己调整我的血糖值（例如：食用不同种类的食物）	0	1	2	3	4	5	6	7	8	9	10
4．我有能力选择最有利于我的健康的食物	0	1	2	3	4	5	6	7	8	9	10
5．我有能力选择不同种类的食物来维持健康的饮食计划	0	1	2	3	4	5	6	7	8	9	10
6．我有能力将我的体重控制在理想范围内	0	1	2	3	4	5	6	7	8	9	10
7．我有能力自行检查我的脚（例如：伤口或起水疱）	0	1	2	3	4	5	6	7	8	9	10
8．我有能力做足够的身体活动，例如：遛狗、瑜伽、园艺或伸展运动等	0	1	2	3	4	5	6	7	8	9	10
9．当我生病时，我仍然能维持我的饮食计划	0	1	2	3	4	5	6	7	8	9	10
10．大部分的时间内，我确实都能遵从我的健康饮食计划	0	1	2	3	4	5	6	7	8	9	10
11．当医师建议我多做一些身体活动时，我有能力做到	0	1	2	3	4	5	6	7	8	9	10
12．当我身体活动量增加时，我有能力自行调整我的饮食计划	0	1	2	3	4	5	6	7	8	9	10
13．当我外出时，我仍然能遵行健康的饮食计划	0	1	2	3	4	5	6	7	8	9	10
14．当我外出时，我有能力选择不同的食物种类，并维持我的饮食计划	0	1	2	3	4	5	6	7	8	9	10
15．在特殊节日时，我仍然能遵守健康饮食计划	0	1	2	3	4	5	6	7	8	9	10
16．当我在外用餐或参加聚会时，我有能力选择不同种类的食物并维持我的健康饮食计划	0	1	2	3	4	5	6	7	8	9	10
17．当我面对压力或焦虑时，我仍然能维持我的饮食计划	0	1	2	3	4	5	6	7	8	9	10
18．我能每年至少去看医生四次，以监测我的糖尿病状况	0	1	2	3	4	5	6	7	8	9	10
19．我能够依医师处方按时服药	0	1	2	3	4	5	6	7	8	9	10
20．当我生病时，我仍然能维持我的糖尿病药物治疗	0	1	2	3	4	5	6	7	8	9	10

一例灾难性抗磷脂综合征患者的护理

灾难性抗磷脂综合征（catastrophic antiphospholipid syndrome，CAPS）是一种与多种器官快速衰竭相关的自身免疫性疾病，是常见的易栓症，约占所有抗磷脂综合征（APS）病例的1%。CAPS主要以微血管内血栓形成为特点[1]，其诊断标准包括：①有APS病史或存在抗磷脂抗体，如狼疮抗凝物（LA）、抗心磷脂抗体（ACA）、抗β_2糖蛋白1抗体（抗β_2GP1抗体）持续阳性；②各器官受累时间＜1周；③有小血栓形成的组织病理学证据；④有多器官血栓和（或）微血栓形成的其他表现。需符合上述所有标准方可确诊CAPS。CAPS是APS最严重的形式，感染、外伤、手术、抗凝药物的停用或不足等因素均可诱使APS患者发展为CAPS。CAPS通常发病隐匿，但进展迅速。即便经积极救治，CAPS患者死亡率仍高达37%[2]。

一、病历资料

1．病例简介

患者罗××，男，42岁，因“胸闷、气促、腹痛2周，加重10小时”于我院急诊就诊。以“急性冠脉综合征、腹痛查因”收入我院心内科，后相继出现脾梗死、肺栓塞、下肢动静脉栓塞，经多科会诊后，诊断为灾难性抗磷脂综合征，转入风湿免疫科进一步治疗。

入院诊断：

（1）灾难性抗磷脂综合征

（2）急性肺栓塞

（3）脾梗死

（4）左下肢深静脉血栓

（5）左下肢动脉血栓

2．病程介绍（表9-1）

表 9-1　病程经过

就诊科室	病情及诊治过程
急诊科	患者因“胸闷、气促、腹痛 2 周，加重 10 小时”于急诊就诊，急查心电图示：窦性心律，Ⅱ、Ⅲ导联、V_1 ~ V_4 导联 T 波倒置。查高敏肌钙蛋白 T 0.015 ng/ml（正常值：＜ 0.014 ng/ml）、肌钙蛋白 I 0.028 ng/ml（正常值：0 ~ 0.034 ng/ml）。予抗凝、补液治疗
心内科	收治心内科，查心电图 ST 段改变，查高敏肌钙蛋白 T 0.015 ng/ml、肌钙蛋白 I 0.017 ng/ml，腹部影像学提示脾梗死。予冠心病二级预防、镇痛、抗感染等治疗，5 天后病情稳定出院
出院在家	仍有反复胸闷、气促
急诊科	因“胸闷、气促、喘憋加重 10 小时”于急诊就诊，查心电图示：窦性心动过速，Ⅲ导联 Q 波、T 波倒置，V_1 ~ V_3 导联 T 波倒置。高敏肌钙蛋白 T 0.049 ng/ml、肌钙蛋白 I 0.165 ng/ml，D- 二聚体 7.82 mg/L（正常值：0 ~ 0.5 mg/L），肺动脉 CTA 提示左右肺动脉干及其分支多发充盈缺损。继续予抗凝、抗血小板聚集治疗
心内科 CCU	拟诊断：冠心病，急性非 ST 段抬高型心肌梗死，急性肺栓塞，脾梗死。收治心内科 CCU，行冠状动脉造影术，结果未见明显异常。予告病重，记 24 小时出入量，持续心电监护，低流量吸氧。主要用药：培哚普利叔丁胺片 4 mg Qd，美托洛尔缓释片 47.5 mg Qd、阿司匹林肠溶片 0.1 g Qn、替格瑞洛片 180 mg Qd，硝酸异山梨酯注射液 20 mg+0.9% 氯化钠 30 ml 持续静脉泵入 收入心内科 CCU 2 天后，双下肢动静脉彩超示：考虑左下肢深静脉血栓形成 收入心内科 CCU 4 天后，出现左下肢麻木，左侧足背动脉搏动未触及，双下肢动静脉彩超示：考虑左下肢急性动脉栓塞可能（重度）。查抗磷脂抗体 IgG 抗体阳性（正常：阴性）。组织全院 MDT 会诊，风湿免疫科考虑：灾难性抗磷脂综合征可能。转风湿免疫科进一步治疗
风湿免疫科	入科后予告病危，抗凝、抗血小板聚集、免疫抑制、血浆置换等治疗。主要用药：甲泼尼龙 80 mg × 9 天后改为 60 mg × 8 天静脉滴注 Qd，环磷酰胺 0.4 g 静脉滴注 Qw × 3 周，丙种球蛋白 20 g 静脉滴注 Qd × 7 天，依诺肝素那注射液 8000 IU × 12 天皮下注射 Q12h 后，改为 4000 IU 皮下注射 Q12 h 至出院 治疗 18 天后，下肢动静脉彩超示：原动静脉血栓消失，无新发血栓，拔除右股静脉置管 出院时，患者 D- 二聚体、肌钙蛋白降至正常，肺动脉 CTA 检查未见明显异常，无胸闷、气促、下肢麻木，双足背动脉搏动正常，病情稳定

出院诊断：

（1）灾难性抗磷脂综合征

（2）急性肺栓塞

（3）Ⅰ型呼吸衰竭

（4）脾梗死

（5）左下肢深静脉血栓

（6）左下肢动脉血栓

二、分析与讨论

1．疾病严重程度

CAPS 患者的典型临床表现是在短期内出现多器官血栓和（或）微血栓形成。本例患者首发症状类似心肌梗死，同时腹部CT提示脾梗死，症状好转出院后再次出现类似心肌梗死症状入院，住院过程中呈现全身高凝状态，多脏器血栓形成，包括肺栓塞、脾梗死、下肢深静脉血栓形成、急性下肢动脉栓塞。这些临床表现并非由于大血管栓塞事件所致，更多的是由于CAPS的微血栓形成和炎症反应导致[3]。当心、脑、肺等重要脏器发生衰竭时，患者死亡风险极高，而上述脏器血栓形成是导致其衰竭的重要原因之一。临床工作中，当患者1周内出现2个或以上器官的新发血栓形成，应高度警惕CAPS的发生，需要进行一系列血栓风险动态评估，建议筛查抗磷脂抗体，结合临床表现及抗磷脂抗体结果协助确诊。早期控制病情有助于改善远期预后，做到尽早确诊，确诊后尽早采取积极、有效的治疗策略。治疗上需多学科合作，护理内容涉及面广，及时控制血栓进一步发生发展是降低病死率的关键。

2．护理评估、用药及护理要点

（1）护理评估：详见表9-2。

表9-2 护理评估表

时间节点	评估维度	具体评估情况
风湿免疫科入科时	健康史	1．无既往史、家族史。无食物、药物过敏史 2．遵医行为：未定期体检，遵医行为良好
	心理状况	表情淡漠，情绪焦虑
	疾病认知	“下肢深静脉血栓疾病认知情况”及“下肢深静脉血栓患者健康行为情况”评分均为0，疾病相关知识认知严重缺乏
	实验室检查	抗β_2糖蛋白1 IgG抗体：121 AU/ml（正常值：0～20 AU/ml）；狼疮抗凝物标准比值：1.6（正常值：＜1.2）；抗核抗体ANA：阳性（正常：阴性）；N型钠尿肽（NT-proBNP）：877.3 pg/ml（正常值：＜125 pg/ml）；肌钙蛋白I＜0.012 ng/ml（正常值：0～0.034 ng/ml），余见图9-1～图9-3
	护理评估	1．生命体征：T 36.8 ℃，P 89次/分，R 18次/分，BP 118/65 mmHg，SpO_2 98% 2．系统评估 神经系统：神志清楚，四肢肌力、肌张力正常； 呼吸系统：双肺呼吸音清，未闻及干湿啰音； 消化系统：无腹胀、腹痛，腹平软，肠鸣音4次/分，食欲正常； 循环系统：心律齐，未闻及杂音，左下肢皮温高，左足背动脉搏动较右侧弱，左下肢较右下肢腿围大0.5 cm； 泌尿系统：小便正常，无尿频、尿急、尿痛； 皮肤黏膜：皮肤黏膜完整，无瘀点、瘀斑； 感觉功能：视力、听力正常； 睡眠休息：睡眠正常（匹兹堡睡眠质量问卷评分7分） 3．护理风险评估 静脉血栓风险评分：10分（高风险）； 出血风险：高危风险； 生活自理能力评分：90分（轻度依赖）； 跌倒/坠床风险：2分（中风险）； NRS-2002营养筛查：1分，BMI：24.5

续表

时间节点	评估维度	具体评估情况
风湿免疫科入科时	用药评估	患者应用抗凝、抗血小板聚集药物，需动态把控出血风险，采用《抗凝剂皮下注射护理规范专家共识》推荐的低分子肝素的注射方法；应用糖皮质激素，注意药物副作用的观察及预防感染
出院时	心理状况	情绪稳定
	疾病认知	“下肢深静脉血栓疾病认知情况”得分≥ 86.22，“下肢深静脉血栓患者健康行为情况”得分≥ 83.36，疾病认知程度得到大幅提高
	实验室检查	凝血酶原时间（PT）：15.1 s（正常值：11.00 ~ 15.00 s）；N 型钠尿肽（NT-proBNP）：18 pg/ml；抗 $β_2$ 糖蛋白 1 IgG 抗体：34 AU/ml，余见图 9-1 ~图 9-3
	护理评估	1．生命体征：T 36.6℃，P 82 次 / 分，R 20 次 / 分，BP 113/72 mmHg，SpO_2 100% 2．全身皮肤黏膜完好，未出现瘀斑、瘀点，双下肢皮温及双足背动脉搏动均正常，双下肢腿围一致。 3．护理风险评估 静脉血栓风险评分：10 分（高风险）； 出血风险：高危风险； 生活自理能力评分：100 分（无需依赖）； 跌倒 / 坠床风险：1 分（低风险）
出院后 1 个月	心理状况	情绪稳定，配合治疗、护理及随访
	疾病认知	“下肢深静脉血栓疾病认知情况”、“下肢深静脉血栓患者健康行为情况”得分均为 100 分，疾病认知程度得到进一步提高，能够很好地进行疾病自我管理
	实验室检查	凝血酶原时间（PT）：13 s；抗 β2 糖蛋白 1 IgG 抗体：16 AU/ml
	护理评估	1．生命体征：T 36.4 ℃，P 76 次 / 分，R 19 次 / 分，BP 118/76 mmHg，SpO_2 100% 2．全身皮肤黏膜完好，未出现瘀斑、瘀点，双下肢皮温正常，动脉搏动正常 3．护理风险评估 静脉血栓风险评分：10 分（高风险）； 出血风险：高危风险； 生活自理能力评分：100 分（无需依赖）； 跌倒 / 坠床风险：0 分（无风险）

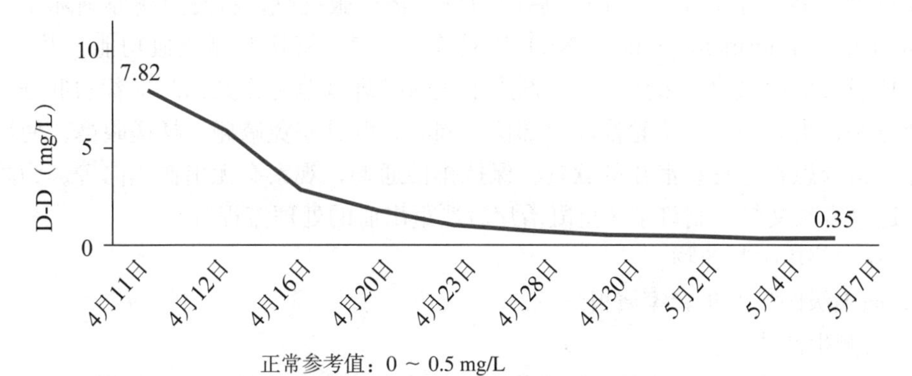

正常参考值：0 ~ 0.5 mg/L

图 9-1　患者 D- 二聚体指标趋势图

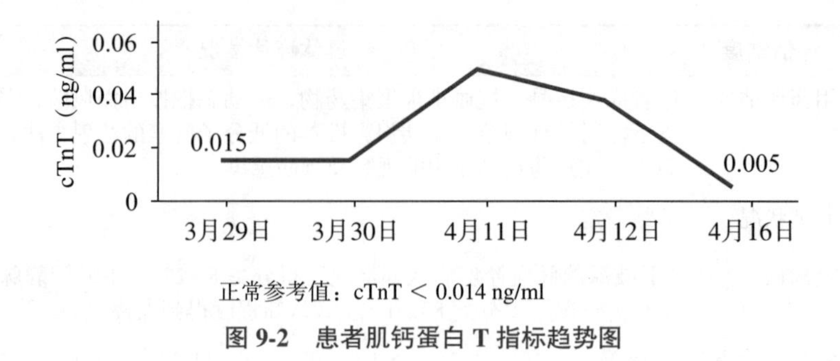

正常参考值：cTnT ＜ 0.014 ng/ml

图 9-2　患者肌钙蛋白 T 指标趋势图

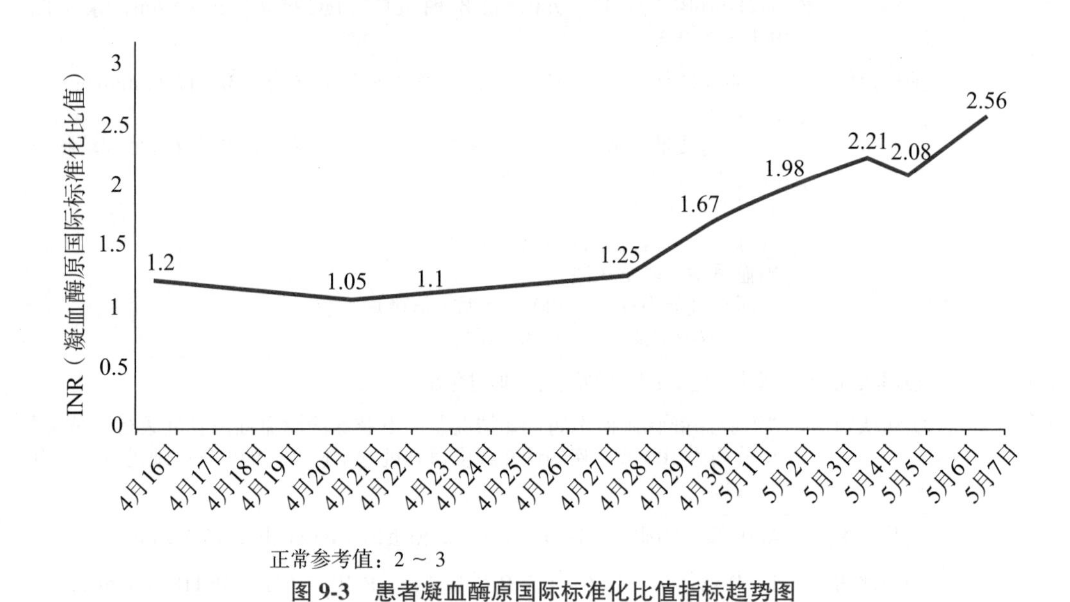

正常参考值：2 ～ 3

图 9-3　患者凝血酶原国际标准化比值指标趋势图

（2）用药及护理

该患者住院期间以糖皮质激素及免疫抑制剂治疗原发病，并加用丙种球蛋白冲击、抗凝、抗血小板及改善心室重构等药物。

1）使用抗凝药物的护理：CAPS 患者最主要的治疗方案是在控制原发病的基础上积极使用肝素抗凝，通常在 7 ～ 10 天后改为华法林口服抗凝，将凝血酶原国际化标准比值（international normalize ratio，INR）维持在 2 ～ 3。密切监测凝血功能，及时汇报。动态评估患者出血风险，采用《抗凝剂皮下注射护理规范专家共识》推荐的低分子肝素的注射方法，指导患者正确轮换注射部位。同时，嘱其避免磕碰、揉搓眼鼻，使用软毛刷刷牙，指导患者进食易消化的软食，保持排便通畅，观察有无出血倾向等。为防患于未然，通过查阅文献，制订了“抗凝治疗后严重出血的处理流程”：

a．立即停用抗凝药物。

b．向上级医生及患者家属报病危。

c．监测生命体征。

d．急查血红蛋白、血小板、DIC 全套、输血前全套、血型；配血备用。

e．酌情输血或者输入新鲜冰冻血浆。

f．给予抗凝药物的相应拮抗药物：维生素 K、鱼精蛋白等。

g．急请血液科、呼吸科、血管外科会诊协助诊治，必要时考虑手术止血。

h．向科室领导和医务部报告备案。

效果评价：患者使用抗凝药物期间全身无瘀点、瘀斑，无牙龈出血、血尿等出血倾向。

2）使用糖皮质激素的护理：糖皮质激素是治疗灾难性抗磷脂综合征的一线用药。激素的使用可导致患者高血压、激素性糖尿病、真菌感染、失眠、多汗、库欣综合征等副作用。在治疗前与患者及家属进行充分的沟通，详细介绍激素的治疗作用及其副作用，耐心、细致地做好解释和安慰工作，取得了患者及家属的配合。用药期间必须严格遵守给药时间、剂量，严格控制输液速度在 40 滴 / 分以内，避免严重的心律失常。治疗过程中应注意观察血压、血糖等，定期复查电解质，预防低血钾、低血钙、感染、消化道出血等并发症。

效果评价：患者使用糖皮质激素期间未出现病原菌感染、高血压、消化道出血等现象。

3）使用丙种球蛋白的护理：丙种球蛋白具有免疫替代和免疫调节的双重作用。经静脉输注后，能迅速提高血液中的 IgG 水平，增强机体抗感染能力和免疫调节功能。其副作用有局部红肿、发热、关节痛、恶心、呕吐、皮疹、出汗、肌痛、胸闷、心动过速等，这些副作用多因输注速度过快引起，暂停或调慢速度即可消失。其中最严重的是过敏性休克反应，常在注射 10 min 内发生，故滴注前 30 min 速度宜调慢，输注时要加强巡视。丙种球蛋白应用前半小时从 4 ℃冰箱内取出，注射前用生理盐水冲管，禁止与其他药物混合输注，使用期间应注意防止外漏，对患者做好心理护理。

效果评价：患者使用丙种球蛋白期间未出现恶心、呕吐、皮疹等现象。

3．关键技术简介

（1）下肢血栓护理技术

采取基础预防联合药物预防措施。该患者已有左下肢深静脉及动脉血栓形成，通过文献查阅，结合多学科护理会诊意见，医护共同商讨为患者制订下肢功能锻炼方案。嘱其左下肢制动 14 天，抬高患肢 20° ~ 30°，利用重力作用促进血液回流，减轻水肿。禁止挤压、按摩、热敷、穿刺患肢，以防止血栓脱落。右足行踝泵运动：足背伸 10 s 后，放松 5 s，再足趾屈 10 s，放松 5 s，每次练习 10 min，每天练习 5 ~ 8 次。建立“下肢踝泵运动落实情况检查表”，督导患者定时完成并检查动作执行是否到位。每 4 h 观察 1 次患者双下肢皮肤温度、颜色变化及足背动脉搏动情况；每 8 h 测量并记录双下肢周长 1 次，以判断血栓变化。观察患者有无胸闷、气促、呼吸困难、心前区疼痛等表现。

加强对患者下肢血栓相关知识的健康宣教，指导其清淡饮食、多饮水（每日饮水量 ＞ 2000 ml）、预防便秘等。对患者下肢深静脉血栓疾病认知情况及下肢深静脉血栓患者健康行为情况进行动态评价。

效果评价：患者入科当天测两侧腿围长度相差 0.5 cm，干预 3 天后两腿腿围长度差异消失，左足背动脉搏动正常，18 天后复查下肢彩超，原左下肢动静脉血栓消失，双下肢无新发血栓及血栓脱落现象。患者出院后 1 个月时对下肢血栓防治的相关知识完全掌握并能有效落实。

（2）抗凝剂皮下注射技术

采用《抗凝剂皮下注射护理规范专家共识》的注射方法：

1）抗凝剂注射部位首选腹壁。部位是：上起自左右肋缘下 1 cm，下至耻骨联合上 1 cm，左右至脐周 10 cm，避开脐周 2 cm 以内。患者宜取屈膝仰卧位，嘱患者放松腹部。上臂外侧注射时宜取平卧位或坐位，坐位注射时上臂外展 90°（置于椅背），患者肩部放松。非妊娠期成年患者需长期皮下注射低分子肝素时，推荐注射前使用抗凝剂皮下注射腹部定位卡定位注射（图 9-4）。该卡的制作符合腹部注射抗凝剂要求的所有要素，两次注射部位的间距≥ 2 cm，避开了脐周不适合注射抗凝剂的位置。定位卡的制作取材方便、结构合理、定位准确、经济实惠。每次注射前护士通过腹部定位卡按数字顺序找到注射点依次注射，以确保两次注射部位的间隔≥ 2 cm 和避开相同位置注射，减少皮下出血和硬结的发生。在有限的注射区域内，充分有规律地轮换是避免注射局部发生不良反应最为有效的方法。

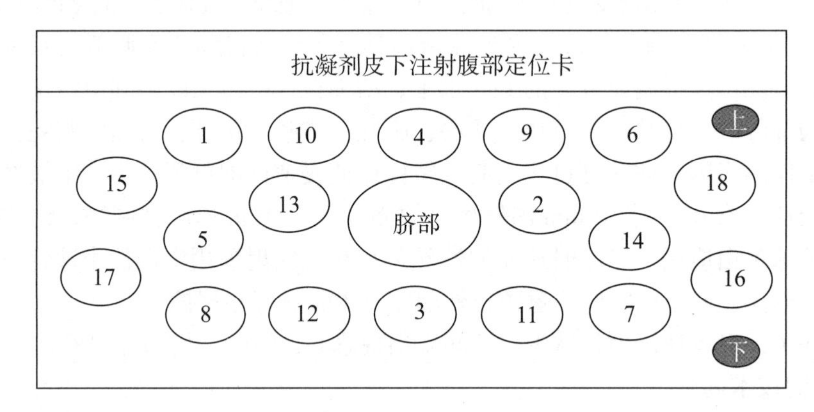

图 9-4　抗凝剂皮下注射腹部定位卡

2）采用预灌式抗凝针剂时，注射前不排气，针尖朝下，将针筒内空气轻弹至药液上方。左手拇指、示指相距 5 ~ 6 cm，提捏皮肤成一皱褶，右手持注射器以执笔姿势，于皱褶最高点垂直穿刺进针。注射前不抽回血。持续匀速注射 10 s，注射后停留 10 s，再快速拔针。拔针后无需按压。如有穿刺处出血或渗液，以穿刺点为中心，垂直向下按压 3 ~ 5 min。

3）注射后，注射处禁忌热敷、理疗。

效果评价：该患者使用抗凝剂期间未出现皮下出血情况。

4．小结

患者入院情况紧急，立即启动急救流程，配合医生进行规范化、程序化管理及诊治，医护通力合作，在各个环节把控风险，规范使用抗凝药物并做好指标监测，及时控制血栓进一步发生发展。通过积极主动查阅文献，结合护理 MDT 会诊意见及动态的护理评估，为患者制订个性化护理计划，各项护理措施有效落实，全过程未发生护理不良事件及护理并发症。通过全程的护理干预，降低了血栓复发风险，提高了治疗依从性、疾病认知度，使患者生活质量得到明显改善。

三、三级预防

三级预防是以人群为对象，以健康为目标，以消除影响健康的危险因素为主要内容，以促进健康、保护健康、恢复健康为目的的公共卫生策略与措施。三级预防尤其适用于灾难性抗磷脂综合征患者的管理。

1. 一级预防

一级预防亦称病因预防。要尽早识别 CAPS 的高危人群，据统计，40% CAPS 发病原因不明，60% 为继发性，继发性 CAPS 以原发性抗磷脂抗体综合征、系统性红斑狼疮以及狼疮样疾病最为常见。因此，积极治疗原发病是 CAPS 一级预防的最重要措施。CAPS 发病诱因包括：①感染：非特异性病毒感染、肺炎、下肢溃疡、尿路感染、皮肤感染以及伤寒、麻疹、登革热等；②创伤及外科手术；③抗凝治疗、产科病症、狼疮爆发及药物因素；④其他全身因素：长期卧床、长期坐式体位、血脂紊乱、糖尿病、肾病综合征及肥胖。有效控制上述诱因是 CAPS 一级预防的另一项重要措施[4]。该患者发病前无既往史、手术史、用药史，职业为司机，经常久坐达 10 小时以上，久坐及不规律的生活习惯对本病的发生有一定的诱发作用。因此，健康的生活方式、避免诱发因素及定期进行健康体检对预防本病的发生有着重要意义。

2. 二级预防

二级预防亦称“三早”预防，即早发现、早诊断、早治疗。诊断 CAPS 十分具有挑战性，当患者 1 周内出现 2 个或以上器官血栓和（或）微血栓形成时，应该警惕 CAPS 的发生，建议常规筛查抗磷脂抗体。同时，血小板减低往往先于 CAPS 的临床表现，血小板直接参与微血栓形成，导致器官功能衰竭，可能是 APS 患者进展为 CAPS 的信号。一旦确诊为 CAPS 或疑诊 CAPS，需立即开始糖皮质激素及抗凝治疗，若患者病情危重，可进行血浆置换和加用丙种球蛋白冲击，根据患者病情及治疗反应尽早选取有效的治疗方案。本病例及时检测抗磷脂抗体及凝血指标，结合患者短期内有多器官血栓形成等，快速诊断为 CAPS，为疾病的诊治赢得了宝贵的时间。

3. 三级预防

三级预防亦称临床预防。尽量避免诱发 CAPS 的危险因素，如感染、手术、药物、抗凝不足等，积极治疗 CAPS 相关自身免疫性疾病。当自身免疫性疾病合并其他血栓形成危险因素（高血压、高脂血症、活动性肾炎、吸烟等）时，建议在有效治疗自身免疫性疾病、预防危险因素的同时采取抗血小板或抗凝治疗，必要时长期抗凝治疗；对于治疗好转的 CAPS 患者，建议终生抗凝[5]。按照 Santiago 等的建议，APS 患者均需行 5 年以上随访，以排除系统性红斑狼疮或其他自身免疫性疾病。该患者出院后我们制订了 5 年的个体化随访计划，做好慢病护理管理及随访记录，关注其是否患有其他自身免疫性疾病、用药方案及不良反应情况、INR 监测情况，观察有无出血倾向，监测生命体征、腿围等，指导患者学会自我监测、自我预防，提高随诊依从性。

【知识问答】

1．灾难性抗磷脂综合征临床如何与血栓性疾病相鉴别？

答：常见的血栓性疾病包括急性冠脉综合征、缺血性脑卒中和周围血管疾病，一般单一器官发病。而灾难性抗磷脂综合征的特征表现为：1周内有2个或以上器官血栓和（或）微血栓形成，并进行性发展，且抗磷脂抗体指标阳性。

2．灾难性抗磷脂综合征患者的病情观察要点有哪些？

答：（1）密切观察生命体征、血氧饱和度、神志、循环等变化，警惕血栓脱落、新发栓塞、出血等。

（2）呼吸系统受累的患者按急性肺栓塞、急性呼吸窘迫综合征进行护理；下肢动静脉受累的患者按下肢动静脉血栓护理常规进行护理等。

（3）治疗期间，注意观察患者有无出血倾向、过敏反应，注意预防真菌感染，监测血压、血糖、电解质等。

【参考文献】

[1] Rodriguez-Pinto I，Moitinho M，Santacreu I，et al. Catastrophic antiphospholipid syndrome（CAPS）：Descriptive analysis of 500 patients from the International CAPS Registry［J］. Autoimmun Rev，2016，15：1120-1124.

[2] 杨鑫，李登举．灾难性抗磷脂综合征的诊治要点与进展［J］．血栓与止血学，2020，26（1）：177-180.

[3] 黄璨，赵久良，王迁，等．灾难性抗磷脂综合征患者的临床特征及预后［J］．中华临床免疫和变态反应杂志，2019，13（4）：288-293.

[4] 尹春香，王晓非．生物制剂治疗灾难性抗磷脂综合征的研究进展［J］．实用药物与临床，2017，20（12）：1449-1452.

[5] 孙慧源，孙健，刘培培，等．灾难性抗磷脂综合征的临床诊治进展［J］．中华全科医师杂志，2015，14（9）：726-729.

（高　楠　郭　卉）

一例自身免疫性脑炎患者的护理

自身免疫性脑炎（autoimmune encephalitis，AE）泛指一类由自身免疫机制介导的脑炎，是近年来被临床所认识的一组由自身免疫性因素引起的针对中枢神经系统的特殊类型脑炎综合征。人体的中枢神经自身抗原被免疫系统误认为是外来抗原，引起免疫攻击，即“敌我不分”的情况，而产生了“攻击”自身脑组织的特异性抗体及免疫攻击，最终可引发组织炎症。其病理改变以灰质与神经元受累为主，也可累及白质和血管。根据神经元抗体分布类型，临床上分为神经元膜表面抗体阳性 AE 和神经元内（核内或胞质内）抗原抗体阳性 AE。其中以前者居多，抗 *N*- 甲基 -D- 天冬氨酸受体（NMDAR）脑炎占所有 AE 患者的 80% 左右。临床上对神经元内（核内或胞质内）抗原的抗体阳性 AE 研究较少，容易被忽视和误诊。抗谷氨酸脱羧酶（glutamic acid decarboxylase，GAD）抗体是神经元细胞内抗体之一，其介导的 AE 国内报道较少[1]。自身免疫性脑炎常有发热、头痛等前驱症状，其主要症状包括精神行为异常、认知障碍、近期记忆力下降、癫痫发作、言语障碍、运动障碍、不自主运动、意识水平下降、昏迷与自主神经功能障碍等。

一、病历资料

1．病例简介

患者冯 ×，男性，23 岁，因“智能减退、精神行为异常半个月”平车收入我院神经内科。家属代诉：患者于入院前 10 天无明显诱因出现讲话无逻辑，进行性加重，逐渐出现淡漠、言语减少、反应迟钝；发病 3 天后于当地医院就诊，就诊期间反复出现神情呆滞、全身无活动、无自主眨眼，缓解期反应迟钝并出现行为异常，期间发热，偶有咳嗽，最高体温达 40 ℃；外院入院后 3 天患者出现双眼上翻、牙关紧闭、双上肢抽搐，转当地 ICU 继续治疗；外院查脑脊液：抗谷氨酸受体抗体阳性。外院治疗效果不佳转入我院神经内科。患者无既往史及过敏史。

入院诊断：

（1）自身免疫性脑炎

（2）肺部感染

2．病程介绍（表 10-1）

表 10-1 病程

住院节点	病情及诊治过程
入院第 1 天	告病重，入院查体：木僵状态，违拗，体温 37.7 ℃，血压 136/87 mmHg，呼吸 20 次 / 分，心率 86 次 / 分，双鼻导管吸氧 2 L/min，血氧饱和度 98%。双侧瞳孔直径 4.0 mm，对光反射灵敏，双上肢肌张力高（右侧明显，可疑违拗），颈强直（可疑违拗），腱反射存在，克尼格征阴性。运动、感觉、共济检查不配合，左侧 Babinski 征呈阳性，脑膜刺激征呈阴性，吞咽反射迟钝。听诊双肺呼吸音：散在湿啰音。提示患者存在肺部感染的可能，尽早完善胸部 CT。予物理降温，并采集血常规、血培养、痰培养等，尽早明确病因。予心电监护、持续低流量吸氧，床边备吸痰器，记 24 小时出入量。予免疫治疗、抗癫痫、抗感染、营养神经及对症支持治疗。留置胃管、尿管，予完善检查。大剂量激素冲击治疗
入院第 3 天	胸部 CT 示：右肺下叶支气管扩张伴两肺感染病变；患者间断发热，体温最高 38.0 ℃，血培养结果回报未见异常。物理降温控制体温。腰椎穿刺术，压力为 140 mmH_2O。20：10 出现心动过缓，心率 45 次 / 分，呼吸、血氧饱和度正常。密切观察生命体征
入院第 4 天	7：10 出现窦性停搏，意识丧失，呼之不应，双侧瞳孔直径 2.0 mm，对光反射灵敏，疼痛刺激无反应，大声呼叫及疼痛刺激后 3 ～ 4 s 恢复心率 60 ～ 70 次 / 分，血氧饱和度 98%。告病危，继续予免疫治疗、抗脑水肿、预防癫痫、维持水电解质平衡等治疗
入院第 6 天	神志好转，呈嗜睡状态，双侧瞳孔直径 3.0 mm，对光反射灵敏，言语含糊，简单对答。咳嗽咳痰好转。双上肢肌力 4 级，双下肢肌力 3 级。联合丙种球蛋白免疫治疗
入院第 12 天	嗜睡状态，格拉斯哥昏迷量表（Glasgow coma scale，GCS）评分 12 分，仍有咳嗽咳痰，胸片示：肺部感染病变稍好转。双上肢肌力 5- 级，双下肢肌力 4 级，予停病重，激素减量，改为口服激素治疗。评估吞咽功能，不能经口进食，继续留置胃管
入院第 14 天	神志清醒，精神可，双上肢肌力 5- 级，双下肢肌力 4 级。指导辅助床边活动。拔除尿管，自行排尿，停记出入量
入院第 17 天	神志清楚，肺部感染好转，再次吞咽功能评估可经口进食，指导带管进行吞咽功能训练，经口进食无呛咳，予拔除胃管，无误吸发生
入院第 18 天	神志清楚，双上肢肌力 5- 级，双下肢肌力 4 级，无咳嗽、咳痰。肺部感染得到控制，予出院

出院诊断：

（1）自身免疫性脑炎

（2）肺部感染

二、分析与讨论

1．病情严重程度

自身免疫性脑炎的病理改变以脑实质内存在淋巴细胞的浸润为主，故推测自身免疫性脑炎是由自身免疫反应引起的一种免疫性疾病。目前以抗 NMDAR 脑炎最常见，约占

AE 的 80%。抗 NMDAR 脑炎的发病机制是由抗体介导的，因为抗 NMDAR 脑炎患者血清和脑脊液中存在针对中枢神经系统 NMDARNR1 亚基的特异性 IgG 抗体 [2]。NMDAR 自身抗体主要由外周或鞘内的浆细胞合成，与肿瘤或前驱病毒感染有关。肿瘤组织异位表达 NMDA 受体，刺激机体产生了攻击肿瘤组织的自身抗体，抗体透过血脑屏障，与大脑中的 NMDAR 发生交叉反应，造成中枢损伤；而病毒感染后表面抗原暴露，机体免疫耐受被打破，引发了自身免疫反应。抗 NMDAR 脑炎的临床特征包括异常行为或认知障碍（精神病、妄想、幻觉、躁动、攻击行为、易怒）、语言功能障碍（言语减少、缄默）、癫痫、运动障碍（尤其是口面部异动）、僵硬或姿势异常、意识水平下降、自主神经功能障碍或中枢性通气不足。其中自主神经功能障碍包括窦性心动过速、泌涎增多、窦性心动过缓、低血压、中枢性发热、体温过低和中枢性低通气等，在抗 NMDAR 脑炎中相对多见。抗谷氨酸受体（GAD）是一种细胞内影响兴奋性神经递质谷氨酸代谢的催化酶，能够催化谷氨酸生成 γ- 氨基丁酸，后者是中枢神经系统最主要的抑制性神经递质。抗 GAD 抗体是神经元胞浆内重要抗体之一，包括 GAD65 和 GAD67 两种亚型，其中 GAD65 多表达于海马等边缘叶系统，故抗 GAD65 抗体与边缘叶性 AE 的发生密切相关。国外研究发现，与抗 *N*- 甲基 -D- 天冬氨酸受体（NMDAR）为代表的神经元膜表面抗体所介导的 AE 不同，抗 GAD 等神经元胞质抗体 AE 患者临床通常以难治性癫痫持续状态起病，其病程较长（> 2.5 个月），合并肿瘤较多，对免疫治疗反应敏感性较低，但精神症状和自主神经功能紊乱症状较少见。既往对抗 GAD 抗体的认识多局限于慢性进行性神经损害性疾病，如僵人综合征、耐药性癫痫、舞蹈病、小脑性共济失调、惊跳症、腭肌痉挛、周围神经病等，上述症状可以单独或叠加出现，部分文献称之为“抗 GAD抗体综合征”[3]。目前对 GAD 抗体所致 AE 的研究报道较少，临床认识尚不完善 [1]。

2．患者身心、用药评估及护理

护理评估的专业性与个性化相结合。应用护理程序，阶段评估和实施护理（表 10-2）。

表 10-2　护理评估表

时间节点	评估维度	具体评估及护理
入院时	健康史	1．既往无慢性病史
		2．否认药物和食物过敏史
		3．否认家族遗传性疾病及类似病史
	身心状况	1．精神运动性抑制状态：木僵，违拗，查体不配合
		2．家庭社会：家庭和睦，父母文化层次偏低
		3．疾病认知：缺乏疾病知识
	专科评估	1．意识障碍：木僵状态，违拗，查体不配合
		2．发热、肺部感染：最高 38 ℃，双肺呼吸音粗，听诊可闻及湿啰音，偶有咳嗽、咳痰，咳嗽无力，痰液难以咳出。加强气道管理，注意保持呼吸道通畅，加强排痰、吸痰
		3．肌力、肌张力评估：吞咽及肌力检查不配合，肌张力增高
		4．实验室检查：脑脊液抗谷氨酸受体抗体 IgG 阳性

续表

时间节点	评估维度	具体评估及护理
住院期间	专科评估	1．自主神经功能紊乱：入院第3天7：10出现窦性停搏，刺激3～4 s后心率逐渐上升至60～70次/分。患者出现一过性心搏骤停，考虑由于自主神经紊乱所致，完善常规心电图及24小时动态心电图检查 2．神志：由木僵转为嗜睡，逐渐清醒，能简单对答 3．语言、吞咽功能评估：言语含糊，吞咽功能评估（EAT-10评分）6分，反复唾液吞咽试验≥3次/30秒，改良洼田饮水试验4级，V-VST测试：吞咽障碍伴安全性及有效性受损，可进食糖浆样稠度10 ml 4．肌力评估：双上肢肌力4级，双下肢肌力3级 5．自理能力（BADL）评估：10分（排便可控制为10分，其他为0分）。 6．肠内营养监测：患者木僵状态，留置胃管的同时使用镇静药物，存在胃肠动力障碍、胃肠内营养不耐受的情况高于普通患者，鼻饲时严格关注胃残留量，抬高床头≥30°，防止胃内容物反流引起吸入性肺炎的发生
	用药评估	1．免疫治疗副作用评估：①使用糖皮质激素冲击治疗，无血糖、血压异常，电解质在正常范围，无消化道出血等。②使用人免疫球蛋白冲击治疗，密切观察患者生命体征变化，无过敏反应、胸闷、皮疹等 2．使用甘露醇脱水降颅内压治疗时，注意患者出现电解质紊乱、肾衰竭 3．据药敏结果选择抗生素，防止人体内菌群失调，减少药物不良反应与细菌耐药性的产生 4．根据病情调整丙戊酸钠剂量，按时足量鼻饲抗癫痫药物，观察丙戊酸钠的血药浓度达标情况、有无癫痫发作及伴随症状
	实验室检查	1．血液检查：血红蛋白119 g/L（参考范围120～160 g/L）；白细胞18.7×10^9/L［参考范围（4～10）$\times 10^9$/L］；白蛋白31 g/L（参考范围35～51 g/L）；丙戊酸钠浓度23.4 mg/L（参考范围50～100 mg/L） 2．脑脊液检查：白细胞数：59×10^6/L［参考范围（0～8）$\times 10^6$/L］；氯［Cl^-］136.4 mmol/L（参考范围120～130 mmol/L）；葡萄糖［GLU］4.25 mmol/L（参考范围3.9～5.0 mmol/L）；乳酸脱氢酶［LDH］36 U/L（参考范围109～245 U/L） 3．脑脊液细菌培养未见细菌生长 4．痰培养：铜绿假单胞菌
	影像学检查	1．胸部CT：右肺下叶支气管扩张伴两肺感染病变 2．颅脑MRI平扫＋增强：未见异常；双侧中耳乳突、上颌窦炎症 3．双下肢血管彩超：未见血栓形成及反流异常
	心理评估	家属焦虑，积极配合治疗，家庭和睦
出院时	实验室检查	1．血液检查：血红蛋白114 g/L；白细胞8.8×10^9/L；白蛋白29.4×10^9 g/L；丙戊酸钠23.3 mg/L 2．痰培养：阴性
	专科评估	1．神志：神志清楚，对答切题 2．吞咽功能评估：改良洼田饮水试验2级，已拔除胃管，经口进食，进食无呛咳 3．生命体征：无发热，肺部感染得到控制 4．肌力及肌张力：双上肢肌力5－级，双下肢肌力4级，家属搀扶可下床行走；肌张力正常 5．排便排尿：拔除尿管，自行排黄色尿液，排便正常
	心理评估	患者病情趋于稳定，积极配合康复锻炼

3．用药护理

（1）自身免疫性脑炎的治疗包括免疫治疗、对癫痫发作和精神症状的治疗、支持治疗、康复治疗。免疫治疗分为一线免疫治疗、二线免疫治疗和长程免疫治疗[2]。一线免疫治疗包括糖皮质激素、免疫球蛋白和血浆置换[4]。二线免疫药物包括利妥昔单抗与环磷酰胺，旨在清除血循环中的自身抗体。若一线免疫治疗效果不佳或复发，可进一步实施二线免疫治疗。长程免疫治疗包括吗替麦考酚酯与硫唑嘌呤，用于复发病例。该患者治疗用药具体见表 10-3。

表 10-3　用药及具体措施

药物	关注点	具体措施
甲泼尼龙	大量使用糖皮质激素可出现感染加重、血压升高、血糖升高、电解质紊乱、应激性溃疡、心律失常、骨质疏松等	1．严格遵医嘱精确给药时间，逐渐减量［静脉滴注甲泼尼龙 1000 mg/d × 3 天、500 mg × 3 天、250 mg × 3 天、120 mg × 3 天；后改为口服醋酸泼尼松 1 mg/(kg · d)，2 周，之后每 2 周减 5 mg］ 2．输液过程中注意心率变化，静脉滴注速度 60 ~ 80 滴 / 分，时间不少于 2 h。 3．观察咳嗽咳痰情况，肺部感染症状有无加重 4．观察有无库欣综合征、骨质疏松、消化道溃疡、伤口愈合不良、液体及电解质紊乱、睡眠障碍、颅内压升高、血压血糖升高等[5] 5．记录 24 小时出入量
人免疫球蛋白	使用人免疫球蛋白可能会导致血清样反应和循环负担过重	1．开始滴注速度为 0.01 ~ 0.02 ml/(kg · min)，持续 15 min 后如果无不良反应可逐渐加快速度。最快不得超过 0.08 ml/(kg · min) 2．观察不良反应：如头痛、高热、寒战、恶心、呕吐、过敏性休克（因 IgG 聚合物以及补体激活）
甘露醇	用于利尿，治疗脑水肿、颅内高压，严密随访肾功能	1．输入速度 10 ~ 15 ml/min 2．注意水、电解质平衡，避免过度脱水 3．记录 24 小时出入量
哌拉西林他唑巴坦钠	青霉素皮试阴性方可使用	1．青霉素皮试（阴性） 2．青霉素皮试（-）在首次输入药物后应观察 15 ~ 30 min 再离开，注意患者的主诉，如麻木、瘙痒、呼吸困难
丙戊酸钠	按时足量鼻饲抗癫痫药物，观察丙戊酸钠的血药浓度达标情况，观察有无癫痫发作及伴随症状，观察药物不良反应，丙戊酸钠能增加 GABA 的合成和减少 GABA 的降解，从而升高抑制性神经递质 GABA 的浓度，降低神经元的兴奋性而抑制发作，对肝有损害	1．注意关注对心血管及呼吸有无抑制，可能出现低血压、窦性心动过缓、窦性停搏、呼吸暂停等[5] 2．注意用药效果及肝功能，监测血药浓度

（2）动态观察体温及出入量变化（图 10-1、图 10-2）

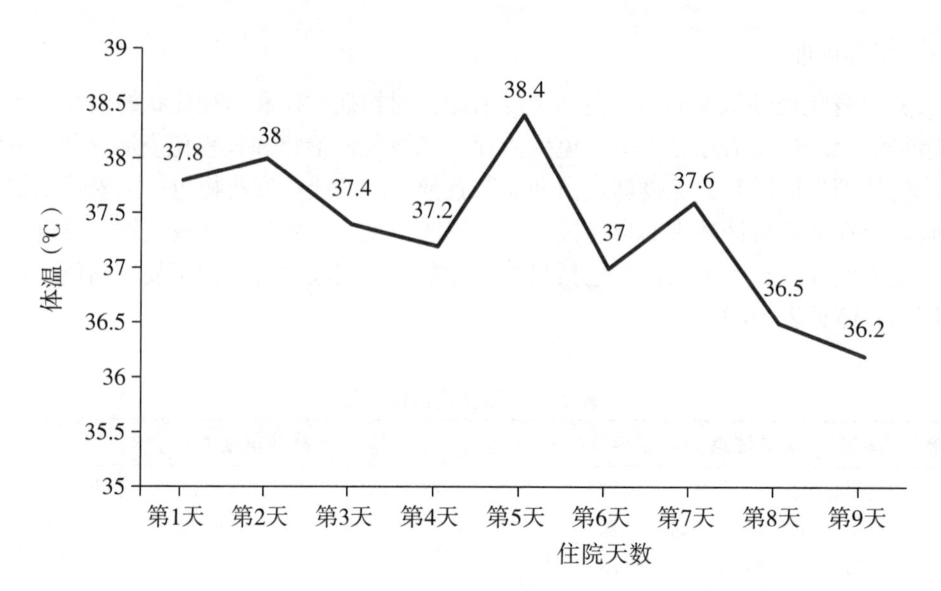

图 10-1　住院期间体温变化

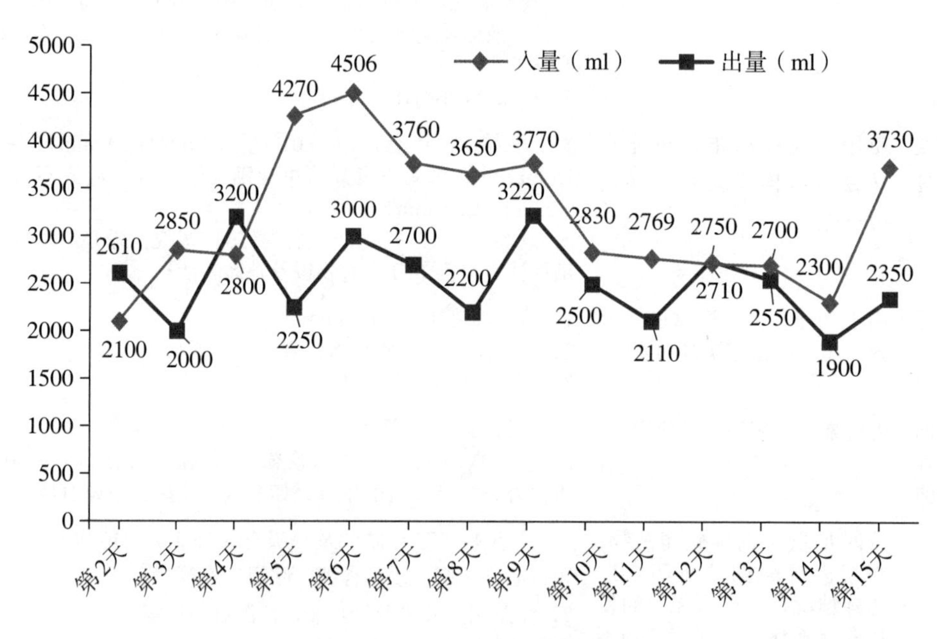

图 10-2　24 小时出入总量变化

（3）窦性停搏：窦房结在一段长短不同的时间内，不发生激动，使心脏暂停活动，称为窦性停搏，又称为窦性静止。其心电图特点：①具有窦性心律特点；②规则的 PP 间距中突然出现 P 波脱落，形成长 PP 间距，且长 PP 间距与正常 PP 间距不成倍数关系（图 10-3）。

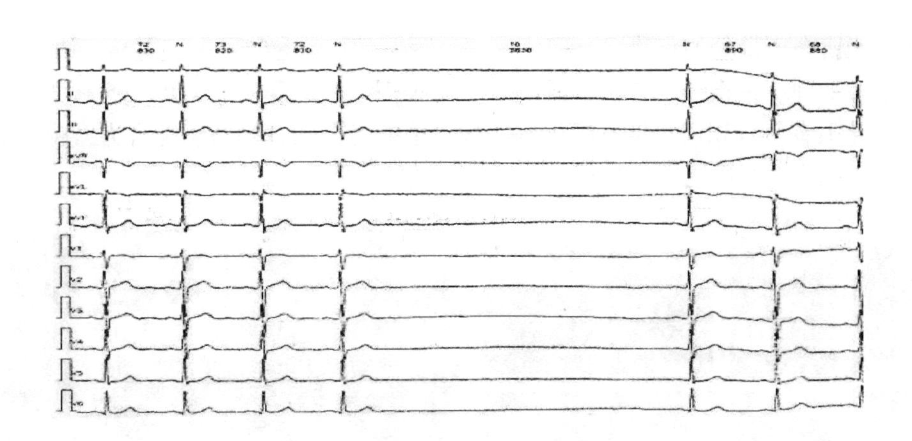

图 10-3　窦性停搏心电图

4．关键技术简介

（1）吞咽功能康复训练

吞咽是一种复杂的反射性动作，它使食团从口腔经咽、食管入胃（图 10-4），大致包括三个阶段：①食物由于颊肌和舌的作用被移到舌背部分，然后舌背前部紧贴硬腭，食团被推向软腭后方而至咽部。②当食团经软腭入咽时，刺激了软腭部的感受器，引起一系列肌肉反射性收缩，结果鼻咽通路以及咽与气管的通路被封闭，呼吸暂停，食管上口张开，于是食团从咽被挤入食管。这个过程进行得很快，通常仅需 0.1 s。③食团进入食管后，引起食管蠕动，将食团推送入胃。以上任何一个阶段出现问题，都需进行吞咽功能康复训练。患者在 GCS ≥ 12 分时可进行吞咽功能评估。存在吞咽障碍应进行早期吞咽功能康复训练。具体操作如下：

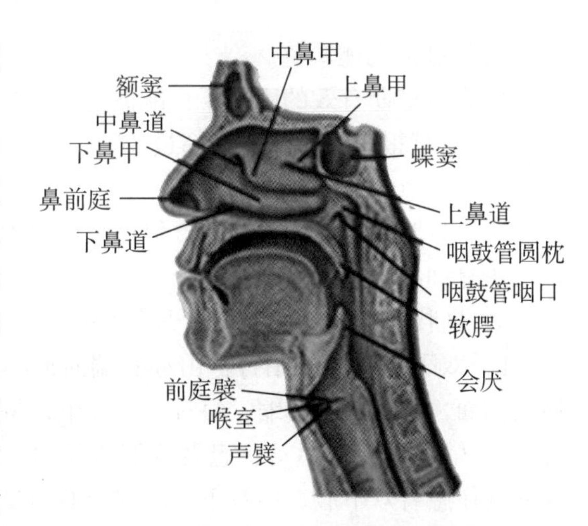

图 10-4　鼻、口、咽和喉的正中矢状面

①被动颜面部肌肉训练（图 10-5A）：使用口肌训练器被动活动颜面部肌肉，每天 3 次，每次 5 ～ 10 min，每个动作坚持 5 ～ 10 s。

②冰刺激：使用冰棉签刺激口腔黏膜，每天 3 次，每次 5 min。

③口颜操（图 10-5B）：每天 3 次，每次 5 ～ 10 min，每个动作坚持 5 ～ 10 s。

④穴位按摩：对患者的翳风、廉泉、天突穴位，每日早晚各 1 次按摩，每个穴位按摩 3 ～ 5 min。

⑤嗅觉刺激：用百香果、黑胡椒、薄荷脑等刺激，每天 2 ～ 3 次，每次 5 ～ 10 min。

⑥味觉刺激：甜味苦味刺激舌尖舌根部，每天 2 ～ 3 次，每次 5 ～ 10 min。

⑦声门上吞咽法：在吞咽前及吞咽时通过气道关闭，防止食物误吸，吞咽后立即咳

嗽，清除残留在声带处的食物。

⑧空吞咽训练：指导患者三餐前进行空吞咽动作，每天 3 ~ 4 组，15 ~ 20 次 / 组。

⑨指导患者每日积极早期吞咽康复锻炼，根据患者的理解力、配合力、耐力等设置训练强度，床边执行康复锻炼执行单，并督促及签名。

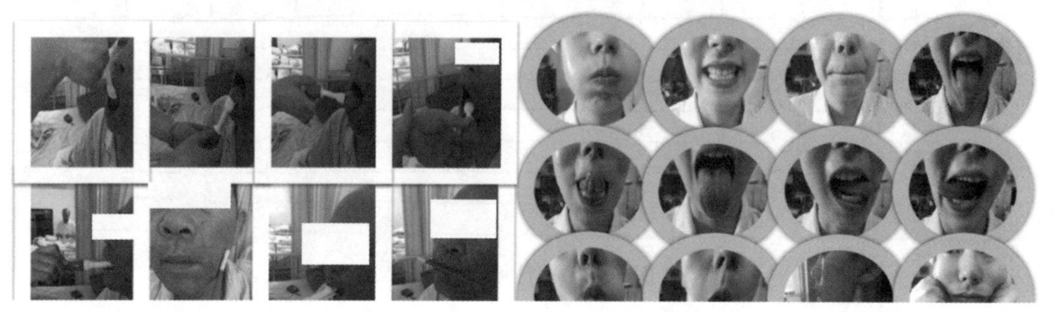

A．口肌训练器　　B．吞咽训练早期康复口颜操

彩图 10-5　吞咽功能训练（彩图见后）

（2）肢体功能锻炼

发病后早期有效的康复干预能促进肢体功能恢复，从而降低后续护理成本（1a 级证据）。据文献报道，肢体制动超过 3 周，关节周围的疏松结缔组织将变为致密结缔组织，从而导致关节萎缩变形。

①每日坚持早期康复锻炼，促进肢体肌力恢复。

康复训练：

a．良肢位摆放：每 2 小时更换体位。

b．双下肢按摩及拍打：由远心端向近心端进行按摩及拍打，避免按摩及拍打上下肢内侧面，防止肌肉挛缩，每日 3 ~ 4 组，每组 5 ~ 10 min。

c．辅助下双桥运动：患者双下肢弯曲，脚心靠近臀部，双手放在身体两侧，患者家属扶住患者双下肢，用双下肢及双上肢力量将臀部抬离床面，每日 2 ~ 3 组，每组 10 次，每次维持 3 ~ 5 s，活动时尽量抬高双臀部，避免屏气。

d．双桥运动：患者双下肢弯曲，脚心靠近臀部，双手放在身体两侧，用双下肢及双上肢力量将臀部抬离床面，每日 2 ~ 3 组，每组 10 次，每次维持 5 ~ 10 s。

e．床上坐立静态平衡训练：指导患者床上坐稳，身体平衡，背部挺直，眼睛平视，勿低头，每次 15 ~ 30 min，每天 3 ~ 4 次。

f．床边坐立静态平衡训练：将双下肢放于床边，垂直于地，背部挺直，眼睛平视，勿低头，每次 15 ~ 30 min，每天 3 ~ 4 次。

g．踝泵运动：指导患者下肢伸展，大腿放松，缓缓勾起脚尖，尽力使脚尖朝向自己，至最大限度，每日 3 ~ 4 组，每组 10 ~ 15 次，每次维持 10 s。

h．直腿抬高训练：指导患者下肢伸直，将大腿抬高至最高位。每日 3 ~ 4 组，每组 10 ~ 15 次，每次维持 5 ~ 10 s。

i．抗阻力训练：指导患者下肢伸直，患者用力抬起下肢时，患者家属稍用力按压下肢，起到对抗作用，每日 3 ~ 4 组，每组 10 ~ 15 次，每次维持 5 ~ 10 s。

②康复训练的强度要考虑患者的体力、耐力和心肺功能情况，循序渐进实行康复治疗，采取个性化康复训练执行单，每天进行至少45 min的康复训练，能够改善患者的功能。

5．小结

经过18天的住院治疗后好转出院，出院时患者神志转清，瞳孔等大，对光反射灵敏，无癫痫发作，能简单作答，双下肢肌力4级，家属搀扶可下床行走；改良洼田饮水试验2级，拔除胃管，患者进食无呛咳及吞咽困难；肺部感染得到控制；拔除尿管，患者自行排黄色尿液。

自身免疫性脑炎以精神行为异常、认知障碍、近期记忆力下降、癫痫发作、言语障碍、运动障碍、不自主运动、意识水平下降、自主神经功能障碍等为主要症状。此案例患者年轻，家属期望值高，患者木僵、违拗意识状态、一过性心搏骤停、自理能力的恢复是此个案的护理重中之重。给予患者有效的治疗，包括糖皮质激素、免疫球蛋白、抗感染、脱水降颅内压等相关用药治疗，康复功能训练以及安全、有效的护理措施是促进患者早日康复的重要手段。该类患者的疾病治疗、安全护理、呼吸道管理、吞咽功能训练及肢体功能锻炼尤其重要。

本例AE患者无特异性临床表现，早期鉴别诊断较困难，同时也增加了护理的挑战难度。此类疾病收治较少，对该病护理方面经验不足，唯有加强对AE的专业学习和认识，查阅相关循证研究证据，通过早期明确诊断，实施各项针对性的治疗护理措施，才能减少相关并发症的发生，患者才能拥有良好的预后。

三、三级预防

1．一级预防

一级预防亦称为病因预防，参照《中国自身免疫性脑炎诊治专家共识》2017版进行健康管理：合理饮食，避免不良生活习惯；注意个人和生活环境卫生，定期消毒清洁；生活中保持规律的作息，适当运动，增强抵抗力，避免受凉受累，注意活动安全。

2．二级预防

按指南一般诊断流程与诊断标准进行治疗：发病期间应加强对危重症患者生命体征、神志、瞳孔、肢体肌力、精神症状、自主生活能力的评估及观察，及时干预，做到“早发现、早诊断、早治疗”。在治疗过程中使用糖皮质激素药物遵循“足量、递减”模式，在减停激素的过程中需要评估脑炎的活动性，注意病情波动与复发。护理要点：①精神异常、不自主运动伴有癫痫的预见性护理：创造安静、舒适的环境，室内光线柔和，避免强光、噪声刺激，操作动作轻柔，集中护理以减少激惹。②自主神经功能紊乱的预见性护理：给予基础护理常规，记录24 h出入量，持续心电监护，密切评估患者生命体征变化。③并发症的监测与护理（高热、皮肤异常、胃肠道反应等）。

3．三级预防

出院前宣教及出院后随访，避免再发；出院后口服激素总疗程为6个月左右，按时口服抗癫痫药物以控制癫痫症状，服药期间定时监测电解质，避免不良反应。AE总体预后良好，80%左右的抗NMDAR脑炎患者功能恢复良好，患者早期接受免疫治疗和非重症患者预后较好。

【知识问答】

1．意识障碍包括

A．谵妄　　B．嗜睡　　C．昏睡　　D．昏迷

答案：ABCD

解析：以觉醒度改变为主的意识障碍主要为网状上行激动系统和大脑皮质的广泛损害导致。意识水平下降可分为不同的等级，如嗜睡、昏睡、浅昏迷、中昏迷、深昏迷。在意识水平下降的基础上伴随意识内容缩小或意识内容改变，称为意识模糊或谵妄。

2．自身免疫性脑炎最常见的类型是

A．抗 NMDAR 脑炎

B．边缘性脑炎

C．抗 $GABA_A R$ 抗体相关脑炎

D．抗多巴胺 2 型受体（D2R）抗体相关基底节脑炎

答案：ABCD

解析：根据不同的抗神经元抗体和相应的临床综合征，AE 可分为主要类型：①抗 NMDAR 脑炎：抗 NMDAR 脑炎是 AE 的最主要类型，其特征性临床表现符合弥漫性脑炎，与经典的边缘性脑炎有所不同。②边缘性脑炎：以精神行为异常、癫痫发作（起源于颞叶）和记忆力障碍为主要症状，脑电图与神经影像学符合边缘系统受累，脑脊液检查提示炎性改变。抗 LGI1 抗体、抗 $GABA_B R$ 抗体与抗 AMPAR 抗体相关的脑炎符合边缘性脑炎。③其他 AE 综合征：包括莫旺综合征（Morvan syndrome）、抗 $GABA_B R$ 抗体相关脑炎、伴有强直与肌阵挛的进行性脑脊髓炎（progressive encephalomyelitis with rigidity and myoclonus，PERM）、抗二肽基肽酶样蛋白（DPPX）抗体相关脑炎、抗多巴胺 2 型受体（D2R）抗体相关基底节脑炎、抗 IgLON5 抗体相关脑病等，这些 AE 综合征或者同时累及中枢神经系统与周围神经系统，或者表现为特征性的临床综合征[2]。

【参考文献】

[1] 余年，王凌玲，苗爱亮，等．抗谷氨酸脱羧酶抗体阳性自身免疫性脑炎三例临床特征分析 [J]．中国神经免疫学和神经病学杂志，2020，27（02）：122-127.

[2] 中华医学会神经病学分会．中国自身免疫性脑炎诊治专家共识 [J]．中华神经科杂志，2017，50（2）：91-98.

[3] 陆卉，张雅静．自身免疫性脑炎临床鉴别诊断及治疗 [J]．中华医院感染学杂志，2014，24（6）：1423-1425.

[4] 薄琳．自身免疫性脑炎患者的护理 [C]．中华医学会（Chinese Medical Association）、中

华医学会神经病学分会（Chinese Society of Neurology）. 中华医学会第十八次全国神经病学学术会议论文汇编（上）. 中华医学会（Chinese Medical Association）、中华医学会神经病学分会（Chinese Society of Neurology）：中华医学会，2015：373.

[5] 马佩英，潘小芳. 自身免疫性脑炎 11 例的护理体会［J］. 中国妇幼健康研究，2017，28（S4）：556.

（粮小翠　邱斐仪　石　鑫）

一例帕金森病餐后低血压患者的个案护理

流行病学调查显示，帕金森病在我国65岁以上人群的患病率为1700/10万，以静止性震颤、肌强直、动作迟缓等运动症状和便秘、嗅觉减退等非运动症状为主要临床表现[1]。目前不能根治帕金森病及阻止疾病发展，临床上主要通过对疾病的长期管理，减少并发症发生，提高患者生活的基本能力。

餐后低血压（postprandial hypotension，PPH）是由于帕金森病患者心血管自主神经功能障碍，无法对餐后内脏血液分布进行调节，引起血压调节异常的临床表现之一。餐后低血压的诊断标准[2]：①餐后2 h内收缩压比餐前下降＞20 mmHg；②餐前收缩压≥100 mmHg，而餐后2 h内收缩压＜90 mmHg；③进餐后收缩压下降幅度未达到上述标准，但超过脑血流自身调节能力而出现头晕、晕厥等。符合以上3条诊断标准之一并排除其他原因导致的低血压即可诊断为餐后低血压。有调查数据显示，帕金森病餐后低血压发病率高达80%[2]，其发生给患者带来的风险包括：脑供血不足、跌倒、坠床甚至死亡等。

一、病历资料

1．病例简介

患者毛××，男性，71岁。因“突发胸闷、大汗3年，再发3天”入院。患者入院3天前早餐后出现视物模糊约10 s，伴有大汗、恶心、乏力等不适，无胸闷、胸痛，无心悸、意识模糊，持续约半小时后缓解。当时自测血压100/67 mmHg，半小时后症状缓解。后再间断发作2～3次，均为餐后或餐中后期发作，以早餐后多见。既往有帕金森病3年余，现早晚餐前服用吡贝地尔缓释片50 mg和多巴丝肼125 mg。四肢近端、远端肌力Ⅴ级，肌张力高，右侧肢体间断静止性震颤，以下肢明显。

入院诊断：

（1）冠心病

（2）不稳定型心绞痛待排

（3）帕金森病

2．病程介绍

根据患者病情变化及诊疗过程划分数个住院节点进行病程经过描述，见表11-1。

表 11-1 病程经过

住院节点	病情及诊治过程
入院当天	因突发胸闷、大汗 3 年，再发 3 天入院
入院第 2 天	完善心电图、心脏彩超、心脏 CT 及心肌酶等心脏功能检查。发现血常规、生化正常。辅助检查结果与本次发病前的检查结果未见明显改变
入院第 5 天	患者再次发生低血压，神经内科考虑自主神经调节障碍，予以协助完善相关检查
入院第 7 天	经多学科会诊讨论，结合相关检查结果和帕金森病史，考虑帕金森病餐后低血压，调整药物和生活方式
入院第 8 天	由老年科医生、康复治疗师及老年专科护士组成干预小组，对患者实行赋能、管理及追踪
出院当天	患者病情稳定给予出院，实施后期追踪
出院后 1 周	对患者回访，治疗护理效果维持
出院后 1 个月	再次回访，患者结局良好

出院诊断：帕金森病餐后低血压

二、分析与讨论

1．病情严重程度

（1）该例帕金森病餐后低血压患者与典型帕金森病患者的临床表现不同。典型帕金森病患者以运动症状表现为主，非运动症状表现轻。本病例患者是以非运动症状表现为主，而运动症状表现轻。有文献指出非运动症状在极早期就会对患者的社会功能和生活质量造成危害 [3]，甚至超过运动症状对患者的影响 [4]。帕金森病患者的多个非运动症状相互影响，形成恶性循环，相互加重症状，严重影响患者生活质量。

（2）查阅文献发现，帕金森病餐后低血压病例的相关报道较少。目前临床治疗帕金森病餐后低血压的有效药物少，治疗手段以调整生活方式为主，需要医护人员对患者实行长期追踪，提高患者自我管理。本病例通过对患者生活方式的干预成功改善了患者的临床结局并提高了生活质量，体现了护理在慢病管理中的作用和价值。

2．护理评估

针对该患者，通过专科和老年综合征评估，制订个性化护理措施，结果见表 11-2。

表 11-2 护理评估结果

评估维度	具体评估
健康史	既往患高血压 10 年，帕金森病 3 年
烟酒史	已戒烟 3 年；饮酒 40 年，主要为白酒，约 2 两 / 天
身心状况	1．心理状况：焦虑自评量表（SAS）评分 60 分，住院期间表现为焦虑不安，过分关注自身健康问题

续表

评估维度	具体评估
	2．家庭社会：家庭和睦，文化层次高 3．疾病认识：对疾病有一定认识，诊疗依从性高
实验室检查	电解质、血常规、甲状腺功能、心梗四项未见异常
辅助检查	1．心脏彩超：符合左室下壁、后壁陈旧性心肌病变 2．呼吸睡眠监测：符合睡眠呼吸暂停综合征诊断（重度，以阻塞性为主） 3．颅脑平扫：脑萎缩，脑动脉硬化，多支管腔轻度狭窄 4．24 小时动态血压监测：夜间血压升高（反勺形） 5．24 小时动态心律监测：窦性心律，偶有室上性期前收缩，成对室上性期前收缩；偶发室性期前收缩；ST 段未见偏移，T 波改变；Ⅰ度房室传导阻滞；心率变异性正常
专科评估	左旋多巴药物负荷试验：服药后 2 小时症状明显好转，改善率 82%
老年综合征评估	1．睡眠问题：睡眠呼吸暂停、梦魇 2．进食问题：饮水试验 2 级，NRS-2002 营养评分 1 分 3．尿便问题：便秘，2 ~ 3 天 / 次，按布里斯托大便分型为 2 ~ 3 型；排便时间 15 ~ 20 min 且费力 4．意识模糊：餐后 2 小时内收缩压比餐前下降＞ 20 mmHg，伴有头晕、无力、反应迟钝等不适 5．跌倒迹象：Berg 平衡量表评分 38 分；肌张力增高；协调减弱 6．皮肤破损：压疮风险评分 24 分

3．帕金森病餐后低血压的干预及病情观察

（1）饮食管理：总热量 1300 kcal/d，分 5 ~ 6 餐进食。餐前或进餐期间饮用温凉水 300 ~ 500 ml；食物放置温凉再进食，避免过烫；混合饮食，避免单一；每餐控制糖类（碳水化合物）的摄入量；避免饮酒。

（2）运动：餐后 2 小时内避免运动。餐后 2 小时后选择低强度间歇性活动，每活动 30 分钟，休息或慢走 10 分钟。

（3）培训患者自测血压，测量记录血压：餐前、餐后 30 分钟、餐后 1 小时和餐后 2 小时。住院期间血压变化见图 11-1。

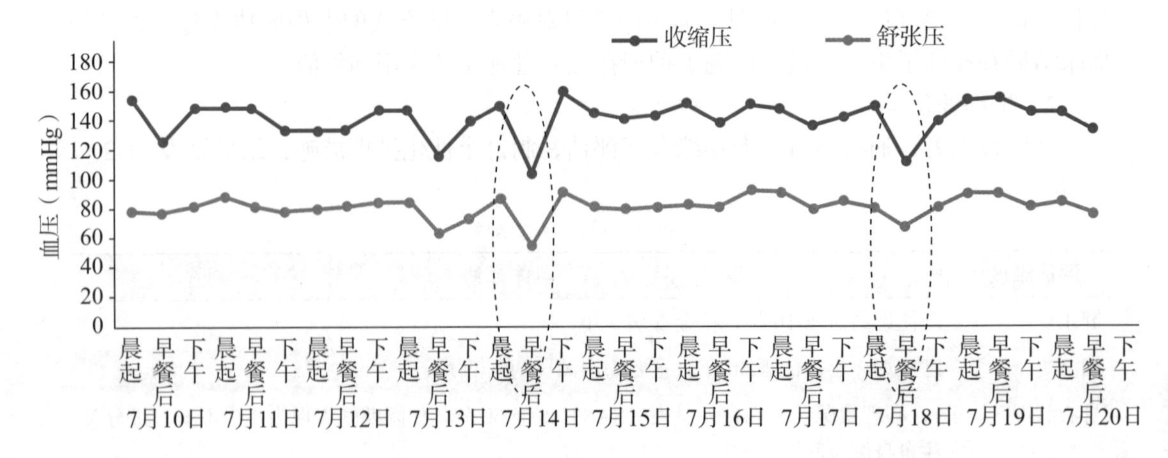

图 11-1　患者住院期间血压变化

（4）除常规防跌倒措施教育外，指导使用辅助设备如鞋拔、浴室扶手等。

（5）平衡训练：下肢多点式指令训练，每天 30 分钟，每周 4 次。步态训练：每天 30 分钟，每周训练 4 次。

（6）肠道功能训练计划：培养晚餐后排便习惯；腹部按摩，每晚 1 次，每次 10 分钟；每日纤维素进食量大于 30 g；开塞露 20 ml，必要时使用。

（7）控制 BMI，由当前 26.3 kg/m^2 下降至 22 ～ 24 kg/m^2，减轻体重对呼吸道的压力，从而缓解睡眠呼吸暂停综合征。

（8）睡眠时采取侧卧体位，将软球放入睡衣口袋，督促患者保持正确体位。

（9）夜间使用床栏防止坠床，床栏加用厚被子包裹，防止患者因梦魇发生碰撞而受伤。

（10）禁止家属与患者同床休息。陪护者床位置与患者床距离间隔大于 1 米，防止陪护者受伤。

（11）关注患者情绪变化，指导患者放松呼吸技巧，如听轻音乐、深呼吸等。建立支持系统，家属倾听理解，医务人员组成医疗支持小组，提供医疗服务，缓解患者对就医的担忧。

（12）药物护理：本次专科用药护理见表 11-3。

表 11-3　专科用药及护理注意事项

药物	护理注意事项
吡贝地尔缓释片	药片应于进餐结束时，用半杯水吞服，不能咀嚼
多巴丝肼 （确诊 PPH 前使用）	1．不可与拟交感神经类药物同时使用，如需使用，必须减少拟交感神经类药物的用量 2．注意同时使用多种治疗帕金森病药物时引起的低血压现象
卡左双多巴缓释片 （确诊 PPH 后使用）	1．餐前 1 h 或餐后 1.5 h 服药，整片吞服 2．不同剂型转换需要注意药物浓度叠加现象

4．关键技术简介

左旋多巴药物负荷试验是评估多巴胺能反应的主要方法。患者是否对多巴胺能反应性良好有助于帕金森病的早期诊断及与非帕金森病的帕金森综合征的鉴别诊断，同时也可预测长期服用多巴胺能制剂的疗效。在左旋多巴药物负荷试验过程中的护理要点包括：

（1）试验前准备：试验前做好相关健康宣教，让患者明白试验的目的、步骤及不良反应等，使患者配合。遵医嘱在行左旋多巴负荷试验前 72 h 停服多巴胺受体激动剂，试验前 24 h 停服其他抗帕金森病药物。此时应注意患者停药后帕金森症状加重，应加强预防跌倒、呛咳等事件发生，同时做好心理护理，让患者明白症状出现不是疾病加重，而是停药后的正常反应。

（2）试验中的配合与观察：服药前配合医生完成帕金森病综合评分量表（UPDRS）第Ⅲ部分评分，记录基线水平分值，帕金森病综合评分量表内容见表 11-4。患者服用美多芭试验剂量之后每隔 30 ～ 60 min 再一次完成 UPDRS 第Ⅲ部分评分并记录，并同时记录患者不良反应、血压变化、运动并发症等，直至服药后 4 h 或回归基线水平，同步询问患者改善程度。

（3）试验后的护理：核实试验数据。根据公式计算服药前后 UPDRS 第Ⅲ部分改善率。UPDRS 第Ⅲ部分改善率 =（服药前基线评分 – 服药后最低评分）/ 服药前基线评分 × 100%。同时指导患者继续服用原抗帕金森病药物。

表 11-4　帕金森病综合评分量表

姓名　　　　　年龄　　　　　住院号

类别	项目	评分
一、精神行为和情绪	智力影响	（0）无 （1）轻度：如健忘 （2）中度记忆丧失，定向障碍，处理较复杂问题吃力，日常生活中有时需别人提醒或督促 （3）严重记忆丧失伴时间、有时空间定向障碍．处理问题能力严重障碍 （4）严重记忆丧失，仅保留人物定向力，不能作出判断或解决问题，需人照料，根本不能独处
	思维混乱	（0）无 （1）多梦 （2）良性幻觉，自知力尚保留 （3）经常性幻觉或妄想症，自知力丧失，可与日常生活混淆 （4）持续的幻觉、幻想或变态心理，不能自理
	抑郁	（0）无 （1）有时明显的沮丧感或负罪感，但不超过数天或数周 （2）持续性抑郁超过数周 （3）持续性抑郁伴随自主神经症状，失眠、焦虑、淡漠和体重减轻 （4）持续性抑郁，自主神经症状，自杀念头或倾向
	进取性	（0）正常 （1）缺乏自信，较被动 （2）丧失进取性，对非常规事物不关心 （3）丧失进取性，对日常事物漠不关心 （4）完全丧失主动性和进取性
二、日常活动（由患者填写）	语言	（0）正常　（1）轻度影响，但能听清楚 （2）中度影响，有时需要重复语句　（3）严重影响，经常被要求重复所讲内容 （4）多数情况下不能被理解
	流涎	（0）正常　（1）轻度，口水较多，可能有夜间流涎 （2）中度，口水明显较多，有少量流涎　（3）口水很多，流涎 （4）严重流涎，需不断擦拭
	吞咽	（0）正常　（1）少见噎食 （2）经常噎食　（3）需进流食 （4）需下胃管鼻饲
	书写	（0）正常　（1）速度较慢，字体较小 （2）速度明显缓慢，字体小，但能识别　（3）严重障碍，有些字不能识别 （4）几乎所有的字都不能识别

续表

二、日常活动（由患者填写）	使用筷子	（0）正常 （2）慢而笨拙，有时需要帮助 （4）需别人喂食	（1）有些慢且笨拙，但不需帮助 （3）不能夹食物，但可进食自己碗里食物
	穿衣	（0）正常 （2）有时需要帮助系纽扣等 （4）完全需要帮助	（1）有些慢，但不需帮助 （3）需要帮助穿衣，但自己能做一部分
	清洁	（0）正常 （2）洗漱很慢，洗澡时需别人帮助 （4）完全需要帮助	（1）有些慢，但不需帮助 （3）需别人帮助洗漱和梳理头发
	床上翻身	（0）正常 （2）可自己翻身，但非常困难 （4）完全需要别人的帮助	（1）有些慢，且笨拙，但不需帮助 （3）在别人的帮助下翻身
	摔倒（与僵住无关）	（0）无 （2）有时，但每天少于一次 （4）每天摔倒一次以上	（1）很少发生 （3）平均每天摔倒一次
	行走时僵住	（0）无 （2）行走时有时会僵住 （4）经常因为僵住摔倒	（1）行走时很少僵住，可能有些迟缓 （3）行走时经常会僵住，有时会因此摔倒
	行走	（0）正常 （2）中度困难，但很少需要帮助 （4）尽管在帮助下也不能行走	（1）轻度困难，可能不摆臂或有点拖腿 （3）严重行走障碍，需要帮助
	震颤	（0）无 （2）中度，对患者构成影响 （4）严重影响所有活动	（1）轻度，且不经常发生 （3）严重，影响许多活动
	与帕金森病有关的感觉异常	（0）无 （2）经常麻木、麻刺或疼痛，无太大痛苦 （4）非常厉害的疼痛	（1）有时有麻木、麻刺或轻度疼痛 （3）经常性疼痛感
三、运动功能（医生检查）	语言	（0）正常 （2）中度影响，语言单调、口吃但尚可理解 （4）完全听不懂	（1）轻度影响表情、发音和音量 （3）严重影响，很难听懂
	面部表情	（0）正常 （1）面部表情轻微受影响 （2）面部表情轻度受影响，但明显减少 （3）面部表情中度受影响，嘴唇有时不能闭合 （4）面具脸严重，完全丧失面部表情，嘴唇张开 1 cm 或更大	
	静止性震颤	（0）无 （2）幅度中等，间歇性发生 （4）幅度大，持续存在	（1）轻度，有时发生 （3）幅度中等，多数情况下存在

续表

三、运动功能（医生检查）	手的动作震颤或姿势震颤	（0）无 （1）轻度，有时发生 （2）幅度中等，动作时发生 （3）幅度中等，一定姿势时或动作时发生 （4）幅度大，影响进食
	肌僵直（患者坐位且放松检查肢体）	（0）无 （1）轻度，只能在患者作另一个动作而转移注意力时察觉到（忽略齿轮样僵直） （2）轻度到中度 （3）明显僵硬，但仍较容易完成完整动作 （4）严重僵硬，难以完成完整动作
	手指捏合（拇指和示指最大幅度、最快频率地捏合）	（0）正常（> 15 次 /5 秒） （1）频率较慢、幅度较小（11 ~ 14 次 /5 秒） （2）明显障碍。早衰、可有间歇（7 ~ 10 次 /5 秒） （3）严重障碍。包括启动困难、中途间歇（3 ~ 6 次 /5 秒） （4）几乎不能伸展示指（0 ~ 2 次 /5 秒）
	手的运动功能（完全伸展、完全攥紧）	（0）正常 （1）频率较慢、幅度较小 （2）明显障碍。早衰、可有间歇 （3）严重障碍。包括启动困难、中途间歇 （4）几乎不能完成
	手的快速交替运动（手掌、手背交替拍打另一只手的手掌）	（0）正常 （1）频率较慢、幅度较小 （2）明显障碍。早衰、可有间歇 （3）严重障碍。包括启动困难、中途间歇 （4）几乎不能完成
	膝关节屈曲状态下腿的灵活性（坐位时抬起脚约 10 cm，用后跟拍打地面）	（0）正常 （1）频率较慢、幅度较小 （2）明显障碍。早衰、可有间歇 （3）严重障碍。包括启动困难、中途间歇 （4）几乎不能完成
	从有扶手的椅子上起立	（0）正常 （1）较慢，可能需要努力一次以上 （2）需双手在扶手上用力 （3）起立后有后倒倾向，可能需要努力一次以上，但无需别人的帮助 （4）自己不能站起
	姿势	（0）正常直立 （1）背微驼，可见于正常老年人 （2）明显异常驼背，可向一侧微倾 （3）驼背伴随脊柱弯曲，可明显向一侧倾斜 （4）严重姿势异常

续表

	步态	(0) 正常 (1) 行走缓慢，可有拖步、碎步，但无慌张步态 (2) 行走困难，但基本不需帮助，可有慌张步态 (3) 严重障碍，需要帮助 (4) 在帮助下亦不能行走	
	姿势的稳定性（患者站立位，睁眼，双脚适度分离，对背后检查者突然拉动双肩的动作有心理准备）	(0) 正常 (1) 后倒，但自己能恢复 (2) 无姿势反射，需检查者帮助才能避免摔倒 (3) 非常不平衡，随时可能自己摔倒 (4) 在帮助下才能站立	
	身体的动作缓慢和减少（包括协同缓慢、犹豫状态、手臂摆动减小、全身运动幅度小而慢）	(0) 无 (1) 轻微减慢和幅度减小，可见于有些正常人，有时难以判别 (2) 中度缓慢、动作缺乏和一定程度的活动幅度减小 (3) 明显缓慢、动作缺乏和活动幅度小 (4) 严重缓慢、动作贫乏和活动幅度很小	
四、治疗1周内出现的并发症	运动障碍	持续的时间（按非睡眠时间计算）	(0) 无 (1) 一日中 1% ~ 25% (2) 一日中 26% ~ 50% (3) 一日中 50% ~ 75% (4) 一日中 76% ~ 100%
		功能障碍（回顾运动障碍时的功能丧失程度）	(0) 无功能障碍 (1) 轻度功能障碍 (2) 中度功能障碍 (3) 重度功能障碍 (4) 完全功能障碍
		疼痛所致运动障碍	(0) 无运动障碍 (1) 轻度疼痛 (2) 中度疼痛 (3) 严重疼痛 (4) 极重，难以忍受
		清晨出现的肌张力障碍	(0) 否 (1) 是
	临床症状波动	是否“关”期出现可根据用药后的时间预测	(0) 是 (1) 否
		是否有不可预测的“关”状态发生（如服药后的一定时间）?	(0) 是 (1) 否
		是否“关”期均突然发生（如几秒内）?	(0) 否 (1) 是
		患者清醒一日中平均“关”期的时间	(0) 无“关”期 (1) 一日中 1% ~ 25% (2) 一日中 26% ~ 50% (3) 一日中 50% ~ 75% (4) 一日中 76% ~ 100%

5. 小结

通过后期追踪，本案例患者结局良好，患者依从护嘱要求，建立健康行为观念，按要求正确服药。基本生活活动能力评分维持在90分。回访患者血压保持稳定状态，未发生餐后低血压；肢体Berg平衡量表评分维持在38分，未发生跌倒、坠床；排便基本保持2天/次，大便分型为布里斯托2～3型为主；夜间梦魇情况减少，自觉睡眠质量有所改善。患者自我管理意识、知识及执行力均向正性发展。

三、三级预防

1．一级预防

一级预防是指在健康状态下预防帕金森病的发生。帕金森病的发生与遗传、生理性老化及环境等因素有关。日常生活中应避免长期接触杀虫剂、除草剂和饮用露天井水等行为。对于有帕金森病家族史的高危人群应定期检查。

2．二级预防

嗅觉测试有助于早期发现帕金森病患者。一旦诊断，即应尽早开始治疗，争取掌握疾病的治疗时机，对今后帕金森病的整个治疗成败起关键性作用。早期治疗可以分为非药物治疗（包括认知和了解疾病、补充营养、加强锻炼、坚定战胜疾病的信心以及社会和家人对患者的理解、关心与支持）和药物治疗。一般疾病初期多给予单药治疗，但也可联合应用优化的小剂量多种药物，力求达到疗效最佳、维持时间更长而运动并发症发生率最低的目标。

3．三级预防

帕金森病早期治疗策略的规范制订和执行能有效延后和减少帕金森病并发症的发生。早期康复训练也能延缓疾病进展，改善患者各种功能障碍，减少或降低各种并发症的发生。康复治疗内容因人而异，如太极拳、瑜伽和健走等改善体能，推迟活动受限的发生。进行主动功能训练，提高平衡、步态和上肢活动能力，能有效降低跌倒事件的发生。吞咽功能训练则能有效减少误吸的发生等[5]。

【知识问答】

帕金森病患者因心血管自主神经反射功能障碍，无法对餐后内脏血液分布进行调节，从而发生餐后低血压，以下会诱发帕金森病餐后低血压发生的行为是

A．暴饮暴食

B．餐后立即运动

C．喜欢喝热汤

D．进食的主食单一

答案：ABCD

解析：餐后低血压是帕金森病心血管自主神经功能障碍的表现之一。目前PPH的详细发病机制仍不清楚，考虑进食后消化器官的血流量增加，帕金森病患者因心血管自主神经反射功能障碍，无法对餐后内脏血液分布进行调节，从而导致餐后低血压的发生。低糖类饮食、少量多餐、避免饮食温度过热、调整进餐量和速度、避免单一主食、餐后

2 小时内避免活动等均可降低或避免诱发餐后低血压的发生。

【参考文献】

[1] 中华医学会神经病学分会帕金森及运动障碍组. 中国帕金森病的诊断标准（2016 版）[J]. 中华神经科杂志，2016，4（16）：268-271.

[2] 杨丹佳，张丽芳. 帕金森病餐后低血压一例报道并文献复习［J］. 中华脑科疾病与康复杂志 2019，8（9）：251-252.

[3] 李振光，于占彩. 早期帕金森病患者非运动症状的临床表现［J］. 中华神经科杂志，2015，48（8）：672-676.

[4] 陈苏毅. 帕金森病患者非运动症状的研究进展 [J]. 临床与病理，2015，35（11）：2013-2017.

[5] 宋鲁平，王强. 帕金森病康复中国专家共识［J］. 中国康复理论与实践，2018，24（1）：1-8.

（文月珍　王　玲）

Ⅲ级化疗性恶心呕吐伴Ⅳ度口腔炎患者的个案护理

化疗性恶心呕吐（chemotherapy-induced nausea and vomiting，CINV）是指在治疗过程中化疗药物所导致的恶心、呕吐（表 12-1），是肿瘤患者化疗最常见的不良反应之一，也是很多肿瘤患者恐惧化疗的重要原因之一。研究数据显示，治疗前如果没有给予预防性止吐药物，70% ～ 80% 化疗患者会出现恶心呕吐反应，在给予预防药物的前提下，CINV 的完全缓解率也仅为 50% ～ 60%[1]。

化疗性口腔炎是指应用细胞毒性药物导致口腔黏膜和口腔内软组织发生的炎症反应（表 12-2）。随着化疗方案的进展，大剂量化疗、联合化疗及新化疗药物的应用，化疗性口腔炎的发生率已高达 37.78%[2]。

表 12-1　化疗性恶心呕吐分级（NCI － CTCAE，V4.03）

分级	Ⅰ级	Ⅱ级	Ⅲ级	Ⅳ级
恶心	食欲下降，但正常进食	经口进食减少，但无明显体重下降，无脱水或营养不良	进食不足；需鼻饲、静脉营养或住院治疗	危及生命
呕吐	24 小时内发生 1 ～ 2 次	24 小时内发生 3 ～ 5 次	24 小时内发生 6 次或以上，鼻饲、静脉营养或住院	危及生命

表 12-2　口腔炎分级（WHO 评价法）

分级	内容
Ⅰ度	口腔黏膜出现红斑、疼痛
Ⅱ度	口腔黏膜出现红肿、溃疡，但患者能进食
Ⅲ度	口腔黏膜出现溃疡，患者能进流质饮食
Ⅳ度	口腔黏膜出现溃疡，患者不能进食

一、病历资料

1．病例简介

患者罗 ××，女，40 岁，因右乳腺浸润性导管癌行 AC（多柔比星 + 环磷酰胺）方案化疗 1 个疗程后出现剧烈呕吐 2 天，由家属扶行入院。既往有孕吐史、晕动病史，无其他慢性病史。无药物、食物过敏史。否认家族遗传病史。

入院诊断：

（1）右乳腺浸润性导管癌

（2）Ⅲ级化疗性恶心呕吐

（3）Ⅳ度化疗性口腔炎

2．病程介绍（表 12-3）

表 12-3　住院诊疗经过

住院节点	呕吐次数（次 / 天）	进食情况	病情及诊治过程
住院第 1 天	> 10	不能进食	扶行入院，入院时 T 36.5 ℃，P 63 次 / 分，R 19 次 / 分，BP 101/63 mmHg。精神稍差，对答正常，诉头晕、恶心、呕吐，四肢中度乏力，活动正常，皮肤稍干燥，弹性下降，右侧颊部见口腔黏膜破损[3]，破溃范围 2 cm × 2.5 cm，伴疼痛，NRS 评分 4 分。入院后予急查血（图 12-1），予托烷司琼注射液、地塞米松联合应用行止吐治疗，生理盐水 250 ml+ 庆大霉素 8 万单位 + 地塞米松 5 mg+ 维生素 B_{12} 2.5 mg+ 维生素 B_6 100 mg+ 维生素 C 1 g，蒙脱石散（思密达）[3-4] 加生理盐水调成糊状涂抹于口腔黏膜破溃处，10% 氯化钾注射液补钾治疗，人血白蛋白注射液补充白蛋白治疗，25% 中长链脂肪乳注射液补充营养治疗，心理科会诊
住院第 3 天	5	进流食	右侧口腔黏膜破溃处 1.0 cm × 0.5 cm，NRS 评分 3 分，皮肤情况同前，复查血（图 12-1），继续予止吐及静脉营养补液治疗、漱口及思密达调成糊状外涂右侧口腔黏膜破溃处
住院第 5 天	2	进半流食	右侧口腔炎黏膜破溃处 0.5 cm × 0.2 cm，无疼痛，复查血（图 12-1），继续予止吐及静脉营养治疗，指导患者少量多餐；继续漱口及思密达调成糊状外涂右侧口腔黏膜破溃处
住院第 7 天出院	0	能正常进食	右侧口腔炎黏膜轻微红斑，无疼痛，复查血（图 12-1），患者情况好转

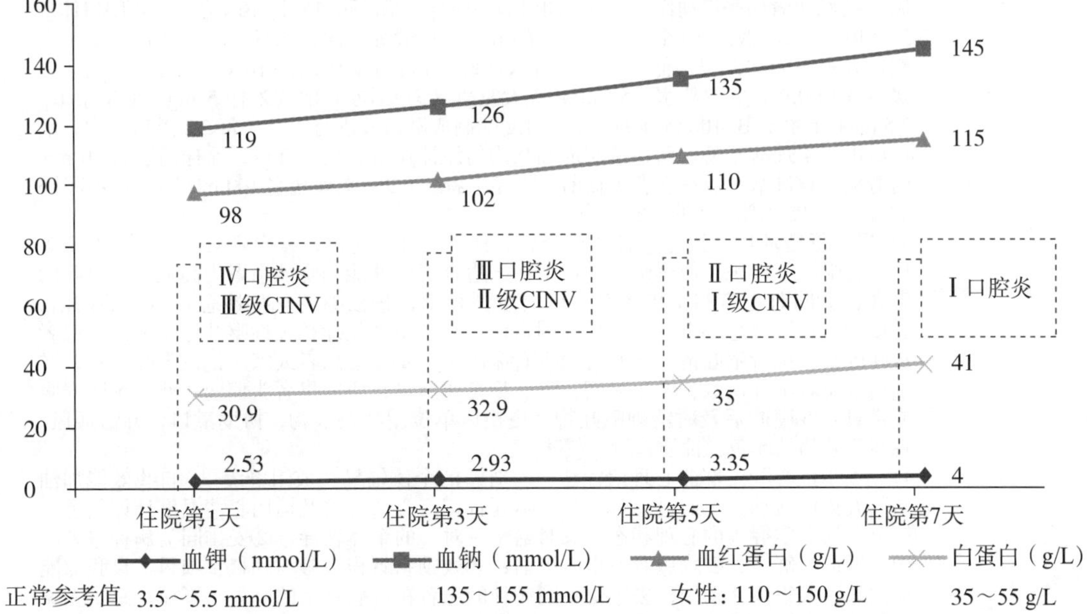

图 12-1　患者生化指标

出院诊断：

（1）右乳腺浸润性导管癌

（2）Ⅲ级化疗性恶心呕吐

（3）Ⅳ度化疗性口腔炎

二、分析与讨论

1．病情严重程度

（1）化疗所致恶心呕吐可引起厌食、营养缺乏、代谢失调、精神状态改变、自我护理能力及生活质量降低，甚至导致过早停药及抗癌治疗的依从性下降[5]。

（2）口腔炎的发生不仅影响患者的生存质量和对治疗的依从性，严重者还可导致治疗计划中断。

2．护理评估、用药及护理要点（表 12-4）

表 12-4　护理评估及护理要点

口腔炎 / CINV 分级	评估依据、风险、心理状态、用药及护理要点
Ⅵ度口腔炎 / Ⅲ级 CINV	（1）评估依据：右侧颊部黏膜见口腔黏膜破损，破溃范围 2 cm × 2.5 cm 伴疼痛，NRS 评分 4 分，不能进食；呕吐＞ 10 次 （2）风险评估：跌倒风险预警评分 2 分；Autar 评分 9 分；BADL 评分 60 分；NRS-2000 营养筛查 4 分 （3）心理状态：SAS 评分 69 分，SDS 评分 55 分 /80 分 =0.6875，属于中度至高度心理障碍 （4）用药及护理要点 1）遵医嘱予静脉营养、静脉补液纠正电解质紊乱，全面动态评估患者病情变化。 2）遵循“照、教、漱、诉”法进行口腔炎护理。①指导患者进行张口呼吸锻炼，鼓励患者做张口动作，张口 – 闭口为一回合，每次张口坚持 10 s 左右，再闭口休息 5 ～ 10 s，每次锻炼 30 个回合，每间隔 6 ～ 8 h 锻炼一次，每日共 3 ～ 4 次；②教会漱口方式，如“鼓腮、仰头、发啊音”，嘱患者每组动作保持 10 s，教会正确刷牙方式；③用 0.9% 生理盐水 250 ml+ 庆大霉素 8 万单位 + 地塞米松 5 mg+ 维生素 B_{12} 2.5 mg+ 维生素 B_6 100 mg+ 维生素 C 1 g 配制成漱口液进行漱口，每 2 h 漱口一次，漱口后再用生理盐水将思密达调制成糊状均匀涂抹在口腔溃疡部位，涂抹药物后 30 min 内避免进食进水；④在患者进食前，指导患者予 0.9% 生理盐水 100 ml+5% 利多卡因 5 ml 漱口，减少因进食带来的疼痛 3）提供舒适环境，指导患者选择合适的食物及进餐时机，减少刺激。①在患者床头挂“防呕吐”标识，使得医生、护士在床边查房时就能知晓该患者为高危呕吐风险的患者；②同时也有利于患者对自己的重视程度，积极参与化疗性恶心呕吐的防治；③使用化疗所致恶心呕吐个人风险因素评估单、患者化疗相关性呕吐记录表记录患者致吐因素、患者呕吐情况并及时报告管床医生；④教会患者或家属记录呕吐日记，详细记录患者呕吐次数、发生时间、呕吐物性质及量，协助患者头偏向一侧，预防误吸或窒息；⑤呕吐后及时清理呕吐物，更换床单位用物及衣物，协助漱口，开窗通风，观察呕吐物的颜色、性质、量、气味 4）“步步进心”三部曲心理治疗法：一对一的个体辅导—成组舒缓—“自我效能加油站”大集体活动。①通过患者书写的呕吐日记、心情日记及运用心情温度计评估患者情况，动态掌握她的心理状态，及时给予一对一的个体辅导；②安排同类病种患者座谈，做成组舒缓，鼓励患者说出心里话；③鼓励患者积极参与到科室项目“自我效能加油站”大集体活动中，去感受不同病种的患者在抗癌路上的坚强与不屈，感受大家一起并肩作战的温暖

续表

口腔炎 / CINV 分级	评估依据、风险、心理状态、用药及护理要点
Ⅲ度口腔炎 / Ⅱ级 CINV	（1）评估依据：右侧口腔黏膜破溃处 1.0 cm × 0.5 cm，NRS 评分 3 分，可进食流质饮食，呕吐 5 次。 （2）风险评估：同上 （3）心理状态：同上 （4）用药及护理要点：同上
Ⅱ度口腔炎 / Ⅰ级 CINV	（1）评估依据：右侧口腔炎黏膜破溃处 0.5 cm × 0.2 cm，无疼痛，可进食半流质饮食；呕吐 2 次 （2）风险评估：跌倒预警评分 0 分；Autar 评分 7 分；BADL 评分 100 分 （3）心理状态：SAS 评分 50 分，SDS 评 44 分 /80 分 =0.55，轻微至轻度抑郁 （4）用药及护理要点：同上
Ⅰ度口腔炎 / 无 CINV	（1）评估依据：右侧口腔炎黏膜轻微红斑，无疼痛 （2）风险评估：跌倒预警评分 0 分；Autar 评分 7 分；BADL 评分 100 分；NRS-2000 营养筛查 2 分 （3）心理状态：SAS 评分 50 分，SDS 评分 44 分 /80 分 =0.55，轻微至轻度抑郁 （4）用药及护理要点 1）指导患者出院后继续用正确方法进行盐水或绿茶水漱口 2）考核患者及家属口腔炎及 CINV 相关知识的掌握情况，并针对性再次培训，直至考核合格为止 3）出院带药相关知识指导，不适时随诊 4）发放健康处方，并提醒患者及家属出院后 3 天、7 天接受电话随访、网络随访；并推送微信公众号科普视频

3．关键技术简介

（1）化疗性恶心呕吐的护理亮点

1）设立专科化疗所致恶心呕吐个人风险因素评估单，便于与医生沟通选择合适的止吐药物方案（图 12-2）。

化疗所致恶心呕吐
个人风险因素评估

姓名：　　　　入院时间：

诊断（医生填）：　　　　化疗方案（医生填）：

是否属于中高度致吐化疗方案（医生填）　是（　）　否（　）

认为自己符合选项内容的，请在前方（　）中进行勾选（护士填）

（　）女性

（　）年轻患者（年龄≤55岁）

（　）低酒精摄入（每周不超过5次）

（　）既往有晕动症，如晕车、晕船（既往有就算）

（　）怀孕期间有妊娠反应（既往有就算）

（　）既往化疗出现过恶心呕吐

（　）有焦虑等情绪因素

（　）预期会发生严重不良反应

选项≥2个则算作个人化疗致吐风险高危因素患者

图 12-2　化疗所致恶心呕吐个人风险因素评估单

2）提供舒适环境，减少刺激：开展分居设置护理措施，从空间转移对患者实施声、光、味、人的“四位”转移，减少外在因素可能带来的刺激。

3）使用患者化疗相关性呕吐记录表（图 12-3），教会患者或家属记录呕吐日记，详细记录患者呕吐次数、发生时间、呕吐物的性质及量；护士如实在护理记录单上记录患者呕吐情况并及时告知管床医生；从而形成医生、护士、患者及家属四位一体的管理模式。

北京大学深圳医院肿瘤科患者化疗相关性呕吐记录表

基本	姓名					性别				年龄					
信息	诊断					化疗方案				第（ ）次化疗					
时间	化疗前					化疗期					化疗后				
详细情况	入院第1天	2	3	4	5	化疗第1天	2	3	4	5	化疗后第1天	2	3	4	5
呕吐次数															
发生时间															
内容、量/色															

提示：呕吐发生时间可填写以下相对应时间段符号，如不在以下范围，请详细填写。呕吐发生时间：A 晨起　B 饭前两小时内　C 饭后两小时内　D 睡前　E 化疗进行中 F 夜间 11:00—次日 6:00　G 其它时间

★发生呕吐时应将呕吐物吐在自备保鲜袋里并及时封闭袋口，并及时使用淡盐水漱口。同时请把您的呕吐情况及时告诉主管医生、护士，我们会给您提供专业的指导及治疗。祝早日康复！

图 12-3　化疗相关性呕吐记录表

（2）化疗性口腔炎的护理亮点

1）指导患者正确刷牙（图 12-4）、正确漱口（图 12-5）的方法。

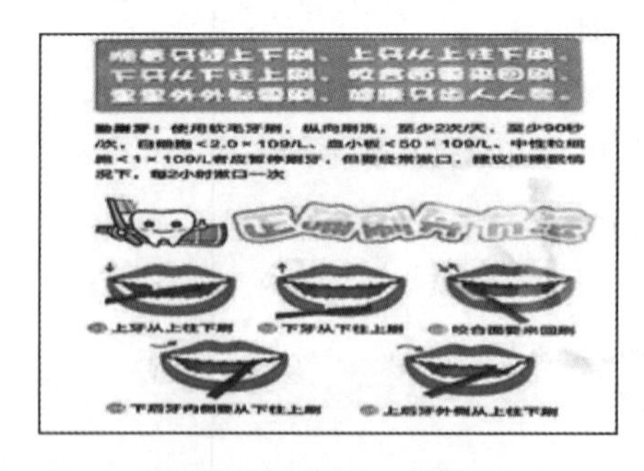

图 12-4　刷牙方法

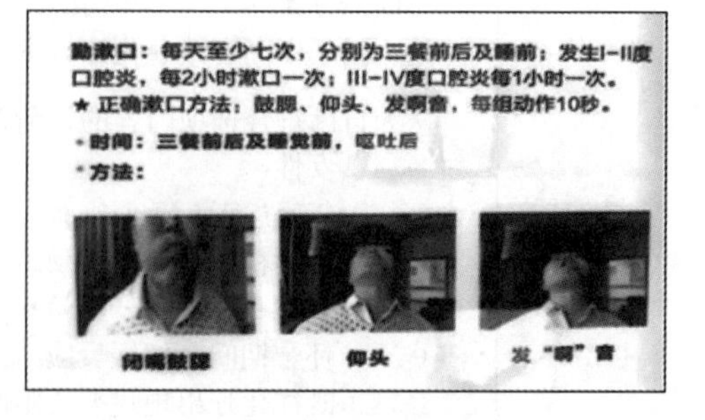

图 12-5　漱口方法

2）使用思密达调成糊状外涂口腔黏膜破溃处，老药新用，经济实惠，方法简单，利于患者。

思密达护理化疗性口腔炎的原理[3-4]：双八面体纹状微粒，提取于天然蒙脱石，具有较强的消化道黏膜覆盖能力。当思密达覆盖在口腔黏膜时，其与黏液蛋白结合，强化黏液层的韧性而对抗各种病毒、细菌及其毒素等攻击因子，维护和恢复黏膜屏障的生理功能；能修复损伤性黏膜上皮的细胞连接，使其连接得更加紧密，溃疡面得以再生，疼痛减轻。思密达还能将各种攻击因子吸附和固定在其表面，使其失去活性，从而减轻炎症反应。思密达的层纹状结构由两层硅氧四面体和一层铝氧八面体组成，其非均匀性电荷分布特性对口腔中的病毒、细菌及其产生的毒素具有黏附、固定、抑制作用，能够让这些攻击因子随唾液排出体外。

4．小结

（1）开展分居设置护理措施，从空间转移对患者实施声、光、味、人的“四位”转移，减少诱因。

（2）使用专科评估单全面、动态地评估和观察患者的病情变化。

（3）遵医嘱进行规范化用药，观察药物疗效及不良反应。

（4）采用医、护、患及家属四位一体的管理模式对患者化疗性恶心呕吐进行护理，患者呕吐次数减少，恢复正常饮食。

（5）加强口腔黏膜管理，遵循“照、教、漱、诉”法进行化疗性口腔炎护理，患者化疗性口腔炎逐渐好转。

（6）使用思密达护理化疗性口腔炎，老药新用，经济实惠，简单有效，利于患者。

（7）采取药物和非药物“步步进心”三部曲心理治疗法——个体辅导、成组舒缓、“自我效能加油站”大集体活动等，患者情绪平稳，能积极配合治疗。

（8）在患者诊疗护理的全过程中动态把控风险环节，患者在住院期间未发生任何护理不良事件。

（9）多渠道进行延续性护理：出院现场健康宣教、健康处方、电话随访、网络随访、微信公众号科普视频等。

三、三级预防

化疗性恶心呕吐、化疗性口腔炎是化疗患者常见的不良反应，严重影响癌症患者的治疗效果和生活质量，严重者还可导致治疗计划中断。从三级预防的角度进行思考，对肿瘤患者围化疗期化疗性恶心呕吐、化疗性口腔炎的管理有着重要的意义。

1．一级预防

（1）评估患者是否属于化疗性恶心呕吐发生的高危人群：如评估患者化疗方案的致吐性、致吐因素、患者心理预期、患者有无化疗性恶心呕吐病史，预防性使用止吐药物，并做好健康宣教。

（2）化疗前评估患者有无口腔炎病史，建议患者进行牙周全面洁治，控制牙龈炎、牙周炎，拔除残牙根，充填龋坏牙齿等；指导患者选用合适的牙刷，学会正确的刷牙方式，建立良好的口腔环境；指导患者加强盐水漱口，少量多次饮水，保持口腔清洁，必要时选用合适的漱口水，保护口腔黏膜屏障。

2．二级预防

（1）动态全面评估患者的病情，关注患者食欲的变化，记录呕吐的时间、次数、性质和量，观察有无并发其他症状。

（2）在围化疗期，指导患者加强口腔黏膜管理并做好自我监测，在“三餐前后、睡前、呕吐后”常规使用盐水或者绿茶水进行漱口；若并发骨髓抑制，则每2小时漱口一次。

（3）注重患者的主诉，班班交接患者的口腔黏膜情况，做到“早发现、早干预、早治疗”。

3．三级预防

（1）对已发生CINV、化疗性口腔炎的患者，遵照指南、医嘱进行治疗及护理。

（2）化疗患者出院前做好相关知识指导直到考核合格为止。

（3）多渠道进行延续性居家护理：出院现场健康宣教、健康处方、电话随访、网络随访、微信公众号科普视频等。

【知识问答】

1．下列属于Ⅱ级化疗性呕吐的是

A．24小时内发生1～2次

B．24小时内发生3～5次

C．24小时内发生6次或以上，鼻饲、静脉营养或住院

D．危及生命

答案：B

解析：根据WHO评价法呕吐的分级“Ⅰ级24小时内发生1～2次；Ⅱ级24小时内发生3～5次；Ⅲ级24小时内发生6次或以上，鼻饲、静脉营养或住院；Ⅳ级危及生命”可得出选项B为正确答案。

2．思密达（蒙脱石散）护理化疗性口腔炎的原理有哪些？

A．当思密达覆盖在口腔黏膜时，其与黏液蛋白结合，强化黏液层的韧性而对抗各种病毒、细菌及其毒素等攻击因子，维护和恢复黏膜屏障的生理功能

B．能修复损伤性黏膜上皮的细胞连接，使其更加紧密，溃疡面得以再生，疼痛减轻

C．能将各种攻击因子吸附和固定在其表面，使其失去活性，从而减轻炎症反应

D．思密达的层纹状结构由两层硅氧四面体和一层铝氧八面体组成，其具有非均匀性电荷分布，对口腔中的病毒、细菌及其产生的毒素具有黏附固定、抑制作用，能够让这些攻击因子随唾液排出体外

答案：ABCD

解析：根据思密达护理化疗性口腔炎的原理，选项ABCD均正确。

思密达护理化疗性口腔炎的原理：双八面层纹状微粒，提取于天然蒙脱石，具有较强的消化道黏膜覆盖能力。当思密达覆盖在口腔黏膜时，其与黏液蛋白结合，强化黏液

层的韧性而对抗各种病毒、细菌及其毒素等攻击因子，维护和恢复黏膜屏障的生理功能；能修复损伤性黏膜上皮的细胞桥，使细胞连接得更加紧密，溃疡面得以再生，疼痛减轻。思密达还能将各种攻击因子吸附和固定在其表面，使其失去活性，从而减轻炎症反应。思密达的层纹状结构是由两层硅氧四面体和一层铝氧八面体组成，其具有非均匀性电荷分布，对口腔中的病毒、细菌及其产生的毒素具有黏附固定、抑制作用，能够让这些攻击因子随唾液排出体外。

【参考文献】

[1] 徐波．化学治疗所致恶心呕吐的护理指导［M］．北京：人民卫生出版社，2015：9-10．

[2] 苏婷婷，李碧香，杨攀，等．降低白血病患者化疗相关口腔炎发生率的品管圈实践［J］．中西医结合护理（中英文），2020，6（2）：118-121．

[3] 吴颂歌．思密达对小儿溃疡性口腔炎护理效果研究［J］．全科口腔医学杂志（电子版），2019，6（3）：73-74．

[4] 王丽，李金芬，黄凤霞，等．三种方法护理化疗性口腔炎的效果比较．护理学杂志，2020，35（5）：45-47．

[5] 褚晓霞．持续质量改进在缓解胃癌化疗患者恶心呕吐管理中的应用研究［J］．当代护士（下旬刊），2017，3：108-110．

（王　丽　钟佳丽　李金芬）

一例乌头碱中毒患者的急救与护理

乌头碱是存在于川乌、草乌、附子等植物中的主要有毒成分，中医认为有回阳救逆、散寒止痛、活血通络的功用。但乌头碱药性剧烈，服用过量、炮制或配伍不当可致急性乌头碱中毒。根据《中华人民共和国药典》规定，川乌、草乌常用量是 1 ~ 3 g，附子 3 ~ 10 g。服乌头碱 0.2 mg 即可引起中毒，致死量为 2 ~ 5 mg[1]。乌头碱通过消化道及破损皮肤吸收，吸收快，中毒极为迅速，数分钟内出现中毒症状，临床发病时间为服药后 8 min ~ 3 h 不等，且无特效解毒剂。乌头碱中毒的主要临床表现：①心血管系统：严重心律失常，发生率高达 80% ~ 100%[2]；②神经系统：口舌、四肢、全身麻木，肌肉强直，阵发性抽搐，头痛，头晕；③消化系统：恶心、呕吐、腹痛、腹泻等。死亡率为 5.5%，其中严重心律失常和心搏呼吸骤停是最致命的危险因素[3]。

一、病历资料

1．病例简介

患者吴 ××，男，35 岁，因服自煎中药（制川乌、草乌各 15 g）后，全身发麻、胸闷、心悸、呕吐、腹泻 7 h，急诊入院。患者既往身体健康，两次同样中药服药史，无中毒症状。本次患者饮酒 30 min 后，口服仅煎制了 20 min 的中药 200 ml，约 10 min 后出现精神激动和亢奋，呕吐胃内容物数次，约半小时后开始出现全身乏力，口唇、四肢麻木，伴胸闷、心悸、头痛、头晕及腹泻水样便多次，来我院急诊科就诊。

入院诊断：

（1）急性药物中毒（乌头碱中毒）

（2）恶性心律失常：多源性室性心动过速

（3）心源性休克

2．病程介绍（表 13-1）

表 13-1　住院诊疗经过

日期	住院节点	病情及诊治过程
发病当天	急诊抢救室	7：35 T 36.7 ℃，P 110 次 / 分，R 22 次 / 分，BP 85/54 mmHg，SpO_2 98%，指尖血糖 5.8 mmol/L，神志清醒，痛苦面容，呕吐、心悸、胸闷。18 导联心电图示：多源性室性期前收缩。自诉胸闷，血压低，予利多卡因、阿托品、多巴胺治疗，予留置导尿，行双侧股静脉置管术及临时心脏起搏器植入术，因患者血流动力学不稳定，未予洗胃，口服硫酸镁导泻

续表

日期	住院节点	病情及诊治过程
	EICU	10：30 入 EICU，继续抗心律失常、扩容治疗，清除毒物：血液灌流、导泻，根据患者情况调整临时心脏起搏器参数
发病第 2 天		血液灌流，加强营养心肌药物治疗
发病第 3 天		尝试关闭临时心脏起搏器后，患者诉胸闷不适，再次开启起搏器后症状好转
发病第 4 天		拔除左股静脉导管、尿管，停抗心律失常药物，关闭临时心脏起搏器
发病第 5 天		血压稳定，停用多巴胺
发病第 6 天		拔除临时心脏起搏器及右股静脉导管
发病第 7 天	出院	嘱门诊随诊

出院诊断：

（1）急性药物中毒（乌头碱中毒）

（2）恶性心律失常：多源性室性心动过速

（3）心源性休克

（4）多脏器功能障碍综合征

（5）临时心脏起搏器术后

二、分析与讨论

1. 病情严重程度

此患者发生恶性室性心律失常，风险大。乌头碱对心肌的直接毒性作用，使心肌兴奋、传导和不应期不一致，复极不同步而形成折返，从而发生严重心律失常（包括扭转型室性心动过速），甚至心室颤动[4]。乌头碱强烈兴奋迷走神经，使节后纤维释放大量乙酰胆碱，从而使窦房结、房室结的自律性和传导性降低，引起窦性心动过缓和房室传导阻滞；乌头碱使心肌细胞 Na^+ 通道开通，加速其内流，促使细胞膜去极化，提高快反应细胞的自律性，导致心律失常，甚至心搏骤停。此患者出现频发室性期前收缩、短期阵发性室上性心动过速（图 13-1、图 13-2、图 13-3）。

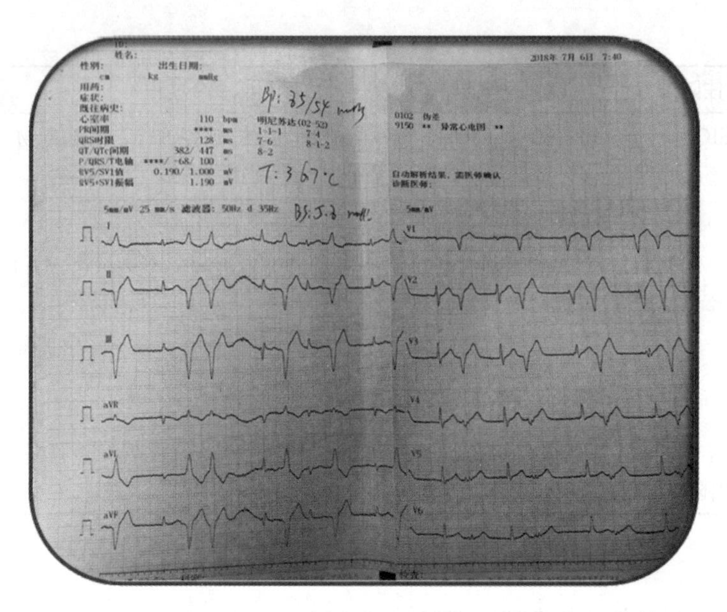

图 13-1 室性期前收缩心电图

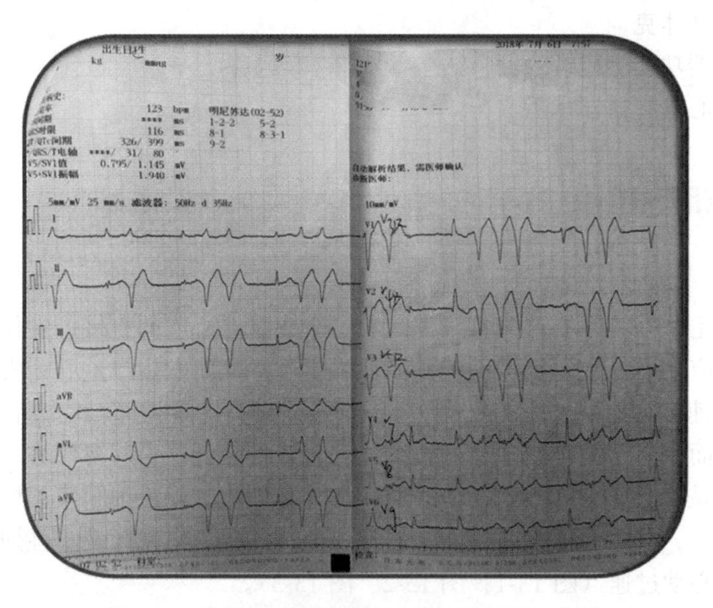

图 13-2 室性期前收缩及室上性心动过速心电图

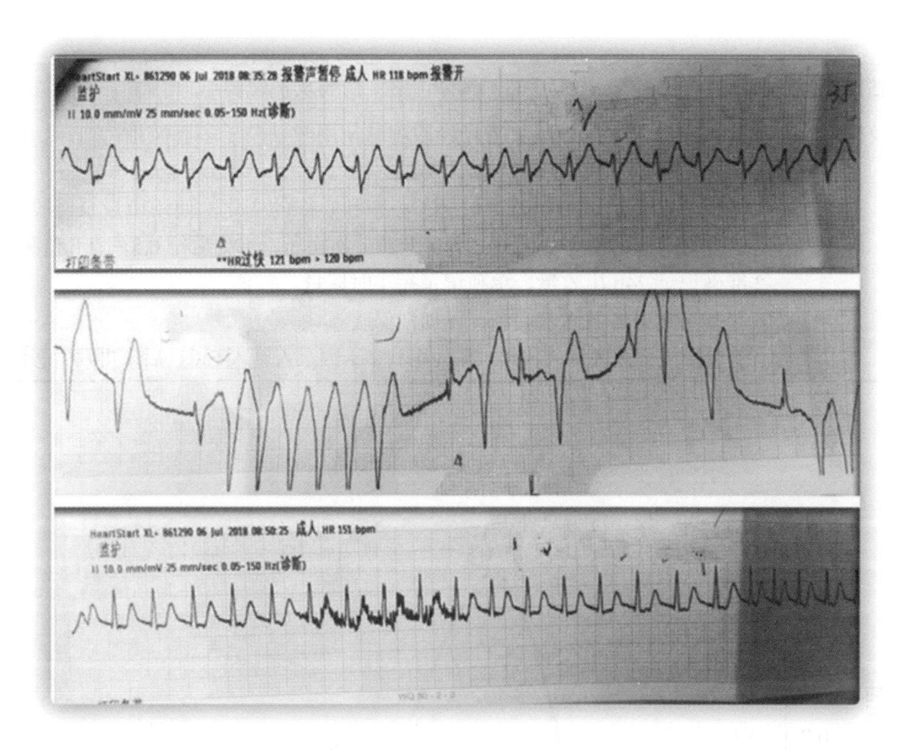

图 13-3　室上性心动过速心电图

2．护理评估、用药及护理要点（表 13-2）

表 13-2　护理评估及护理要点

评估维度	具体评估、用药及护理要点
健康史	既往身体健康，有两次服用同样中药史
身心状况	（1）心理状态：恐惧 （2）家庭社会：家庭和睦 （3）疾病认知：相关知识缺乏，认识不到疾病严重程度
实验室检查	血常规：白细胞 10.87×10^9/L，超敏 C 反应蛋白 1.35 mg/L，肌钙蛋白 I 0.095 ng/L，高敏肌钙蛋白 T 0.051 ng/L（图 13-4）
专科评估	（1）7：35 入抢救室时：T 36.7 ℃，P 110 次 / 分，R 22 次 / 分，BP 85/54 mmHg，SpO_2 98%。经过多巴胺升压治疗，8：22 BP 100/59 mmHg （2）胸闷、全身麻木 （3）心电图：多源性室性心律失常 （4）催吐、洗胃、导泻评估：因患者在家已经大量呕吐，到抢救室时血压低，血流动力学不稳定，未予催吐及洗胃治疗，予升压治疗后口服硫酸镁导泻 （5）血液灌流方案：予深静脉置管，设定血流速度 160 ～ 180 ml/min，采用 1 个 MG350 灌流器治疗，2 h/d，持续 3 天

续表

评估维度	具体评估、用药及护理要点
用药及护理要点	（1）使用升压药的效果：持续经股静脉使用微量泵予多巴胺维持血压，血压趋于平稳（图 13-5），心率、尿量趋于稳定 ①持续心电监护，密切监测血压、心率和心律的变化。使用微量泵经股静脉控制给药速度，调整用量时每 5 ～ 15 min 监测一次血压，平稳后每 0.5 ～ 1 h 监测一次血压 ②准确记录 24h 出入量，单独记录每小时尿量 ③严密观察患者肢体末端情况，加强保暖 （2）使用抗心律失常药物效果：使用利多卡因泵入，入 EICU 后未再发生恶性心律失常

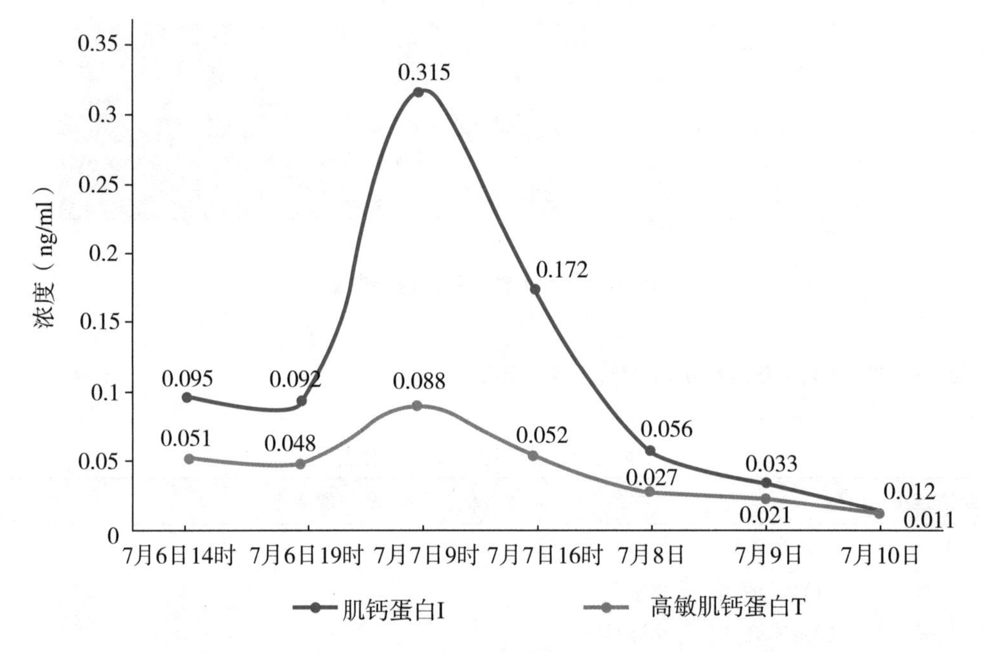

正常参考值：肌钙蛋白 I 0 ～ 0.034 ng/ml　高敏肌钙蛋白 T ＜ 0.014 ng/ ml

图 13-4　住院期间肌钙蛋白 I、高敏肌钙蛋白 T 变化图

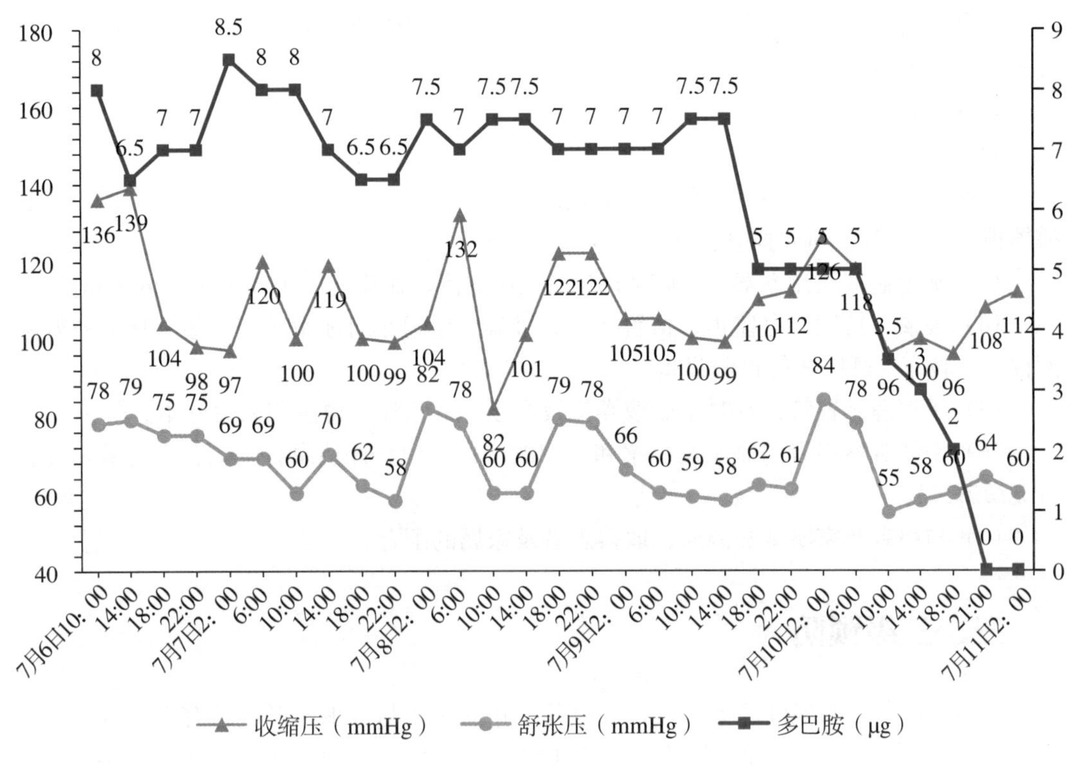

图 13-5 在 EICU 使用多巴胺过程中血压变化图

3．关键技术简介

临时心脏起搏器植入术配合及观察护理：

（1）植入术前准备——相关知识宣教：向患者讲解安装临时心脏起搏器的必要性和意义，介绍手术过程及安全性，同时做好患者及家属的工作，使其了解病情，明确治疗目的及治疗过程，使患者及家属有充分的思想准备，缓解其心理压力，消除其顾虑，稳定患者情绪，增强其信心，消除其紧张心理状态，避免手术时患者精神过度紧张，引起肌肉和血管痉挛，而导致起搏电极植入困难。该患者表示理解并配合。同时建立两条静脉通道，避免在术侧肢体输液，持续心电监护，持续氧气吸入，以改善心脏缺血、缺氧。

（2）植入时观察护理：严密观察患者的意识、面色、心率、心律、血压、呼吸及心电图等变化情况；并将除颤仪处于备用状态。

（3）植入术后护理

1）一般护理：术后卧床 3 天，左臂制动 24 h，24 h 后不可过度活动；更换体位时取平卧位或稍左侧卧位，防止电极脱位或导管电极折断；妥善固定起搏器及电极，每班检查接头连接处，确保安全起搏；嘱患者打手机时使用右手；避免手机靠近起搏器，以免形成电磁场[5]。

2）效果观察：持续心电监护，密切观察心率、心律，记录起搏器参数调整；注意起搏器感知和起搏功能是否正常，及时发现并处理与起搏相关的心律失常。

3）异常情况观察：观察伤口无渗血、渗液。备好电池，关注临时起搏器的低电量报警，及时更换。

4．小结

（1）紧急安全转运。

（2）迅速启动多学科（心内科，肾内科，重症医学科）会诊，入院 2 h 完成心脏起搏器植入，密切观察临时起搏器的工作状态。

（3）确定血液灌流方案，入院 4 h 开始血液灌流，血流速度 160 ～ 180 ml/min。

（4）吸氧，持续心电监护，留置尿管，准确记录每小时尿量及出入量；床旁备好除颤仪、急救车、呼吸机等抢救设备。

（5）予深静脉置管，及时予血液灌流及升压补液治疗，遵医嘱采集标本。

（6）密切观察患者的血压及心率和心律的变化，观察评估患者胸闷、全身麻木症状有无缓解。

（7）与患者及家属良好沟通，取得患者及家属的配合。

三、三级预防

我国传统中医药保健源远流长，经过几千年的积累与传承，形成了有中医特色的养生保健理论体系，如“药食同源”等。《神农本草经》《食疗本草》《备急千金翼方》等大量古籍记载了有保健功能的食物和药物，以增强免疫、缓解疲劳、降血糖、调节血脂、减肥美容为主。主要目标人群为中老年人。本案例就是患者听从父亲指示服用了可以消除疲劳、强身健体的中药，超量服药，炮制过程不规范[6]，导致服用中药后中毒的发生。

1．一级预防

中药类保健品不能代替药物，中老年人选择时应充分了解自身情况和中药功能特点，咨询医生或药师，不能轻信广告、盲目服用。

2．二级预防

乌头碱中毒起病危急，病情变化迅速且病死率高，根据服用含乌头碱类药史，结合具有乌头碱中毒引起心血管系统、神经系统、消化道症状及典型心电图的特点[7]，第一时间明确诊断，迅速配合，维持血压，药物纠正心律失常，导泻排除毒物，导尿，准确记录出入量，采取及时有效的救治方案。

3．三级预防

患者因为不了解药物的特性，服用了带毒性的中药（超剂量、炮制不规范而剧毒的中药），导致了此次中毒，因此在患者出院前，再次向患者及其家属做好宣教：

（1）指导患者在医生规范指导下使用中草药，到正规医院或正规药店看病开药，不要私自用药。

（2）向患者及家属宣教含乌头碱类中草药的性能及正确炮制方法，避免滥用、不正确使用或过量使用。

（3）嘱患者定期复查心肌酶、肌钙蛋白、电解质及心电图等，不适时随诊。

（4）嘱患者注意休息，劳逸结合。

出院后1周电话随访，患者无不适，已开始进行低强度运动，如散步、慢跑，已经正常生活工作。指导患者不要过量运动，量力而行，注意休息。患者出院后2周回院复查，心电图及心脏彩超均无异常。

【知识问答】

1．该患者使用心脏起搏器，如何观察起搏器运行是否正常

A．观察患者的神志、精神，有无胸闷、心悸、头晕、黑矇等临床表现

B．观察患者的生命体征及起搏器的运行情况

C．观察起搏器电池状况

D．识别起搏正常的心电图波形

答案：ABCD

解析：心电监护起搏心律的标志是起搏脉冲的“钉样”信号（起搏钉）。起搏功能正常时，起搏脉冲的钉样信号后有相应的心室除极QRS波群，起搏功能障碍时起搏脉冲后无相应的心室除极QRS波，患者的实际心率应等于或大于起搏器设定的心率。当起搏器不能正常工作时，患者自身难以维持正常的自主心率，发生胸闷、心悸、头晕、黑矇等症状，此时需要检查起搏器的功能状态、电池电量是否充足，当显示电量不足时应及时更换备用电池。

2．使用注射泵泵入多巴胺时需注意以下哪些

A．监测生命体征

B．药物应用剂量精准

C．中心静脉给药

D．密切观察每小时尿量

答案：ABCD

解析：多巴胺兴奋β受体，使心肌收缩力增强，心输出量增加，血压上升，对心率影响不明显；较大剂量的多巴胺能选择性地收缩皮肤、黏膜和骨骼肌血管，并使内脏血管扩张，外周血管长时间收缩，可能导致局部坏死或坏疽。多巴胺使肾血管扩张，肾血流量增加，肾小球滤过率增加，尿量增多；大剂量时激动α受体，导致周围血管阻力增加，肾血管收缩，肾血流量及尿量反而减少。

3．该患者此前服用乌头碱中药两次，均未出现不良反应，如何判断此次为乌头碱中毒

A．饮酒后服用

B．煎煮的时间过短

C．该患者具有乌头碱中毒引起的精神激动和亢奋、全身乏力、四肢及口唇麻木的神经系统症状，呕吐、腹泻的消化道症状

D．该患者有胸闷、心悸、心血管系统症状及典型心电图恶性心律失常表现

答案：ABCD

解析：患者此次服用的乌头碱中药与之前服用的是同一药店同一批次取得的，药物剂量相同，与之前两次不同的是，此次是饮酒后服用，而乌头碱微溶于水，易溶于酒精，酒精可增加毒物吸收。乌头类入煎剂一般要求久煎，即煎煮 1 小时以上，可减低其毒性。该患者具有乌头碱中毒典型的心血管、神经、消化道系统症状，服药饮酒史、中药煎煮时间过短，可以判断患者是乌头碱中毒。

【参考文献】

[1] 金锐，张冰．含乌头碱中成药理论中毒风险的数学分析 [J]．中成药，2018，40（11）：2593-2596.

[2] 张立敏，李大鹏，赵津章，等．急性乌头碱中毒所致心律失常患者的临床特点及救治分析 [J]．实用心脑肺血管病杂志，2016，24（10）：158-159.

[3] 郑艳杰，王海霞，高军丽．重症乌头碱中毒救治四例 [J]．中华劳动卫生职业病杂志，2017，35（9）：697-698.

[4] 林朝亮，李长青，成向进，等．1 例急性乌头碱中毒危重病例的救治及分析 [J]．中国急救复苏与灾害医学杂志，2018，1：90-91.

[5] 周立军．缓慢型心律失常患者行临时心脏起搏器安置术后的护理效果 [J]．医疗装备，2019，32（24）：171-172.

[6] 陈芙蓉，邹大江，闪仁龙，等．近 10 年含乌头碱类植物中毒原因及解毒办法文献分析 [J]．时珍国医国药，2012，23（12）：3116-3118.

[7] Lin CC，Chan TYK，Deng JF. Clinical features and management of herb-induced aconitine poisoning [J]．Annals of Emergency Medicine，2004，43（5）：574-579.

（吴柏玲　张贺真）

一例重型颅脑损伤患者肠内营养并发胃潴留的循证实践

胃潴留（gastric retention）又称胃排空延迟或胃肌轻瘫，是指胃内容物积聚而未及时排空，是喂养不耐受最常见的症状之一[1]。国内对胃潴留的诊断标准为凡呕吐物为4～6 h前摄入的食物，或空腹8 h以上胃残余量＞200 ml。重型颅脑损伤患者因受机体应激及疾病影响，肠内营养时胃潴留发生率可高达50%，肠内营养因而中断，喂养目标量无法达成；同时也使胃食管反流和呕吐的风险增加，误吸或吸入性肺炎等并发症发生率大大增加，延长患者住院时间，危及患者健康。

一、病历资料

1．病例简介

患者葛×，男，29岁，因轮胎爆炸致头面部外伤2 h转入我院急诊。患者既往体健，无心脏病、高血压、糖尿病等病史，无药物、食物过敏史。

入院诊断：

（1）重型颅脑损伤：左侧额颞顶硬膜下血肿，左侧颞顶部硬膜外血肿，脑疝，颅底骨折，外伤性蛛网膜下腔出血

（2）右眼外伤

（3）肺部感染

2．病程介绍（表14-1）

表14-1　病情及诊疗过程

住院节点	病情及诊疗过程
入院	神志昏迷，双侧瞳孔不等大等圆，左侧5.0 mm，右侧3.0 mm，对光反射消失，右眼眶周青紫肿胀。生命体征：T 36.2 ℃，P 94次/分，R 12次/分，BP 137/78 mmHg。头颅CT示：左侧额颞顶硬膜下血肿，左侧颞顶部硬膜外血肿，脑疝形成；颅底骨折；蛛网膜下腔出血
手术	50 min后急诊全麻下行“硬膜下血肿清除＋硬膜外血肿清除＋脑脊液漏修补＋去骨瓣减压术”，术程约3 h

续表

住院节点	病情及诊疗过程
转入 ICU	术后昏迷状态，格拉斯哥昏迷量表评分 3 分，双侧瞳孔不等大等圆，左侧 5.0 mm，右侧 3.0 mm，对光反射消失。生命体征：T 36.3 ℃，HR 105 次 / 分，R 13 次 / 分（机控），BP 92/63 mmHg，颅内压波动在 11 ～ 18 mmHg。胸片示右肺中叶新增少许渗出灶 头部留置颅内压监测管 1 根，经口留置气管插管 1 根、胃管 1 根，并行胃肠减压。予脱水降颅压、亚低温脑保护、镇静镇痛、抗感染、维持内环境平衡等治疗
肠内营养第 1 天	鼻饲温开水 500 ml+ 营养乳剂 TPF 500 ml，喂养速度 40 ～ 50 ml/h，8 h 抽吸胃残余量 50 ～ 80 ml。出现低钾血症及高钠血症，[K^+] 2.45 mmol/L，[Na^+] 167 mmol/L，予补钾降钠治疗（图 14-1）
肠内营养第 4 天	8 h 胃残余量 100 ～ 200 ml，喂养速度降低至 30 ml/h。颅内压正常，拔除颅内压测压管（图 14-2）
肠内营养第 5 天	行床旁经皮气管切开术，予暂停鼻饲营养液 6 h。恢复营养 4 h 后，监测胃残余量 220 ml，予暂停鼻饲营养液
肠内营养第 6 天	呕吐淡黄色胃内容物一次，量约 300 ml。监测胃残余量＞ 300 ml，予暂停鼻饲，行胃肠减压（图 14-2）
肠内营养第 7 天	胃残余量仍有 200 ml 左右，经文献查证及护理专家 MDT 会诊，予留置经口空肠管喂养，实施胃潴留循证实践方案，同时保留胃管进行胃残余量监测（图 14-2）
肠内营养第 10 天	患者胃残余量约 50 ml，每日喂养量 1000 ～ 1400 ml。拔除胃管，继续幽门后喂养。胸片示右肺中叶渗出减少，未见新发渗出灶（图 14-2）

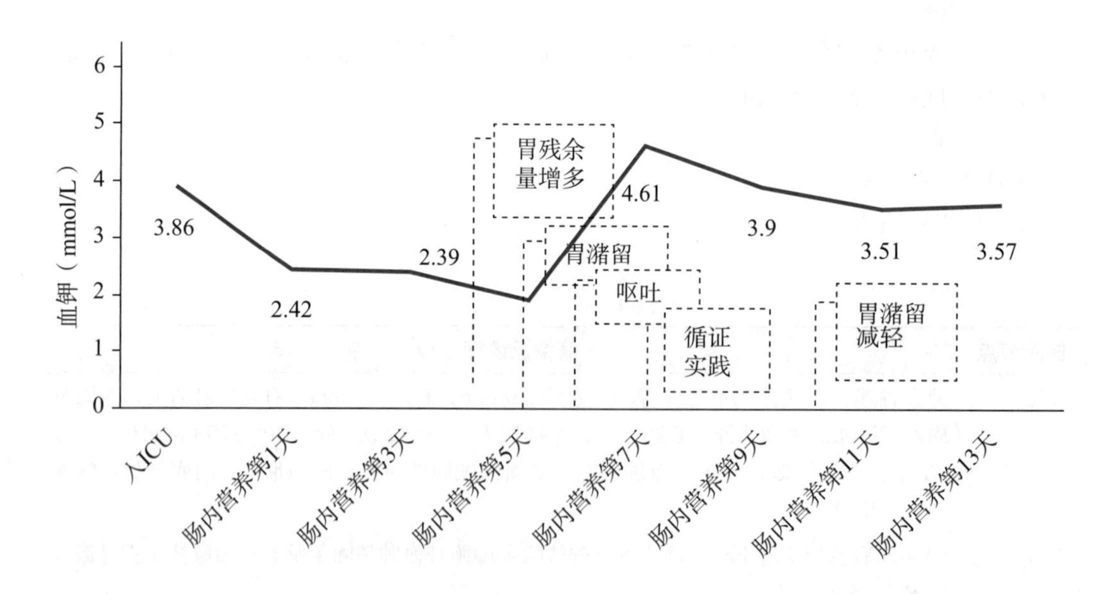

正常参考值：3.5 ~ 5.5 mmol/L

图 14-1　血钾变化趋势图

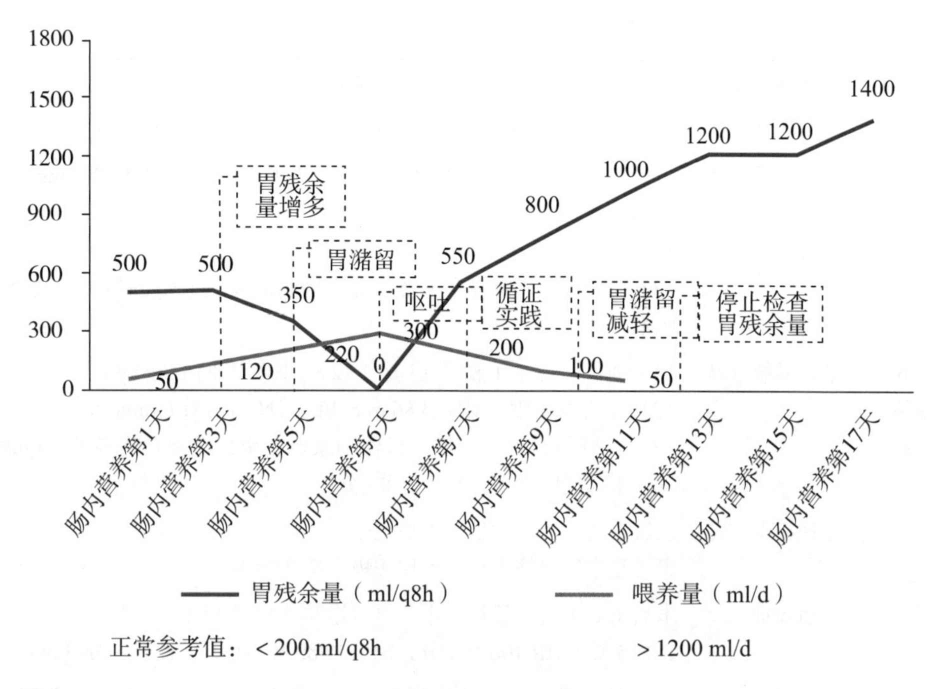

图 14-2　胃残余量及喂养量趋势图

出院诊断：

（1）重型颅脑损伤：左侧额颞顶硬膜下血肿，左侧颞顶部硬膜外血肿，脑疝，颅底骨折，外伤性蛛网膜下腔出血

（2）右眼外伤

（3）肺部感染

二、分析与讨论

1．疾病严重程度

患者为重型颅脑损伤，是常见的一种外伤性疾病，其死亡率和致残率高居全身各部位损伤之首。除了神经专科治疗，早期肠内营养能满足患者机体需求，增强其抵抗力，改善疾病预后。研究表明[2]：伤后早期进行肠内营养，可减少颅脑损伤患者的感染率和死亡率。此患者在肠内营养过程中发生胃潴留，严重时发生呕吐，导致患者营养中断、24 h 喂养量不到 600 ml，无法满足患者营养需求。此外，呕吐增加患者发生误吸和吸入性肺炎的风险，威胁患者生命安全。胃潴留评估与监测方法，以及合理的肠内营养实施方案，保证热量摄入，可促进颅脑损伤愈合。

2．护理评估（表 14-2）

表 14-2 护理评估表

时间节点	评估维度	具体评估
第 1 天实施评估	生命体征	T 36.2 ℃，HR 94 次 / 分，R 12 次 / 分，BP 137/78 mmHg
	神经系统症状	（1）神志昏迷，双侧瞳孔不等大，左侧 5.0 mm，右侧 3.0 mm，对光反射消失；颅内压 11 ～ 18 mmHg （2）CT 示：大脑镰疝形成 （3）“硬膜下血肿清除 + 硬膜外血肿清除 + 脑脊液漏修补 + 去骨瓣减压术”后
第 4 ～ 6 天实施评估	消化系统症状	（1）血红蛋白 131 g/L，白蛋白 42.8 g/L，总蛋白 76.4 g/L （2）血清电解质：[K^+] 3.86 mmol/L，[Na^+] 141.6 mmol/L （3）经口留置胃管一根，行胃肠减压，引出黄绿色胃液约 30 ml；腹软，听诊肠鸣音弱，1 ～ 2 次 / 分
	心理社会支持	患者昏迷，无法评估心理情况 患者是家庭经济支柱，家属积极支持救治
	生命体征	术后第 6 天行气管切开术，血氧饱和度 99% 以上 T 35.5 ℃，HR 100 次 / 分，BP 150/80 mmHg，R 12 次 / 分（机控）
	神经系统症状	（1）神志昏迷，格拉斯哥昏迷量表评分 3 ～ 4 分，双侧瞳孔不等大，左侧 4.0 mm，右侧 2.5 mm，对光反射消失 （2）颅内压 5 ～ 12 mmHg；术后第 6 天拔除颅内压监测管 （3）颅内血肿较前吸收
第 10 天实施评估	消化系统症状	（1）营养期间 8 h 抽吸胃残余量 50 ～ 300 ml，逐渐增多 （2）患者呕吐淡黄色胃内容物一次，量约 300 ml；胃肠减压引流出 300 ml 黄色胃内容物，暂停肠内营养 （3）血红蛋白最低 78 g/L，白蛋白最低 30.7 g/L，总蛋白 56.6 g/L；[K^+] 最低 1.92 mmol/L，[Na^+] 最高 179 mmol/L （4）每日喂养量 < 600 ml （5）腹部膨隆，肠鸣音 2 ～ 3 次 / 分，使用开塞露后排出 100 ml 褐色条形便；肠内营养耐受评分表 4 分 （6）营养风险筛查 NRS-2002 评分 > 3 分
第 19 天实施评估	消化系统症状	（1）胃残余量减少至 50 ml 左右，每日喂养量 1000 ～ 1400 ml （2）血红蛋白 108 g/L，白蛋白 42.5 g/L，总蛋白 76.3 g/L （3）[K^+] 3.90 mmol/L，[Na^+] 149.4 mmol/L （4）肠鸣音 4 次 / 分，肠内营养耐受评分表 1 ～ 2 分 （5）未出现呕吐、腹胀、腹泻等症状，肺部未见新发渗出灶
	生命体征	T 36.8℃，HR 85 次 / 分，BP 110/62 mmHg，R 18 次 / 分。气管切开处面罩吸氧 6 L/min，SpO_2 100%
	综合评估	昏迷状态，格拉斯哥昏迷量表评分 6 分，双侧瞳孔等大等圆，直径 2.5 mm，对光反射消失；白蛋白 39.8 g/L，总蛋白 73.4 g/L，每日喂养量 1400 ml

3．用药及护理措施

（1）专科治疗用药措施：予脱水降颅压、亚低温脑保护、镇静镇痛、抗感染、补液、营养支持、维持电解质平衡等对症支持。

（2）针对胃潴留用药措施：患者胃残余量增多、呕吐时予甲氧氯普胺静脉注射；遵医嘱减少钠离子摄入；静脉泵入 10% 氯化钾注射液，每天泵入量 3 ～ 6 g，规范氯化钾高警示药物的使用管理（表 14-3）。

（3）密切观察生命体征变化，监测营养指标及胃残余量。

表 14-3　药物使用要求及具体措施

药物	使用要求	具体措施
甲氧氯普胺	①其主要抑制延脑的催吐化学感受器，对高级中枢有轻微抑制作用，使用时需注意关注低血压 ②遇光变黄色至黄棕色，其毒性增高不可供药用	①避光、密闭储存 ③ Q1h 监测生命体征 ③观察神志瞳孔变化及改善胃功能的效果
10% 氯化钾	为高警示药物。浓度高、使用不当可引起高钾血症，使用时需注意监测血钾、心电图、酸碱平衡及尿量	①中心静脉泵入，速度 10 ml/h ②每日监测电解质浓度 ③密切观察心率、血压、尿量变化，尿液＜ 30 ml 暂停补钾 ④病情稳定后减少脱水药用量

（4）动态评估肠内营养喂养量是否达标，此患者的既往体重 61 kg，身高 167 cm，根据计算，其每日需求量为 1525 ～ 1830 kcal，换算成瑞能（260 kcal/200 ml）为每日 1200 ～ 1400 ml。及时调整肠内营养方案，疗效明显，胃残余量逐渐下降，喂养量逐渐上升。

4．关键技术简介

（1）颅脑损伤患者行肠内营养并发胃潴留的循证实践

患者肠内营养过程中胃残余量增多，发生胃潴留及呕吐症状，常规措施无法缓解，营养目标无法达成，误吸风险增加。因此，我们成立循证小组，提出循证的 PICO：P——发生胃潴留的 ICU 颅脑损伤患者；I/C——预防和处理胃潴留的措施；O——降低胃潴留的发生率及胃潴留量，达成喂养目标量。以“ICU”“重症监护室”“颅脑损伤”“肠内营养”“胃潴留”为关键词在中文各大数据库进行检索，并以“ICU”“intensive care unit”“traumatic brain injury”“enteral nutrition”“gastric retention”为关键词和主题词在英文数据库进行检索。所有文献库检索完毕，通过剔重、初筛及复筛、根据纳排标准及文献质量评价等筛查流程，纳入 19 篇文献进行证据汇总。循证小组采用澳大利亚 JBI 循证卫生保健中心的质量评价工具对纳入的文献质量评价，最终汇总了 11 条最佳证据（表 14-4）。

表 14-4 颅脑损伤患者行肠内营养并发胃潴留的最佳证据

最佳证据内容	证据分级	推荐级别
胃潴留的定义：多数指胃残余量在 200 ～ 500 ml	1C	A 级推荐
关注颅脑损伤患者并发胃潴留的危险因素	3C	B 级推荐
每天通过肠鸣音听诊，评估患者症状，如排气排便、疼痛、腹胀及腹内压等来确定患者的肠道耐受性	1A	A 级推荐
当患者存在高风险因素和肠道不耐受症状时，根据条件采用超声或者注射器抽吸法每 4 ～ 6 h 监测胃潴留量	2C	A 级推荐
在开始肠内营养时监测胃残余量，若在顺利喂养 48 ～ 72 h 后胃残余量为持续低水平，可减少或停止监测	2B	B 级推荐
颅脑损伤患者的肠内营养一般在能听到肠鸣音时开始。首日速度 20 ～ 50 ml/h，次日可根据腹内压或监测胃排空情况，逐渐调至 80 ～ 100 ml/h	5B	A 级推荐
没有禁忌证的患者尽早使用空肠管或者幽门后喂养	2C	A 级推荐
采用脂肪改良配方、消化性短肽制剂、益生菌等肠内营养制剂改善胃潴留症状	1C	B 级推荐
采用持续滴注、加温至 37 ～ 40 ℃的方式减少胃潴留	1A	A 级推荐
胃残余量大于 200 ml 时降低喂养速度，大于 500 ml 时暂停喂养，并根据营养评估表和病情决定是否留置空肠管或使用甲氧氯普胺（胃复安）	2C	A 级推荐
如胃残留 < 150 ml，则可按喂养流程考虑加量或维持原量；如胃残留在 150 ～ 250 ml，建议酌情减量；如胃残留在 250 ml 以上，则建议暂停肠内营养，重新评估胃肠功能并做相应处理后再行喂养	5B	A 级推荐

邀请院内危重症及相关专业护理专家进行 MDT 会诊，结合患者病情及科室情况对最佳证据进行分析讨论，制订胃潴留的循证实践方案，并在实施方案前充分告知家属取得知情同意。其实践方案 [1,3-5] 如下：

1）新增肠内营养耐受评分表评估耐受性。

2）每 6 h 进行一次胃残余量监测，动态增减监测频次，观察胃残余量的变化趋势，结合肠道耐受性评估判断患者的胃潴留程度。

3）留置空肠管，实施幽门后喂养。

4）优化肠内营养流程：肠内营养在能听到肠鸣音时开始，首日速度 20 ～ 50 ml/h，根据胃残余量及肠道耐受性逐渐增加至 80 ～ 100 ml/h。

采用自制的评价指标项目表对循证实践过程进行评价（表 14-5）。

表 14-5 循证实践临床评价指标项目表

时间	问题观察	证据实施	效果评价
肠内营养实施第 5 天	喂养速度 30 ml/h，胃残余量每次 220 ml	执行常规措施：静脉注射甲氧氯普胺（胃复安）； 胃肠减压；每 8 h 听诊肠鸣音一次	未改善，停止肠内营养
肠内营养实施第 6 天	呕吐 300 ml，胃残余量仍有 300 ml	晚间肠鸣音评估 1 ~ 2 次 / 分 肠道耐受评估 4 分	停止肠内营养
肠内营养实施第 7 天	胃残余量每次 200 ml，无呕吐	A 班留置空肠管，实施空肠喂养。14：30 胸部 X 线片显示空肠管到位，予 20 ml/h 速度进行肠内营养 实施肠内营养前及 6 h 听诊肠鸣音一次，每班进行肠道耐受评估一次，6 h 注射器抽吸测胃残余量一次 喂养温度 37 ~ 38℃	肠鸣音 1 ~ 2 次 / 分 肠道耐受评估 3 分 20：30、2：30 监测胃残余量为 100 ml，喂养速度增加至 50 ml/h 总喂养量 550 ml
肠内营养实施第 8 天	胃残余量每次约 100 ml，无呕吐	当日初始喂养速度 50 ml/h，9：00、15：00、21：00、3：00 监测胃残余量 100 ml，喂养速度不变，其余措施同前	肠鸣音 2 ~ 3 次 / 分 肠道耐受评估 2 分 总喂养量 800 ml
肠内营养实施第 9 ~ 10 天	胃残余量每次 20 ~ 80 ml，无呕吐	第 9 天初始喂养速度 50 ml/h，15：00 监测胃残余量 50 ml，喂养速度增加至 60 ml，21：00 喂养速度增加至 70 ml/h。第 10 天停止胃残余量监测	肠鸣音 3 次 / 分 肠道耐受评估 2 分 总喂养量 1000 ml
肠内营养实施第 11 天及以后	无喂养不耐受表现	第 11 天初始喂养速度 80 ml/h，第 14 天喂养速度增加至 100 ml/h，其余监测措施同前	肠鸣音 3 ~ 4 次 / 分 肠道耐受评估 1 分 总喂养量 1200 ~ 1400 ml

（2）电子喉镜下徒手留置经口空肠管及护理

空肠置管的禁忌证：活动性消化道出血、肠梗阻、肠道缺血、急腹症、严重腹腔感染。考虑到患者存在颅底骨折，无法经鼻置入空肠管，尝试采用电子喉镜经口置入空肠管（图 14-3）。

1）置管前准备：告知家属，取得知情同意；评估患者有无置管禁忌证、生命体征、合作程度、胃肠道功能等。备好置管用物：电子喉镜、空肠管一根、润滑剂、听诊器、50 ml 注射器等。

2）置管流程：常规湿润空肠管前端约 30 cm，在电子喉镜直视下将空肠管沿着食管方向置入胃内；抽吸胃液、听诊气过水声确认空肠管在胃内后，静脉注射甲氧氯普胺 10 mg，加速患者胃肠蠕动；10 min 后协助患者右侧卧位，注入 200 ~ 300 ml 空气；双人合作，鼻空肠管每置入 5 cm 听诊肠鸣音，若遇阻力，放松，让导管自动回退，待阻力下降或消失时继续置入；每打气量约 100 ml 回抽气体；置入 90 ~ 110 cm 后，由导管尾端注入 20 ml 等渗盐水，抽出导丝；固定导管，粘贴管路标识，洗手、记录；遵医嘱拍摄床旁腹部 X 线片，确定空肠管位置（图 14-4）。

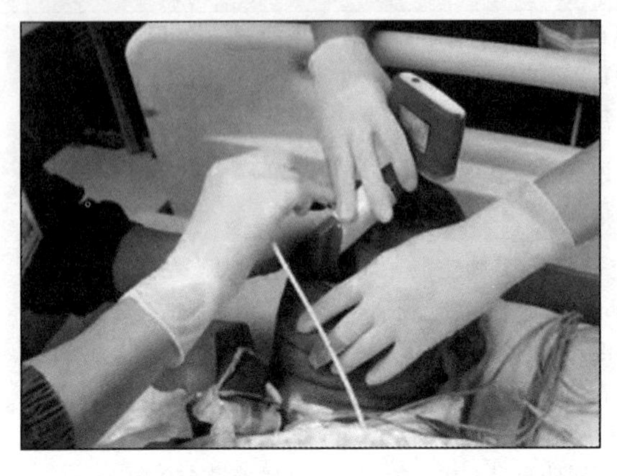

彩图 14-3 电子喉镜下行空肠管置入术（彩图见后）

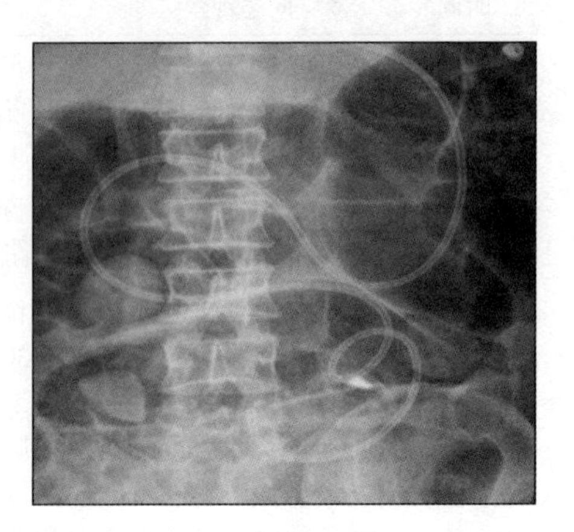

图 14-4 腹部正位片显示空肠管走行

3）置管后护理：每班评估空肠管的刻度，妥善固定，避免牵拉滑脱；保持空肠管通畅性，温开水 30 ml 冲洗空肠管，Q6h；喂药时，充分碾碎药物，兑成稀薄液体后注入；初始喂养速度 30 ～ 50 ml/h，温度 37 ～ 40 ℃，根据患者情况调整；加强口咽部和鼻腔护理，避免局部感染；定时监测血糖、血电解质及肝、肾功能变化。

4）并发症观察：空肠管留置期间加强观察有无“置管后鼻咽及食管黏膜损伤和出血、管道堵塞或滑脱、胃肠道并发症、感染”等异常情况。

5．小结

患者为重型颅脑损伤，在实施肠内营养时并发胃潴留，医护协作制订 ICU 颅脑损伤患者行肠内营养并发胃潴留的最佳证据并进行实践，经过 21 天医护患共同努力，患者未再出现呕吐及胃潴留的症状，喂养量达标，营养指标好转，6 月 24 日成功转出 ICU。

在此次循证护理实践中，我们运用了肠内营养耐受评分表评估患者肠道耐受性，并结合胃残余量趋势来判断患者胃潴留的程度；规范了胃残余量监测频率与方法；电子喉镜下徒手留置空肠管行幽门后喂养；精准控制肠内营养温度及速度。重症专科护士在实践中指导责任护士按要求执行实践方案，收集实践评价指标，护士对胃残余量监测、精准控制肠内营养温度和速度执行度高，解决了患者的临床疑难问题，取得良好的护理效果，展现了专科护士的护理实践能力、研究能力及临床专业管理能力。

三、三级预防

三级预防是指涵盖了预防、治疗和康复三个层面的健康保健措施。本案例患者由于颅脑损伤造成机体功能障碍，在行肠内营养治疗时出现胃潴留及呕吐症状。及时关注此类患者肠内营养时胃潴留的危险因素，可以做到早发现、早控制，减轻胃潴留症状。

1．一级预防：识别胃潴留的危险因素

肠鸣音减弱、低血压或休克史、低血钾、低 GCS 评分、接受机械通气治疗、接受亚低温治疗等是影响神经外科重症患者胃潴留发生的因素。医护人员为神经外科患者行肠内营养时，应充分评估其胃潴留危险因素。当出现以下情况时：肠鸣音 1 ~ 2 次 / 分；血压小于 90/60 mmHg，或使用升压药物、休克史；血钾低于 3.5 mmol/L；GCS 评分 ≤ 3 分；接受机械通气治疗；接受亚低温治疗增加。

2．二级预防：胃潴留的监测与筛查

颅脑损伤患者开始肠内营养的前 2 周，发生胃潴留的风险较高，在护理这类患者时，应加强对胃残余量及肠道耐受性的监测，并结合胃残余量数值趋势、肠道耐受性的评估来判断患者胃潴留的程度。护理人员可每 6 h 进行肠鸣音听诊、使用肠内营养耐受评分表（表 14-6）评估患者 1 次，每 4 ~ 6 h 利用超声或注射器抽吸法监测胃残余量一次，早期识别并监测胃潴留或肠道不耐受症状，如恶心、呕吐、腹胀、腹痛等，做到“早发现、早干预、早治疗”。

3．三级预防：胃潴留的处理及康复

应合理安排发生胃潴留患者的肠内营养流程，并做好胃残余量监测。

（1）患者开始肠内营养前进行肠鸣音听诊，初始速度 20 ~ 50 ml。次日每 4 ~ 6 h 监测胃潴留情况，胃残余量 < 200 ml，增加喂养速度 10 ~ 20 ml/h，直到调至 80 ~ 100 ml/h。

（2）采用 24 h 持续滴注、加温器维持营养液 37 ~ 40 ℃的方式喂养。

（3）当胃潴留量 > 200 ml 时，降低喂养速度 20 ml/h；大于 500 ml 且出现腹胀、腹痛、腹泻等肠道不耐受情况时，暂停喂养，超过 24 h 症状未缓解则予使用胃复安或留置空肠管。

（4）结合当地条件提供幽门后喂养、脂肪改良配方、消化性短肽制剂、益生菌等肠内营养制剂，改善胃潴留症状。

表 14-6　肠内营养耐受评分表

评估内容	分值			
	0 分	1 分	2 分	5 分
腹胀 / 腹痛	无	轻度腹胀，无腹痛	明显腹胀或腹痛自行缓解或腹内压 15 ~ 20 mmHg	严重腹胀或腹痛不能缓解或腹内压 ≥ 20 mmHg
恶心 / 呕吐	无 / 持续胃肠减压无症状	恶心，无呕吐	恶心呕吐（不需胃肠减压）或胃残余量 > 250 ml/L	呕吐且需要胃肠减压或胃残余量 > 500 ml/L
腹泻	无	稀便 3 ~ 5 次 / 天且量 < 500 ml	稀便 > 5 次 / 天且量 500 ~ 1500 ml	稀便 > 5 次 / 天且量 > 1500ml

总分 0 ~ 2 分：继续肠内营养，增加或维持原速度，对症治疗；3 ~ 4 分：继续肠内营养，减慢速度，2 h 后重新评估；≥ 5 分：暂停肠内营养，重新评估或更换输入途径。

【知识问答】

1．下列哪些是肠内营养喂养不耐受的症状

A．呕吐　　B．腹泻　　C．便秘　　D．胃潴留

答案：ABCD

解析：欧洲重症医学会腹部问题协作组将喂养不耐受定义为在肠内营养过程中，发生腹泻便秘、高胃残余量等症状，以及其他任何临床原因引起的对肠内营养的不耐受[3]。

2．营养目标喂养量如何计算？

答案：根据 2016 ASPEN 指南[3]，每日需求热量根据体重指数进行了区分，理想体重 = 身高（cm）– 105，体重指数（BMI）= 体重 / 身高[2]。

（1）患者的体重指数（BMI）≤ 30 kg/m^2，热量 25 ~ 30 kcal/（kg·d）。

（2）30 kg/m^2 < BMI ≤ 50 kg/m^2，热量 11 ~ 14 kcal/（kg·d）（如需使用理想体重，参照 BMI > 50 kg/m^2 患者）。

（3）BMI > 50 kg/m^2，热量 22 ~ 25 kcal（kg·d）。

（4）对于无法测量实际体重或因水肿等情况无法测量真实体重的患者，可应用既往体重；如患者无法提供可靠既往体重，可参照 BMI ≤ 30 kg/m^2 计算。

【参考文献】

[1] 吴白女，潘慧斌，黄培培，等．肠内营养并发胃潴留规范化处理流程对危重症患者喂养达标率的影响［J］．中华护理杂志，2018，53（12）：1458-1462.

[2] Nancy Carney，Annette MT，Cindy O’Reilly，et al. Guidelines for the Management of Severe Traumatic Brain Injury，Fourth Edition［J］．Neurosurgery，2017，80（1）：6-15.

[3] McClave Stephen A，Taylor Beth E，Martindale Robert G，et al. Guidelines for the Provision and Assessment of Nutrition Support Therapy in the Adult Critically Ill Patient：Society of Critical Care Medicine（SC CM）and American Society for Parenteral and Enteral Nutrition（A.S.P.E.N.）［J］．Journal of Parenteral and Enteral Nutrition，2016，40（2）：159-211.

[4] 中华医学会神经外科学分会，中国神经外科重症管理协作组．中国神经外科重症患者消化与营养管理专家共识（2016）［J］．中华医学杂志，2016，96（21）：1643-1647.

[5] 林碧霞，许丽春．基于循证的重症鼻饲患者喂养不耐受症状管理［J］．护理学杂志，2019，34（16）：103-106.

（高莹莹　徐佳卿）

一例双上腔静脉畸形患者置入 PICC 的护理

永存左上腔静脉（persistent left superior vena cava，PLSVC）又称双上腔静脉畸形，是由于胚胎发育早期出现的左上腔静脉未正常退化而永存下来，是罕见的体循环静脉畸形。PLSVC 在正常人群中的发生率为 0.3% ～ 0.5%。大多无临床症状，也无血流动力学改变，难以在一般的体检及治疗中查出，通常在中心静脉置管、心导管检查和植入心脏起搏器的过程中，由于导管进入左上腔静脉而被发现。

由于存在异常的静脉回路，在进行经外周静脉置入中心静脉导管（peripherally inserted central catheter，PICC）时，导管可能会异位于 PLSVC 内，PLSVC 的存在将影响置管后对导管尖端位置的判断，极大地增加该类患者 PICC 置管的难度系数和危险系数，从而增高 PICC 相关并发症的发生风险。

一、病历资料

1．病例资料

患者，何 ××，女，45 岁，因“右侧乳腺癌改良根治术 + 右腋窝淋巴结清扫术后，拟行 EC-T（表柔比星 + 环磷酰胺 - 紫杉醇）方案化疗”，收入乳腺甲状腺外科治疗。患者已婚，既往身体健康，半个月前行右乳改良根治术，否认慢性病史、传染病史。无过敏史，否认家族遗传性疾病及心脏病史。

入院诊断：乳腺癌术后化疗

2．病程介绍（表 15-1）

表 15-1　住院病程

住院节点	病情及诊治过程
入院当天	因“右侧乳腺癌改良根治术 + 右腋窝淋巴结清扫术后，拟行 EC-T 方案化疗”入院。入院生命体征平稳，T 36.3 ℃，P 82 次 / 分，BP 116/68 mmHg，R 17 次 / 分。查体胸壁手术切口愈合好，无红肿渗液，患肢功能锻炼良好，未诉胸闷、心悸等不适。心电图呈窦性心律，心脏彩超显示无血流动力学改变，血常规、凝血功能均正常
住院第 2 天	经全面评估后行超声导引下塞丁格技术经左上臂贵要静脉 PICC 置管术。导管预测量长度 42 cm，置管过程中使用腔内心电图尖端定位技术，心电图出现高尖 P 波，但始终未出现双向 P 波。置管后胸部 X 线片检查提示：导管末端位于纵隔左侧 T8 水平，经心脏彩超及 CT 平扫诊断患者为双上腔静脉畸形
住院第 3 天	组织放射科、超声科、心内科、介入科、静疗专科护士等多学科协作会诊后予以保留 PICC 管道并正常使用
住院第 4 天出院	患者顺利完成第一次化疗，化疗期间生命体征正常，无其他不适，予出院

出院诊断：乳腺癌术后化疗

二、分析与讨论

1．疾病严重程度

（1）双上腔静脉畸形的诊断及分型[1]

双上腔静脉畸形存在以下四种变异类型（图 15-1），应进行准确判断，以免影响导管的使用。常见永存左上腔静脉与冠状静脉窦连接，开口于左心房或右心房，约 90% 进入右心房（静脉血），少于 10% 进入左心房（动脉血）。

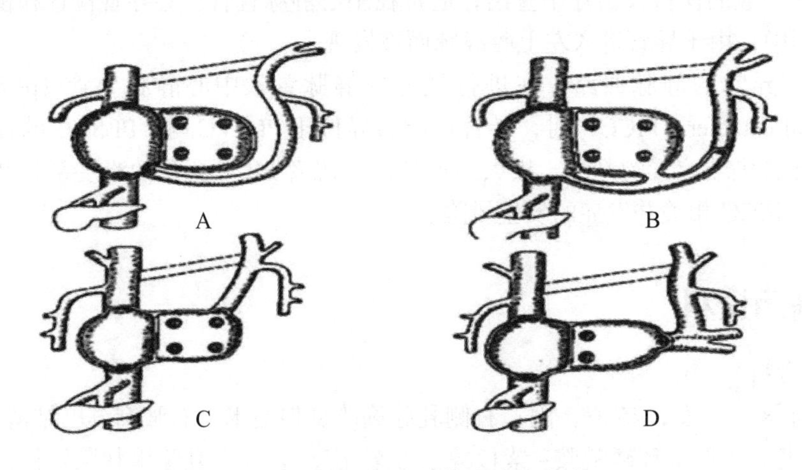

图 15-1　双上腔静脉畸形分型

PLSVC 根据血流动力学特点不同可分为以下 4 型：

A 型，左上腔静脉引流入冠状静脉窦，伴冠状静脉窦增粗，窦口扩大，血液回流到右心房（图 15-2）。

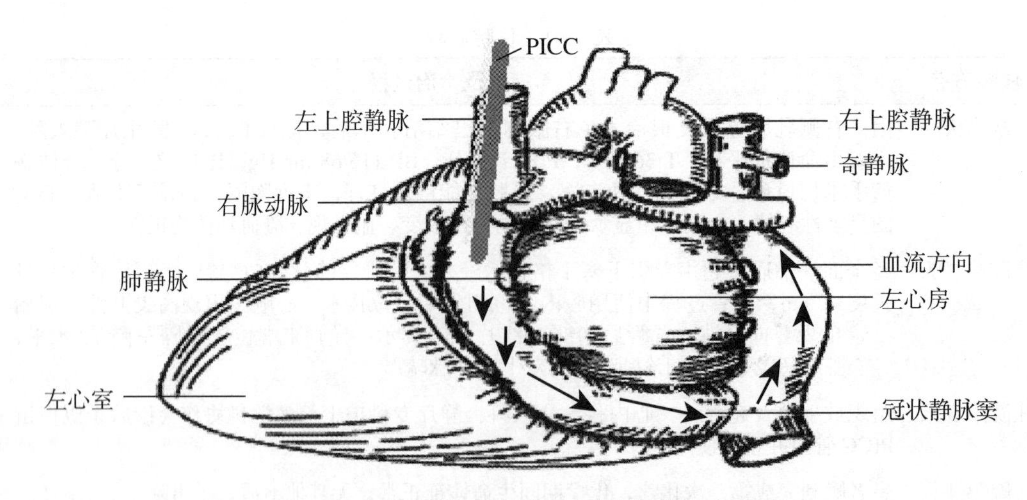

图 15-2　双上腔静脉畸形汇入冠状静脉窦后面观

B 型，左上腔静脉经冠状静脉窦与左心房交通。

C 型，左上腔静脉直接开口于左心房顶部。

D 型，冠状静脉窦缺如，左上腔静脉汇入左肺静脉再入左心房。

此例患者临床 CT 影像属双上腔静脉畸形 A 型变异（图 15-3）。

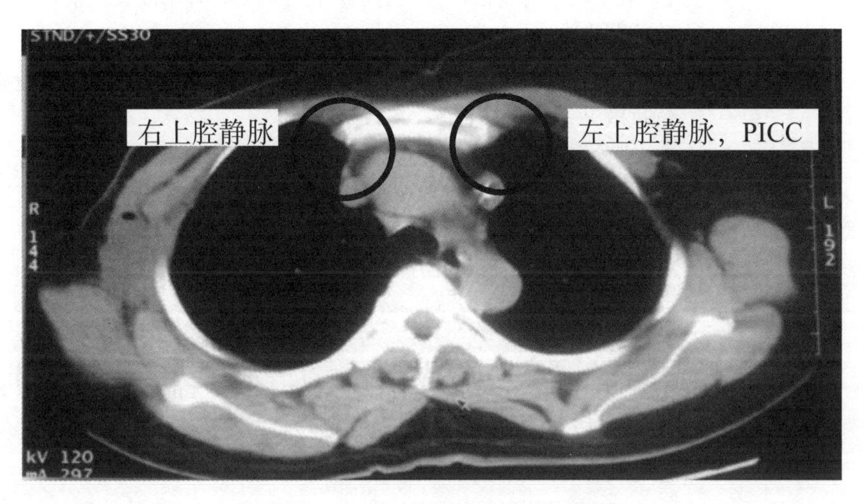

图 15-3　患者 CT 影像的双上腔静脉

（2）不同类型的双上腔静脉畸形对 PICC 临床使用的影响

国内外学者对 PICC 导管留置于 PLSVC 的安全性进行了讨论，大多认为置管时无并发症情况下，导管继续使用是安全的 [2]。

A 型 PLSVC 不伴其他心血管畸形者，导管尖端位置合适时可暂不拔管。因 PICC 液体外渗与血管内径的大小成反比 [3]，因此可借助 CT 检查判断 PLSVC 的内径大小。若左上腔静脉管腔直径明显大于右上腔静脉或两侧管腔差异不大，可继续使用置入 PLSVC 的 PICC；若左上腔静脉管腔直径明显小于右上腔静脉，为了输液安全，应尽早拔除 PICC 导管 [4]。此个案患者为 A 型 PLSVC，且同时存在右上腔静脉，CT 显示两上腔静脉管腔直径差异不大，分别为 17 mm、19 mm，能满足治疗需求。

B、C、D 型 PLSVC 约占 10%，因均存在右向左分流，位于心脏左侧部位的空气即使只有 0.5 ml，若直接进入体循环也可引起致命的栓塞。临床输液过程中很难将输液管路中的微小气泡排除干净。另外，B、C、D 型 PLSVC 置入 PICC 后可能存在血流动力学改变，影响液体输注，建议尽快拔出 PICC。

然而 Romero-Puche 等曾报道 PICC 留置 PLSVC 导管相关性血栓形成，经抗凝无效拔管。但国内鲜有报告，因此 PICC 留置于 PLSVC 的安全性仍需大量的病例报道进一步验证。此个案患者 PICC 使用过程中未出现导管相关并发症，直至化疗结束顺利拔管。

2．PICC 置管和护理（表 15-2）

表 15-2 PICC 置管护理评估表

时间节点	评估维度	具体评估
PICC 置管前护理评估	治疗方案	1．患者化疗方案为EC-T，21 天为 1 个周期，一共 8 个周期，输液时长为半年 2．表柔比星为腐蚀性（发疱剂）化疗药物，环磷酰胺与紫杉醇为刺激性化疗药物
	患者因素	1．病史：右侧乳腺癌根治术 + 右侧腋窝淋巴结清扫术，无慢性病史、药物过敏史 2．实验室检查：心电图呈窦性心律，血常规、凝血功能均正常，心脏彩超报告未见血流动力学改变 3．心理：情绪稳定，得到家庭社会成员的支持 4．疾病认知：乳腺癌化疗相关知识缺乏
	穿刺部位	1．血管选择：患者右侧腋窝淋巴结清扫术后，不宜从右上肢置入中心静脉导管 2．血管评估：B 超下左侧贵要静脉粗、直，无静脉瓣，无置管史、血栓史等
PICC 置管中护理评估	生命体征	患者置管过程中生命体征平稳
	专科评估	置管过程中出血少，抽回血为暗红色静脉血，推注生理盐水顺畅；腔内心电图显示 P 波振幅增高，确定 PICC 进入上腔静脉，但随着导管的深入，始终未出现双向 P 波
	心理评估	对针刺的恐惧，情绪焦虑
PICC 置管后护理评估	导管位置	1．胸片提示导管位于左纵隔 T8 水平 2．心脏彩超显示心脏结构、活动、血流无明显异常 3．导管回抽血液为暗红色，检查血气分析判断为静脉血，液体滴入顺畅 4．CT 提示永存左上腔静脉沿左心缘经冠状静脉窦汇合下腔静脉开口于右心房，符合双上腔静脉表现，导管异位于左上腔静脉确诊，左上腔静脉与右上腔静脉管径分别为 17 mm、19 mm
	心理评估	告知患者为 PLSVC 变异时，其缺乏对异常解剖的认识，焦虑加重
	用药评估	化疗药物输注过程中未出现药物不良反应及导管相关并发症

（1）PICC 置入后的护理措施

1）置管后 X 线片检查发现导管位于左侧胸腔，而不同于普通情况下导管应沿胸椎右侧走行的情况时，应首先排除因摄片时体位不正所导致。警惕 PICC 进入动脉，考虑是否为导管不慎通过其他途径进入左侧胸腔血管，如左乳内动脉的分支等。回抽导管内血液颜色为暗红色，静脉滴入生理盐水通畅无阻力；导管回抽血液检查血气分析判断为静脉血。置管过程中使用腔内心电图定位，出现 P 波改变，确定导管在上腔静脉。若患者出现心律失常等，需暂停操作。

2）经导管回抽血液及滴注生理盐水均正常时，应高度怀疑导管进入了 PLSVC[4]。患者置管后 CT 报告为 PICC 从左头臂静脉沿左心缘走行至左心房内。此时静疗专科护士存疑，即左心房为动脉血，如果导管进入，回抽导管内血液应为鲜红色，但护士回抽血液为暗红色；导管输入液体可能会有阻力，但护士观察输液速度通畅；置管过程中腔内心电图出现导管进入上腔静脉的典型 P 波改变；置管前后心脏彩超均无血流动力学改变。立即联系资深放射科医生重新阅片，发现 CT 平扫因影像重叠而对血管走行判断较困难，重修阅片结果为：PLSVC 沿左心缘经冠状静脉窦汇合下腔静脉开口于右心房，本个案患者应该为 A 型 PLSVC。对于 PLSVC 的诊断及分型的判断，增强 CT 更为准确，可指导临床使用。

3）组织放射科、超声科、心内科、介入科、静疗专科护士等多学科协作会诊。A 型 PLSVC 解剖上无血流动力学改变，不伴其他心血管畸形者导管尖端位置合适时可暂不拔管。PICC 液体外渗与血管内径的大小成反比，可借助 CT 判断 PLSVC 的内径大小。若左上腔静脉管腔直径明显小于右上腔静脉，为了输液安全，应尽早拔除 PICC 导管，或者调整至右上腔静脉。此个案患者 CT 显示左右上腔静脉管腔直径差异不大，分别为 17 mm、19 mm，经多学科讨论后保留 PICC。

4）2016 年版《输液治疗实践标准》指出，经上肢置入中心静脉导管时，导管尖端位于上腔静脉与右心房交界处时最为安全。但 PLSVC 患者大多存在扩张的冠状静脉窦，经左上腔静脉的 PICC 导管尖端若要靠近右心房，必然会经过扩张的冠状静脉窦。考虑到如果 PICC 导管长期刺激冠状窦内，除导管本身对血管壁的刺激外，静脉输液时冠状窦内压力的改变和化疗药物对血管壁的刺激可能导致药液外渗，引起患者心律失常、心绞痛、冠状窦内血栓形成，甚至发生心肌坏死等严重并发症，危及患者生命安全。但确定左上腔静脉管腔大小适宜且导管末端位置正常时，PICC 亦可使用。因此，经讨论及循证后，将患者 PICC 导管尖端退出 2 cm 至左上腔静脉中下段 1/3，最终导管尖端位于左侧纵隔 T7 水平，可减少导管相关并发症的发生。

（2）PICC 使用过程中病情观察及宣教

1）向患者和家属讲解 PLSVC 和 PICC 相关知识，增加患者对其疾病的了解，并叮嘱患者日常维护。

2）化疗期间持续心电监护，密切监测患者的心率、心律、SpO_2，及时发现有无心律失常等并发症，同时注意患者是否有胸闷、心悸等情况发生[5]。若在家有异常情况发生，要及时来院就诊或选择附近医院就诊。

3）建立导管维护记录本，每次化疗前使用胸部 X 线片检查导管的位置，检查心电图、心脏彩超，评估患者心脏血流动力学改变，做好相关并发症的预防措施。

4）建立病例资料档案并定时随访。包括：①患者的姓名、年龄、联系方式、家庭住址等一般资料及病情相关资料；②具体记录患者的置管资料，包括置管时间、置管路径、置管深度、置管过程以及置管后的相关检查结果和临床表现；③影像学资料：胸部 X 线、心脏彩超、增强 CT。并在每次化疗结束后补充病例资料，以方便相关并发症的护理以及后期的随访。

5）出院证明注明永存左上腔静脉，并行出院宣教随访至拔管，以便跟踪患者的情况。

3．关键技术简介

腔内心电图（intracardiac electrocardiogram，IC-ECG）将感知电极经外周血管置入心脏并放置于在心腔内某一部位后，记录到局部心脏电活动。国内外研究证实，只要 P 波的形态和振幅发生变化，就说明导管在上腔静脉内。该技术因操作简单方便，成本低，术中能实时定位，降低异位时反复拍片的成本和辐射，因此得到广泛应用，连接方法如图 15-4。此个案的导管在上腔静脉行进过程中的 P 波变化见图 15-5，全程未见双向 P 波出现，最终在 42 cm 的长度修剪并留置导管。对于 PLSVC 置管的患者应用 ECG 的 P 波变化来确定导管尖端位置是否准确还需大量的临床实验进行数据分析。

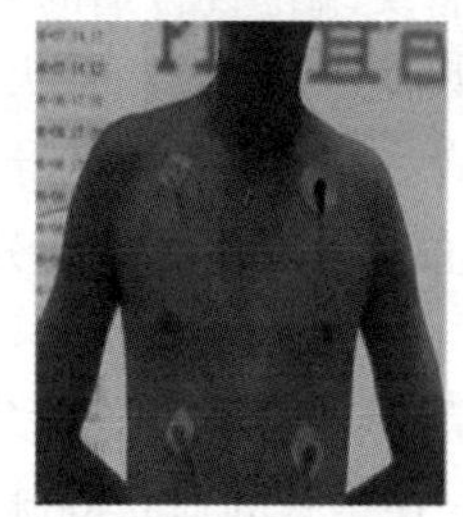
心电图导联的连接示意图

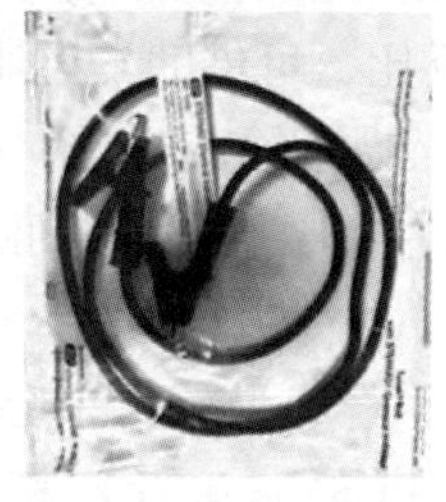
鳄鱼夹

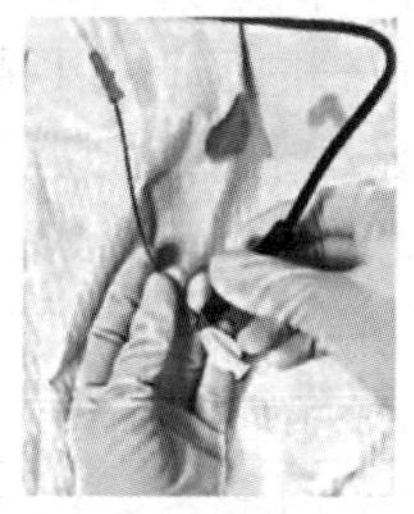
鳄鱼夹一端连接导管导丝

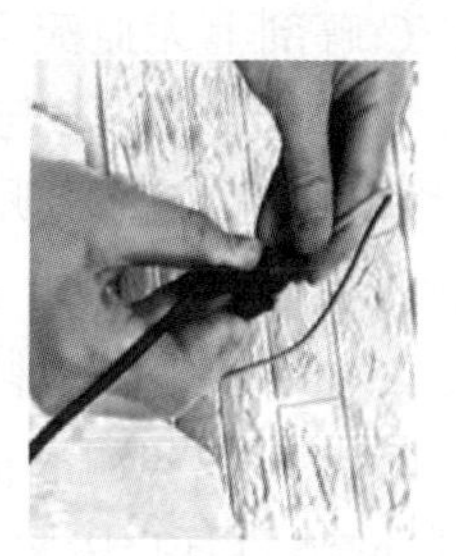
鳄鱼夹另一端连接 V 导联

图 15-4　腔内心电定位技术连接方法

4．小结

（1）诊断明确，规范处理

组建静疗的多学科团队，结合病情查阅文献，分析 PLSVC 分型，从而指导 PICC 的安全使用。PICC 使用过程中严密观察，预防并发症的发生。

（2）确诊为 PLSVC 的患者首选右侧上肢置管

加强术前评估，如果右侧上肢无功能障碍和置管禁忌证，尽量选择右侧上臂贵要静脉置管，以保证患者安全，减少导管异位发生。

（3）建立 PLSVC 患者 PICC 置管流程

1）对于疑似病例，行增强 CT 确诊。

2）分析 PLSVC 的分型。

3）多学科讨论导管留置的位置及长度。

4）严密观察导管使用期间的不良反应。

5）关注患者心理状态并及时疏导。

6）建立个案管理，定期追踪随访。

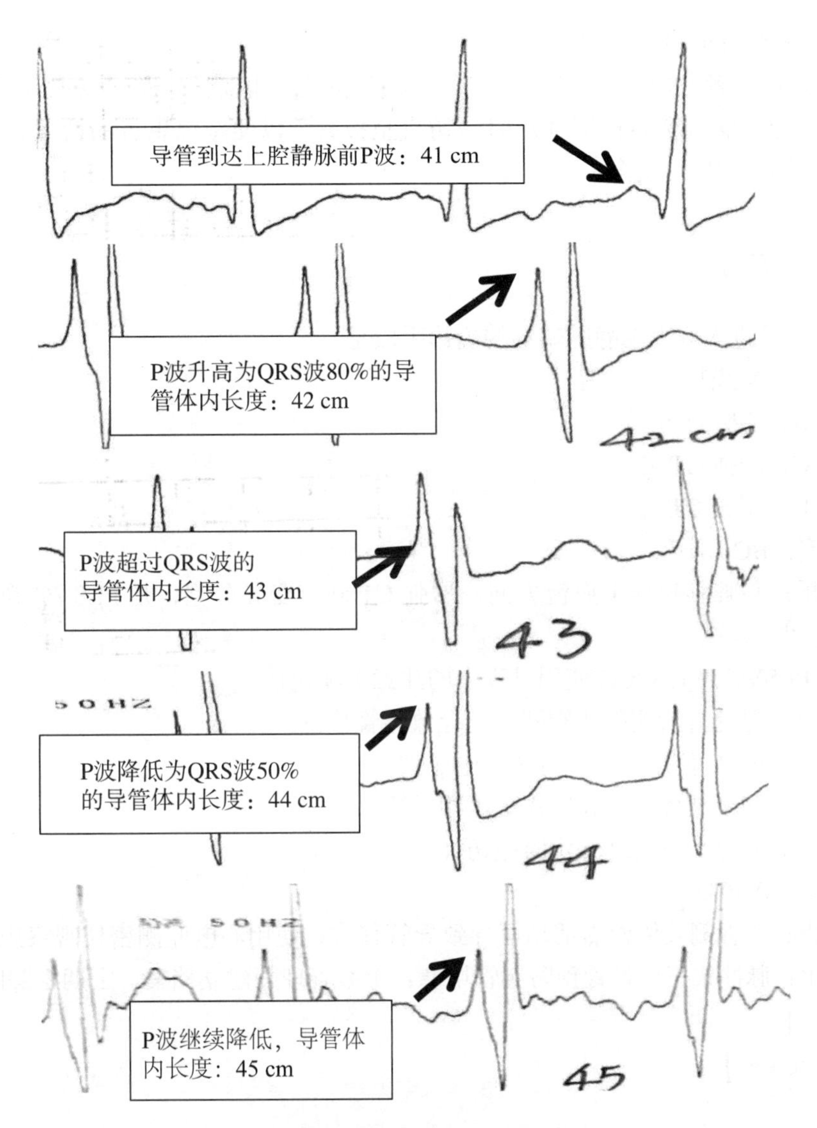

图 15-5　患者置管过程中 P 波变化

三、三级预防

1．一级预防（置管前）

置管前全面评估患者的影像学资料，如心脏彩超、增强 CT 等，准确诊断 PLSVC 及其分型，对确诊 PLSVC 的患者应尽量避开左上肢及左头颈部静脉置管，尚未明确是否存在 PLSVC，建议尽量选择右上肢、右头颈部静脉置入深静脉导管。

2．二级预防（置管中）

置管过程中严格把控穿刺部位的选择、体表长度的测量、穿刺后导管走向、导管尖端定位等。在导管置入过程中使用 ECG 定位，实时监测导管尖端位置。PLSVC 患者的 PICC 尖端最好位于左上腔静脉的中下 1/3 处，以减少术中相关并发症的发生。

3．三级预防（置管后）

PLSVC 患者 PICC 置管成功后，使用期间持续心电监护，及时发现有无心律失常等并发症；建立病例资料档案并定时随访直至拔管，以便跟踪患者的情况，保障 PLSVC 患者带管期间的使用安全。

【知识问答】

1．导管进入双上腔静脉畸形的确诊手段是

A．X 线片

B．心脏彩超

C．增强 CT

D．平扫 CT

答案：BC

解析：心脏彩超确定血流方向，增强 CT 确定变异分型，是 PLSVC 确诊分型的辅助检查。

2．PLSVC 患者 PICC 使用过程中的注意事项包括

A．避免置管侧肢体剧烈活动导致导管移位

B．PICC 使用过程中持续心电监护

C．输液结束后应脉冲式正压冲封管

D．建立个案管理并定时随访

答案：ABCD

解析：置管侧肢体剧烈活动可导致导管移位；使用心电监测密切观察患者心率、心律的变化；脉冲式正压封管预防导管堵塞；个案管理师建立档案，定期跟踪随访患者。

【参考文献】

[1] 李佳，范育英，覃惠英，等．10 例永存左上腔静脉患者 PICC 的护理［J］．护理学报，2015，22（1）：52-54.

[2] 吴旭红．新生儿 PICC 并发症原因分析及护理干预的研究进展［J］．中国护理管理，2017，17（2）：166-171.

[3] 王碧华，万兴丽，黄希，等．6 例永存左上腔静脉新生儿 PICC 置管及护理［J］．中华护理杂志，2019，054（2）：270-273.

[4] Joshi D，Ridley N，Imam A. The value of a chest radiograph for diagnosing a misplaced PICC line in the persistent leftsided superior vena cava［J］. BMJ Case Rep，2014.

[5] 于新颖，张娇，赵京雷，等．心房内心电图特征性 P 波的变异范围及其对经外周置入中心静脉导管尖端定位的意义［J］．中国医科大学学报，2017，46（11）：1045-1047.

（全舒萍　宋竹清　王　玲）

一例胆总管结石伴急性胆管炎并发术后出血患者的个案护理

急性胆管炎是指由细菌感染所致的胆道系统急性炎症，常伴有胆道梗阻。胆道梗阻常见原因为原发性胆管结石及肝内胆管结石。急性梗阻性化脓性胆管炎（acute obstructive suppurative cholangitis，AOSC）是由于胆管梗阻（如结石、肿瘤、蛔虫等阻塞）引起胆汁淤滞后并发细菌感染，胆管内压升高，肝胆血屏障受损，大量细菌及毒素经肝窦进入血循环，以肝胆系统病损为主，是一种严重的胆道感染急腹症。一旦发病，其发病急、进展快，病情凶险，并且合并感染性休克的概率高[1]。二者是同一疾病的不同发展阶段。AOSC 为外科急危重症，病死率高达 50%[2]，立即解除胆道梗阻并且充分引流为治疗 AOSC 的重要环节[3]。

一、病历资料

1．病例简介

患者，刘 × ×，男，75 岁，因“反复右上腹痛 20 余年，再发 2 天”急诊入院。既往行开腹阑尾切除术、胆囊结石伴胆囊炎 20 余年。无过敏史。查体：神志清醒，T 39.3 ℃，P 136 次 / 分，R 26 次 / 分，BP 92/49 mmHg。皮肤、巩膜黄染，右上腹深压痛，无反跳痛，墨菲征阳性，其余体征正常。腹部 CT：慢性胆囊炎、胆囊多发结石，肝内胆管扩张，胆总管多发结石。实验室结果：白细胞计数 19.66×10^9/L［参考值（3.5 ~ 9.5）× 10^9/L］，中性粒细胞比例 93.3%（参考值 40% ~ 75%），红细胞计数 4.27×10^{12}/L［参考值（3.8 ~ 5.1）× 10^{12}/L］，总胆红素 197.5 μmol/L（参考值 2 ~ 22 μmol/L）。

入院诊断：

（1）胆总管结石伴急性胆管炎

（2）胆囊结石伴胆囊炎

2．病程介绍（表 16-1）

表 16-1　病程

住院节点	病情及诊治过程
入院	17：30 患者突发寒战、高热，查体：T 39.3 ℃，P 136 次 / 分，R 26 次 / 分，BP 92/49 mmHg，患者神志清醒，四肢肢端温暖，报告医生，联系 B 超室 19：00 急诊行 PTCD 术，过程顺利 20：00 返回科室，生命体征：T 36.8 ℃，P 80 次 / 分，R 24 次 / 分，BP 115/67 mmHg。予禁食水、持续心电监护、吸氧、抗炎、补液、护肝、护胃等对症支持治疗

续表

住院节点	病情及诊治过程
住院第7天	PTCD管引流出暗红色胆汁200 ml，复查Hb 115 g/L，TB160.7 μmol/L，行经胆道引流管造影术，提示引流管位于胆总管内。患者凝血功能异常，予输血浆400 ml
住院第10天	患者胆红素持续上升，凝血功能差，PTCD管少量淡红色液体引出，考虑肝内胆管梗阻，疑似“毛细胆管炎”，急诊全麻下行胆囊切除＋胆总管探查取石术，术毕转ICU继续治疗
住院第12天	患者病情平稳，转回病房，留置T管、腹腔引流管、PTCD管，固定通畅，Hb 80 g/L
住院第13～17天	患者病情平稳，粪便隐血试验阳性。予输红细胞悬液、血浆、白蛋白纠正贫血及低蛋白血症
住院第18天	22：00夜班护士交接班时发现T管引流液颜色转为暗红色，立即报告医生，密切观察，T管夜间8 h引出暗红色液体200 ml，患者次日晨排暗红色血便1次，立即给予止血、扩容等对症处理。复查Hb 64 g/L，考虑急性失血可能，予紧急输红细胞悬液4 U、血浆200 ml、冷沉淀1个治疗量。行肝动脉造影＋栓塞术，造影显示：肝右动脉血管痉挛，近端分支见一不规则动脉瘤
住院第20～21天	患者T管、PTCD管均无液体引出，凝血功能异常，Hb仍有下降，考虑仍有出血可能。予告病重，输红细胞悬液、血浆、冷沉淀，补充白蛋白治疗 22：00，再次行肝动脉造影＋栓塞术，造影显示：肝右动脉分支缺如，主干间弹簧圈影，内仍有纤细血流通过
住院第22～27天	患者持续排黑便，T管仍有血性液体引出，继续予纠正贫血、凝血功能、补充人血白蛋白治疗。期间PTCD管逐渐引出黄褐色液体，后拔除PTCD管
住院第28天	患者粪便颜色转为黄褐色，T管引出黄褐色胆汁，血红蛋白无下降趋势，纤维蛋白原含量正常
住院第29天	拔除腹腔引流管，停病重，停止血药，继续予抗炎、护肝治疗
住院第35天	患者带T管出院

出院诊断：胆囊切除＋胆总管探查取石术后

二、分析与讨论

1．疾病的严重程度

此病为外科急危重症，严重威胁患者生命，有感染性休克的风险。

急性梗阻性化脓性胆管炎（AOSC）发病急，进展快，并发症多，病情严重，治疗不当易造成患者死亡，为胆道良性疾病死亡的首要病因。急性胆管炎的临床表现常被概括为Charcot三联征——发热、腹痛、黄疸，重症患者可伴随休克及意识障碍，与Charcot三联征组合在一起称为Reynold五联征。中华医学会外科学分会确定的AOSC

的诊断标准：（1）Reynold 五联征；（2）无休克者，满足以下 6 项中之 2 项即可诊断。①精神症状；②脉搏＞ 120 次 / 分；③白细胞计数＞ 20×10^9/L；④体温＞ 39 ℃或＜ 36 ℃；⑤胆汁为脓性或伴有胆道压力明显增高；⑥血培养阳性或内毒素升高。

该患者确诊胆总管结石伴急性胆管炎，入院时已腹痛 2 天，皮肤、巩膜重度黄染，生命体征显示高热、心率快、血压低，有休克的风险，提示已进展为急性重症胆管炎。

AOSC 一旦确诊，应立即给予抗感染、抗休克、纠正酸碱失衡和水电解质紊乱等对症支持治疗[4]。除上述的一般治疗外，充分的胆道引流是 AOSC 治疗成功的关键。对 AOSC 患者应遵循“救命第一，治病第二”的原则，仅实施简单有效的胆道引流，缩短手术时间，待情况好转后再择期行根治性手术[5]。经皮肝胆道引流术（percutaneous transhepatic cholangiodrainage，PTCD）由于其微创方式达到胆道减压的优点，特别适用于老年重症胆管炎患者。

因此患者术前的护理重点是：配合医生急诊行 PTCD，尽早解除胆道梗阻；开通静脉通路，快速补液；严密监测生命体征、腹部症状及体征，准确记录出入量，防治感染性休克的发生；降体温，积极抗感染治疗。

患者行 PTCD 术后的护理问题：①胆道梗阻：患者胆道结石未取出，胆红素水平下降后又持续升高；② PTCD 术后并发症——胆道出血：患者凝血功能异常，有出血的风险，PTCD 管引出淡红色液体，血红蛋白水平下降。目前患者病情相对平稳，评估后无手术禁忌，可行根治性手术治疗。

患者手术后发生出血：粪便隐血试验阳性；血红蛋白下降；T 管引出暗红色血性液；凝血功能异常。术后出血需及时查找出血原因，进行止血治疗，防止失血性休克的发生。因此患者术后的护理重点是：配合医生进行抢救，积极查找出血原因；开通静脉通路，补充血容量，改善患者凝血情况；严密监测生命体征、腹部症状及体征，准确记录出入量，密切观察引流液的颜色、量及性状。

2．护理评估的专业性与个性化结合（表 16-2）

表 16-2 专科评估表

时间节点	评估维度	具体评估
术前评估	健康史	1．异常情况：反复右上腹痛 20 余年，既往胆囊结石伴胆囊炎 20 余年，未服药及行手术治疗 2．遵医行为：未定期检查，遵医行为较差
	身心状况	1．心理状态：表情紧张，焦虑，恐惧 2．家庭社会：家庭和睦，文化层次偏低 3．疾病认知：相关知识缺乏，认识不到疾病严重程度
	实验室检查	血常规：白细胞计数 19.66×10^9/L，中性粒细胞比例 93.3%，红细胞计数 4.27×10^{12}/L
	专科评估	皮肤、巩膜黄染，右上腹深压痛，疼痛评分 3 分，无反跳痛，墨菲征阳性，其余体征正常。生命体征异常，T 39.3 ℃，P 136 次 / 分，R 26 次 / 分，BP 92/49 mmHg

续表

时间节点	评估维度	具体评估
术前评估	用药评估	使用抗炎、解痉、退热药物的效果：患者使用药物后，腹部疼痛减轻，体温降至正常范围，炎症反应较前消退。药物使用期间，患者生命体征恢复正常，无不良反应
	专科处置后评估	B 超引导下行急诊 PTCD 穿刺术，过程配合，实施顺利 患者生命体征恢复正常
术后评估	专科评估	患者生命体征平稳，伤口敷料干洁，伤口疼痛评分 2 分，腹痛评分 2 分，轻度腹胀，皮肤、巩膜重度黄染，无皮肤瘙痒。各引流管固定通畅，引流液颜色、量、性状正常
	用药评估	使用抗炎、抑酸、护肝等对症支持治疗，患者无不良反应。使用血液制品补充血容量，纠正贫血，患者无输血不良反应，各生化指标正常
	实验室检查	总胆红素：(μmol/L）653.2-261；白蛋白（g/L)：31.5-27.8-29.5-30.2；血红蛋白（g/L)：78-64-70-103；纤维蛋白原（g/L)：0.6-1.09-2.33；凝血酶原时间（s)：24.3-17.2-16.1；血钾（mmol/L)：3.64-3.35-3.61
	心理状况	患者焦虑，担心疾病预后，患者及家属配合治疗

护理风险评估（图 16-1）

1．从入院至出院：BADL 评分 60-80-20-40-60-85-90 分

2．动态进行跌倒 / 坠床风险预警、压疮风险预警、深静脉血栓等高危因素评估

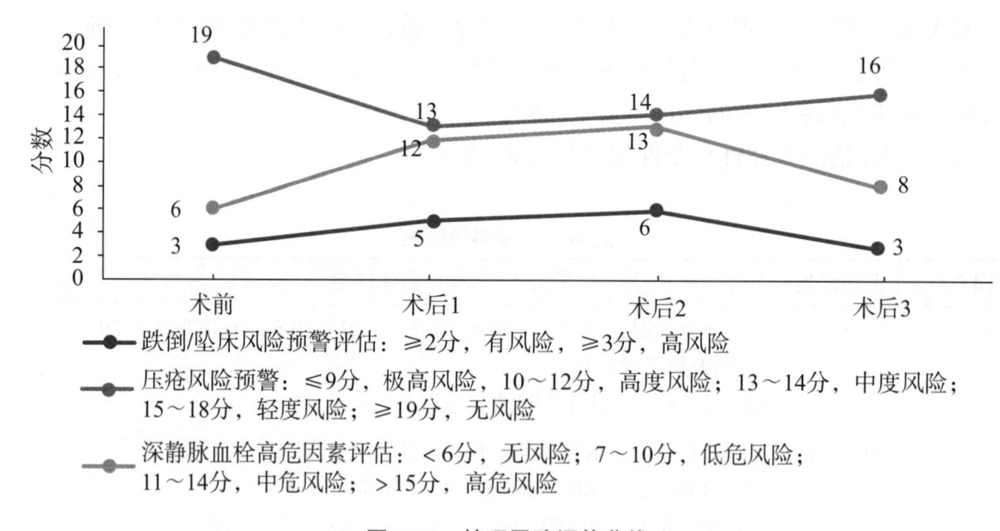

图 16-1 护理风险评估曲线

疼痛评估

1．从术前 - 术后出现的腹部疼痛及伤口疼痛的评估

2．采用 NRS 评分法评估：

腹痛：入院时 3 分 - 术后 2 分 - 出院 0 分

伤口疼痛：术后 2 分 - 出院 1 分

营养筛查：入院后用《住院患者营养风险筛查 NRS-2002 评估表》进行营养风险评估。患者血清白蛋白 29.5 g/L，评分 3 分，存在营养不良风险

3．用药与身心护理

该患者病情复杂，一波三折，前后经历 5 次紧急处理，禁食水时间长，卧床时间长，增加了患者的营养风险及皮肤受损的风险。治疗过程中不仅身体经受了手术的创伤，心理上也承受了很大压力。患者及家属情绪紧张焦虑，担心疾病预后。

（1）针对胆道梗阻、胆管压力大导致的腹痛，及时给予止痛药物治疗。根据患者疼痛评分，给予曲马多注射液、间苯三酚注射液或哌替啶注射液进行止痛治疗，并观察用药效果，及时进行疼痛评估。对于胆道系统疾病导致的腹痛，禁止使用吗啡镇痛，因为吗啡会引起 Oddi 括约肌痉挛，加重疼痛。

（2）针对胆道感染引起的高热，及时给予退热、抗感染治疗。药物降温：遵医嘱使用药物降温，如地塞米松、赖氨匹林、双氯芬酸钠栓等，密切观察患者体温变化，观察用药后效果。患者出汗较多时，协助更换汗湿衣物，准确记录出入量，补充水、电解质，防止因出汗较多导致体液不足。患者寒战时，做好保暖措施，并及时抽血培养。控制感染：遵医嘱联合应用足量有效的广谱抗菌药，以有效控制感染，使体温恢复正常。

（3）针对术后出血，发现管道引流异常，立即报告医生，急查血常规、凝血四项，开通静脉通路，扩容补液，输注同型血浆及红细胞悬液，使用尖吻蝮蛇血凝酶、氨甲苯酸注射液、酚磺乙胺注射液等药物止血。查找出血原因，及时止血治疗。于 DSA 室行肝动脉造影 + 栓塞术。术后患侧肢体制动 24 ～ 48 h，防止再次出血的发生。严密监测生命体征变化，以及引流液颜色、性状、量及黑便（血便）情况并准确记录。关注血红蛋白、凝血功能情况，积极改善凝血功能，补充凝血因子（图 16-2 ～图 16-4）。密切关注患者皮肤黏膜是否有出血点，指导进软食，少吃粗纤维、坚硬食物。进行有创操作后延长按压时间。输注血制品多，密切关注患者电解质情况，尤其是血钾情况，防止高血钾或低血钾的发生（图 16-5）。

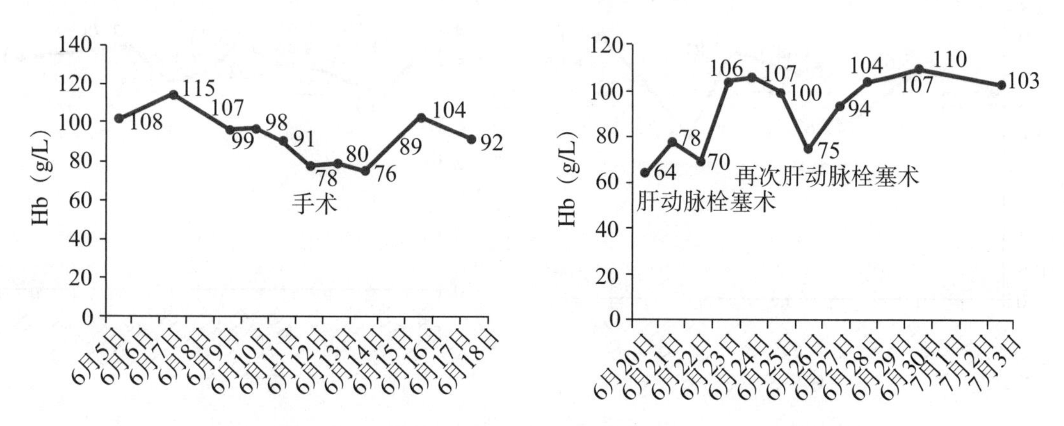

图 16-2　血红蛋白变化图（参考值：120 ～ 160 g/L）

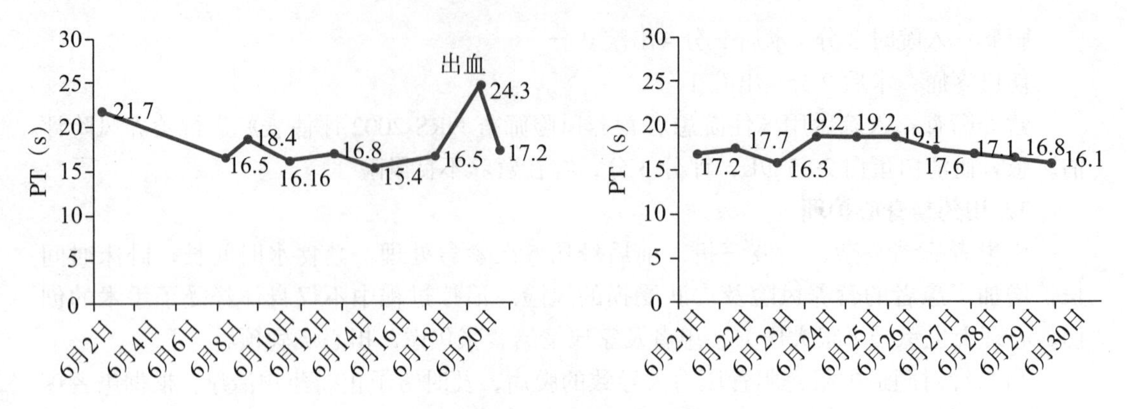

图 16-3　凝血酶原时间变化图（参考值：11 ~ 15 s）

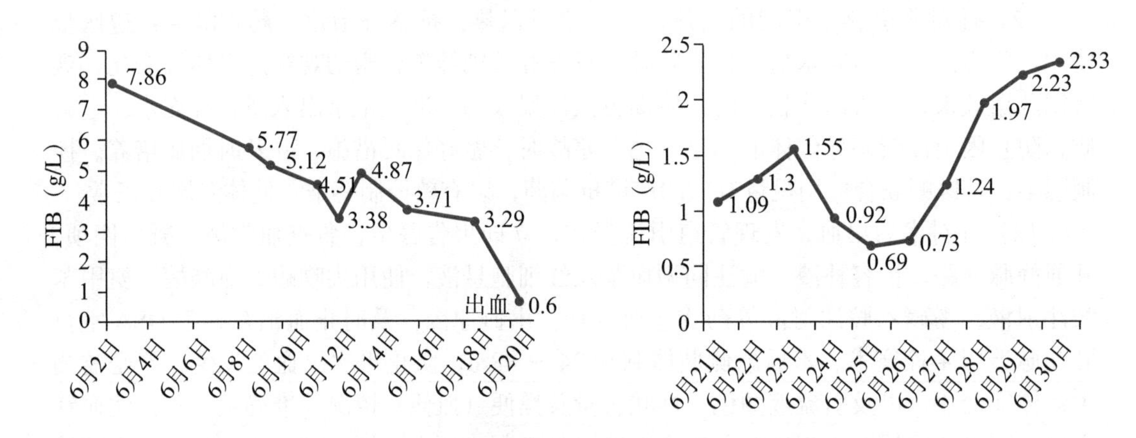

图 16-4　纤维蛋白原变化图（参考值：2 ~ 4 g/L）

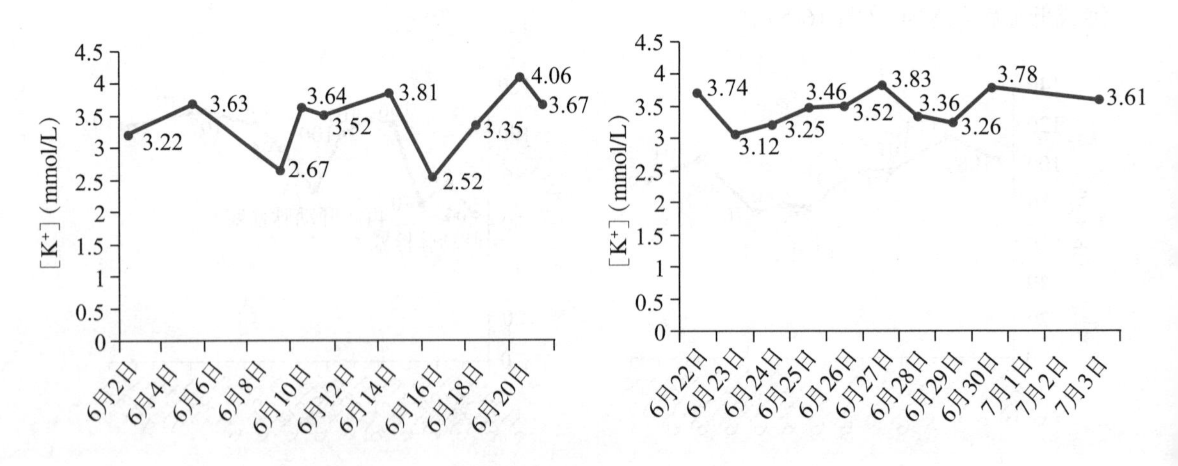

图 16-5　血钾变化图（参考值：3.5 ~ 5.5 mmol/L）

（4）针对患者心理状况：固定责任护士及责任组长，对患者进行精细化护理，做好患者及家属心理状态的动态评估；医护一体化查房，对患者的病情公开化，及时跟进治疗及护理措施的实施；向患者及家属进行疾病相关知识宣教，分享成功案例，取得患者的信任及配合，缓解患者及家属的紧张焦虑情绪；及时评估患者病情及相关风险，调整护理措施，促进患者快速康复。

4. 关键技术简介

经皮肝胆道引流术（PTCD）是在 X 线或 B 超引导下，利用特制穿刺针经皮穿入肝内胆管，再将造影剂直接注入胆道而使肝内外胆管迅速显影，同时通过造影管行胆道引流。PTCD 治疗 AOSC 已经广泛应用于临床，该方法能有效解除梗阻及缓解胆道高压，同时还可以改善肝功能。PTCD 常见并发症：胆道或全身感染、胆道出血、胆漏、管道脱落或堵塞。

PTCD 配合及观察护理如下。

（1）穿刺前准备 —— 相关知识宣教：使用图片介绍及讲解放置方法（图 16-6 ~图 16-8），让患者及家属更容易理解，该患者表示理解并配合。

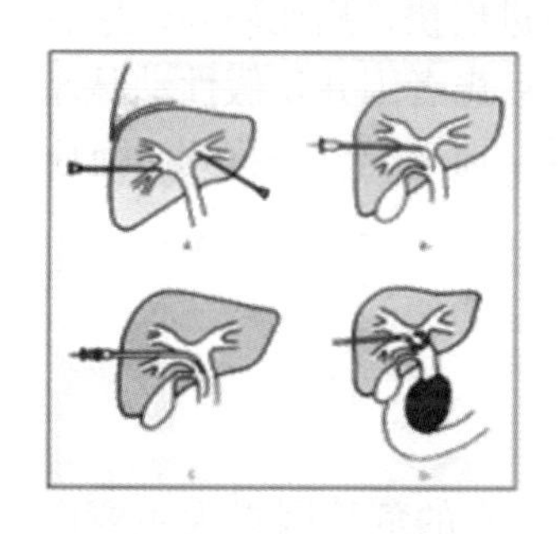

图 16-6　具体穿刺部位

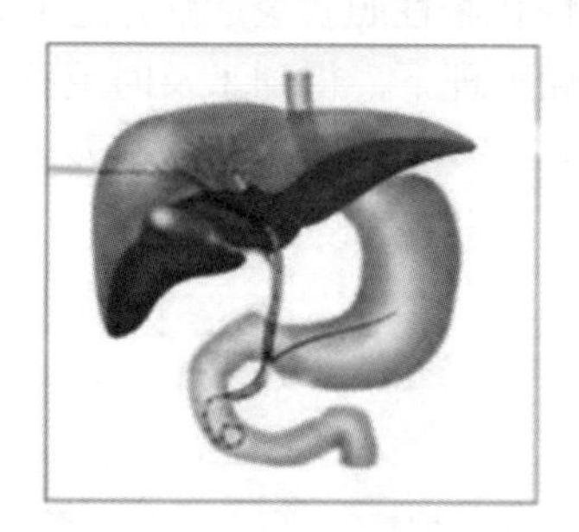

图 16-7　PTCD 管放置位置

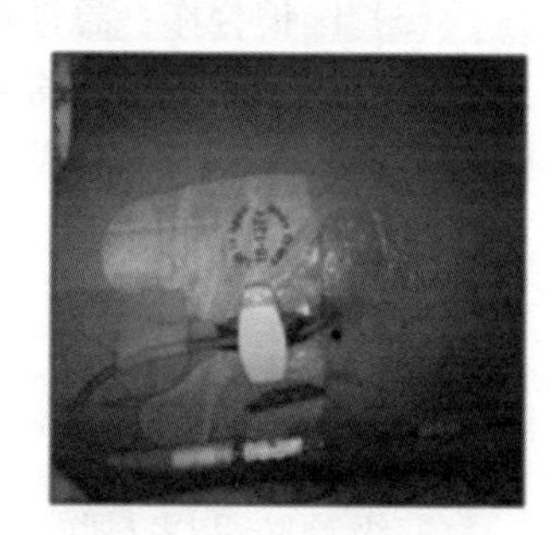

彩图 16-8　PTCD 管的固定（彩图见后）

（2）配合医生做好穿刺前评估：严格掌握 PTCD 穿刺术的适应证及禁忌证。配合医生进行术前准备，评估患者凝血功能，采集血标本，联系 B 超室进行穿刺，严格按照操作流程和无菌原则完成操作过程，穿刺过程顺利。

（3）穿刺后护理

1）一般护理：卧床休息及禁食水 6 h，密切监测生命体征，观察患者腹部症状及体征，穿刺处敷料情况及疼痛情况，引流液的颜色、量及性状。

2）引流管的护理：①妥善固定，并保持引流通畅，避免管道扭曲、折叠、受压和滑脱；②准确记录引流液的颜色、量及性状；③每周更换抗反流引流袋，并严格无菌操作；④引流管口覆盖无菌纱布，保持局部清洁干燥；⑤防止逆行性感染，尽量采取半坐卧或斜坡卧位，以利于引流。

3）并发症的观察：密切观察生命体征、神志、生化指标、引流管引流情况、皮肤巩膜黄染消退情况。若 PTCD 管引流液血性，伴腹痛、发热等症状，应考虑胆道出血；若 PTCD 管引流液脓性，患者再次出现寒战、高热，伴腹痛、发热，应考虑胆道感染；

若患者腹痛加剧，腹腔穿刺或腹腔引流管引出黄绿色胆汁，应考虑胆漏；若PTCD管引流液减少或无引流液引出，患者出现腹痛，应考虑管道脱落或堵塞。

5. 小结

AOSC治疗成功的关键是充分的胆道引流。对AOSC患者应遵循“救命第一，治病第二”的原则，仅实施简单有效的胆道引流，缩短手术时间，待情况好转后再择期行根治性手术。

（1）第一时间明确诊断：患者急诊入院时，已出现感染性休克表现，专科医护人员紧密联合、及时处理，快速开通静脉通路，扩容补液，抗休克治疗，详细记录出入量，准确执行医嘱进行液体管理；及时联系B超室，为患者行PTCD尽快解除了患者胆道梗阻，阻止了感染性休克进一步恶化。

（2）术后观察与判断决策是关键：患者PTCD术后胆红素持续升高，PTCD管引流异常时，医生急诊行腹腔镜胆囊切除+胆总管探查取石术。术后患者发生出血，护士发现及时，医生处理及时，经过两次栓塞、止血，最终出血得以控制。患者凝血功能异常，医生及时补充凝血因子，使贫血、凝血功能得以纠正，出血未再发生。

（3）医护合作：急性梗阻性化脓性胆管炎起病危急且病情进展快，病死率高，患者在我科医疗、护理团队的治疗和护理下，得到了及时治疗；术后患者因并发假性动脉瘤造成胆道出血，护士及时发现病情变化；医护团队以及辅助科室通力配合，找到出血原因及时处理，成功解除患者危情，患者康复出院。

三、三级预防

三级预防是以人群为对象，以健康为目标，以消除影响健康的危险因素为主要内容，以促进健康、保护健康、恢复健康为目的的公共卫生策略与措施。三级预防的理念同样适用于急性胆管炎患者的管理。

急性胆管炎是普外科常见急腹症，胆道梗阻和细菌感染是其基本条件。其病因多样，从良性结石到恶性肿瘤都可以引起胆道梗阻，且病情变化迅速，早期启动合适的治疗对于疾病的治愈及患者的预后十分重要。

1. 一级预防（重点人群预防）

对于有胆道系统疾病的人群，做好健康教育，指导其定期进行体检，观察胆道系统情况，如出现反复腹痛、皮肤巩膜黄染，需及时进行治疗，解除胆道梗阻。对于无腹部症状及体征的人群，做好饮食宣教，避免进食高脂肪、高胆固醇食物，少食多餐，避免暴饮暴食。同时规律作息，养成良好的生活习惯。

2. 二级预防（紧急救治，防止并发症）

急性胆管炎应达到早诊断与早治疗。治疗方法主要有两种，即抗生素治疗和胆道引流治疗。引流方法可大致分为三类，即手术治疗，经口逆行十二指肠乳头切开取石、鼻胆管引流，经皮肝胆管引流。加强预见性护理，密切观察病情，防止AOSC的发生。AOSC一旦确诊，应立即给予抗感染、抗休克、纠正酸碱失衡和水电解质紊乱等对症支持治疗。除上述的一般治疗外，充分的胆道引流是AOSC治疗成功的关键。待患者病情平稳，再行根治性手术治疗。

3．三级预防（康复期护理）

急性胆管炎术后的护理干预，也是康复期护理，帮助患者术后恢复和功能重建，防止疾病的复发。观察术后肝功能恢复情况，指导术后饮食及良好的生活习惯，制订个性化的出院后自我护理计划，提高患者的自我照顾能力，并定期门诊随访，进行针对性的指导和督促。

【知识问答】

1．急性梗阻性化脓性胆管炎的常见临床表现有

A．腹痛

B．寒战、高热

C．黄疸

D．休克和（或）意识改变

答案：ABCD

解析：胆道梗阻和细菌感染为AOSC的最基本条件。急性梗阻性化脓性胆管炎可以表现为Charcot三联征或者雷诺五联征，典型的临床表现是高热、寒战、体温39～40℃、黄疸、上腹部明显疼痛，可以伴有恶心、呕吐、腹胀等消化道症状。严重的患者还会出现神经系统症状，如神情淡漠、嗜睡、神志不清甚至昏迷。随着病变的进一步发展，患者会出现感染性休克，表现为烦躁不安、谵妄、脉搏细速、肢端湿冷、口唇发绀、指甲青紫、全身皮肤出血点及皮下瘀斑。严重的患者还会出现消化道出血、少尿、无尿等表现。

2．PTCD术后应密切观察生命体征、神志、生化指标、引流管引流情况、皮肤巩膜黄染消退情况。若出现以下异常，考虑发生的并发症有

A．若PTCD管引流液血性，伴腹痛、发热等症状，应考虑胆道出血

B．若PTCD管引流液脓性，患者再次出现寒战、高热，伴腹痛、发热，应考虑胆道感染

C．若患者腹痛加剧，腹腔穿刺或腹腔引流管引出黄绿色胆汁，应考虑胆漏

D．若PTCD管引流液减少或无引流液引出，患者出现腹痛，应考虑管道脱落或堵塞

答案：ABCD

解析：PTCD术是经皮经肝穿刺胆道引流术，术后常见的并发症为胆道出血、胆道感染、胆漏、胆汁性腹膜炎、引流管堵塞、移位等。当发生胆道出血时，PTCD引流液由黄褐色转为血性液，患者常伴有腹痛、发热症状；当发生胆道感染时，PTCD管引流液转为脓性浑浊液体，患者会出现寒战、高热、腹痛等症状；当PTCD管引流液减少，同时患者伴有剧烈腹痛，腹腔穿刺出黄绿色胆汁时，说明发生了胆漏；当PTCD管引流液减少或无液体引出，挤捏引流管有阻力，管道引流液无波动，患者伴有腹痛，说明管道可能脱落、移位或堵塞。

【参考文献】

[1] 赵刚，吴志勇．外科感染性休克常见病因与处理原则［J］．中国实用外科杂志，2009，12：979-981．

[2] De Palma GD. minimally invasive treatment of cholecysto-choledocal lithiasis：The point of view of the surgical endoscopist［J］．World Journal of Gastrointest Surgery，2013，27：161-166.

[3] 古松钢，梁家宏，严江．经皮肝胆管穿刺引流术联合内镜逆行胰胆管造影术治疗梗阻性化脓性胆管炎疗效分析［J］．新乡医学院学报，2015，32：660-662.

[4] Demehri FR，Alam HB. Evidence-basement of common gallstonerelated emergencies［J］. Journal of Intensive Care Medicine，2016，31（1）：3-13.

[5] 张凯，闫军．急性梗阻性化脓性胆管炎诊疗的研究进展［J］．临床与病理杂志，2020，40（7）：1902-1907.

（刘　肖　甘　喆）

一例术中唤醒状态下切除脑功能区胶质瘤患者的个案护理

胶质瘤是脑部肿瘤中最常见的一种恶性肿瘤，发展迅速，并发症较多，治疗困难，生存期短，死亡率高，手术不易切除干净，术后复发率高，放化疗效果也不理想。由于胶质瘤和正常组织较为相似，无明显的区分界线，手术过程中容易发生切除不完全或过度切除现象，导致复发或严重的功能障碍。

一、病历资料

1．病例简介

患者，谭××，男，28岁，以“突发四肢抽搐1个月”入院。查体：T 36.5℃，BP 122/72 mmHg，HR 80次/分，R 16次/分，神志清楚，GCS评分15分，查体合作，双侧瞳孔等大等圆、直径3.0 mm，瞳孔对光反射均灵敏；波士顿失语评估5级，四肢肌力、肌张力正常，无抽搐，听力正常，生理反射存在，病理反射未引出。

入院诊断：

（1）左额颞叶交界区占位性病变

（2）继发性癫痫

2．病程介绍（表17-1）

表17-1　诊疗经过

住院节点	病情及诊治过程
入院	因“突发四肢抽搐1个月”入院。生命体征正常，神志清楚，GCS评分15分，查体合作，双侧瞳孔等大等圆、直径3.0 mm，对光反射均灵敏；波士顿失语评估5级，四肢肌力、肌张力正常，无抽搐，听力正常，生理反射存在，病理反射未引出
住院第2～5天	完善相关检查，患者生命体征平稳，无癫痫发作。医护麻一体化MDT团队术前讨论准备。护士术前准备、常规术前训练与配合术中唤醒的训练和与心理护理
第6天手术日	患者在全麻+唤醒麻醉下行左额颞叶功能区肿瘤切除术，术后予抗感染、预防癫痫、护脑、脱水及支持对症治疗
住院第10～15天	术后第4天出现颅内高压、运动性失语，波士顿失语评估2级，通过SBAR沟通模式，医护精准沟通，及时观察及处理、早期介入言语功能康复，心理护理，病情控制好转
出院	出院时患者神志清醒，波士顿失语评4级，听力正常，四肢肌力、肌张力正常，无癫痫发作，情绪稳定。术后病理报告：低级别胶质瘤，WHO二级

出院诊断：

（1）左额颞叶胶质瘤

（2）继发性癫痫

二、分析与讨论

1．病情分析

患者左额颞叶交界区的占位性病变会引起患者癫痫发作且肿瘤位置位于 3、4 区（图 17-1），对照 Brodmann 功能区，肿瘤位于 Broca 区，也就是运动、语言中枢，随着肿瘤增大，占位效应加重，会导致相应神经功能区受损，甚至出现生命危险。对肿瘤进行最大安全范围内切除，既减小复发率，也最大程度保证患者的功能是本病例的特点，围术期的护理也是重中之重。

大脑皮质功能区
①视觉区
视力、图像识别、形象感知
②联络区
短期记忆、平衡性、情绪
③Broca区 自主肌群运动
④布洛卡氏区（语言区）语言肌
⑤听觉区 听力
⑥情感区
疼痛、饥饿、“斗争”反应
⑦感觉联合区
⑧嗅觉区 嗅觉
⑨感觉区 肌肉和皮肤的感觉
⑩躯体感觉联合区
重量、质地、温度等辨识
⑪韦尼克区 书写及语言理解中枢
⑫运动功能区 眼球运动和方向
⑬高级心理功能
专注力、计划性、判断力
情感表达、创造力、抑制力
小脑功能区域
⑭运动功能
感觉感知、协调性和运动控制

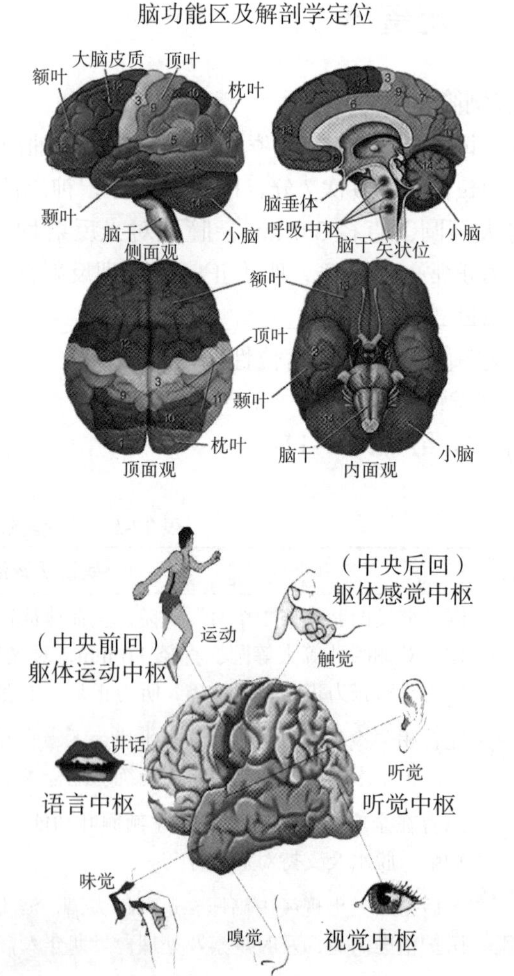

图 17-1 Brodmann 功能区定位

2．护理评估

护理评估的专业性与个性化结合。应用护理程序，阶段性评估并实施护理（表17-2）。

表 17-2　护理评估表

时间节点	评估维度	具体评估
术前护理评估	健康史	（1）既往体健，否认慢性病、传染病史。无过敏史。否认家族遗传性疾病及类似病史 （2）遵医行为：良好
	身心状况	（1）心理状态：害怕术后并发症，主动沟通交流，有强烈治疗意愿 （2）家庭社会：家庭和睦，文化层次高，家属支持度高 （3）疾病认知：了解相关知识和疾病严重性
	实验室检查	血常规、凝血功能、肝肾功能等均正常
	头颅 MR	左额颞叶交界区占位性病变
	专科评估	神志清楚，GCS 评分 15 分，查体合作，双侧瞳孔等大等圆、直径 3.0 mm，对光反射均灵敏；波士顿失语评估 5 级（表 17-3），四肢肌力、肌张力正常，右利手，左侧为优势半球，无抽搐，听力正常，生理反射存在，病理反射未引出
	术前医护麻一体化评估	术前成立医护麻 MDT 团队，查阅患者的病例及影像学、立体导航等资料，通过充分评估与访视，制订精准手术方案与术前配合术中唤醒训练方案，为手术的顺利进行奠定基础
	MDT 团队处置后评估	患者对疾病的治疗有信心，患者对术中唤醒训练的掌握好，配合较好
术中护理评估	专科评估	患者生命体征平稳，在术中唤醒期间，患者配合程度好，无颅内压增高症状，术中神经电生理检测无癫痫发生
	体位评估	为了便于肿瘤部位的切除、呼吸管理与术中唤醒，患者采取 90° 侧卧位，头高位，安装并固定头架，利于气道管理和喉罩的取出与再次置入。估计手术时间为 8 h，受压处使用泡沫敷料做好保护
术后护理评估	术中唤醒配合评估	配合医生进行术中唤醒后的功能区定位过程的观察，患者能根据术者指令交流，患者无肌力、肌张力改变，没有肌肉不自主动作，肢体无异常感觉，无语言中断及语音、语调改变
	专科评估	患者神志清楚，生命体征正常，四肢活动好。患者肿瘤位置位于运动性语言中枢区。患者术后第 4 天颅内压 18 mmHg，CT 提示术区水肿较前加重，水肿高峰期可累及语言功能区，患者表现为运动性失语，波士顿失语评估 2 级（表 17-3）
	治疗后评估	患者使用脱水药物及早期语言功能康复介入训练后，病情平稳，语言功能好转，波士顿失语评估 4 级（表 17-3）

表 17-3 波士顿失语评估表

级别	表现
5 级	无明显障碍和交流顺畅，他人难以发觉
4 级	未出现明显的语言障碍，表达流畅度欠缺
3 级	能清楚表达和领悟熟悉的经历和事物，对不熟悉的事物表达不清
2 级	能用简单的短语或单词表达常用语言，但有语法错误
1 级	能用极少的单词表达
0 级	无法用语言进行交流或者语言无法让人理解

3．关键技术简介——术中唤醒技术

术中唤醒是运用唤醒麻醉、脑电双频谱指数监测、神经电生理监测及功能导航等先进技术，为患者制订个体化精准治疗策略。在唤醒状态下，运用神经导航和神经电生理监测对脑功能区精确定位，区分运动功能区、语言功能区、视觉功能区和听觉功能区等，从而最大程度地切除肿瘤，同时有效保护脑神经功能[1]。

唤醒状态下切除脑功能区胶质瘤手术成功与否关键在于术中唤醒期患者与术者的配合状态，其术后神经功能的恢复与有效的护理密切相关。围术期常规护理对患者术前病情、心理评估欠缺。对术中不良反应发生的预防有限，唤醒后存在恐惧、紧张、焦虑感，无法有效沟通，术后神经功能康复不佳，而临床应用较局限。围术期标准化护理流程将术前、术中、术后护理步骤标准化，制订有效护理计划，针对性地解决患者的实际问题。

术中唤醒标准化护理流程如下。

（1）术前护理

术中唤醒配合训练是术中功能区定位的关键，患者的配合程度直接影响准确定位及手术效果[2]。①完成颅内肿瘤手术前常规护理。②责任护士了解患者及家属的文化程度、病情及心理状况，采用医院焦虑抑郁量表（hospital anxiety and depression scale，HADS）评估患者心理状况；根据胶质瘤的部位及大小评估该功能区相应感觉、运动、视觉、听觉、语言、书写、联络等功能情况并记录；针对评估的心理问题进行心理护理，针对肿瘤部位的功能区进行专业性宣教指导，利用视图、演示及术后患者的体验详细讲解术中唤醒需要配合的行为，候手术期每天进行强化，让患者掌握术中配合要点，提高患者依从性，如根据术中指引图进行重复数数、看图命名、活动肢体，训练患者能按指令完成规定动作。

1）数数：如护士说“1”，患者跟着说“1”，患者能准确复述数字。

2）看图命名：辨认术中图片，患者能正确说出图片内容。

3）指令运动：护士说“握拳”，患者做“ 握拳”动作等。

效果评价：患者了解疾病相关知识、手术方式，并掌握常规术前训练与术中唤醒标准化训练，患者未出现紧张情绪。

（2）术中护理：手术室护士在实施术中常规护理工作的基础上，针对该患者执行特殊的护理流程。

1）麻醉前与患者进行数数、利用图片或平板电脑让患者看图识字、言语训练等，保证监测敏感性。

2）使患者处于舒适的手术体位。

3）手术铺巾在保证有效无菌屏障的前提下，最大限度地暴露患者视野，利于观察患者面部表情，减少患者唤醒期恐惧感。

4）麻醉唤醒期按照术者指令、利用相应沟通工具（图片、文字）与患者言语沟通，做握手、动腿等行为，并观察患者变化，若在此过程中出现任何肌力变化、肢体感觉异常、语言中断等，及时汇报术者；观察患者是否出现癫痫、寒战、其他不适感等情况，配合麻醉医生及术者积极处理。

5）当术者将功能区肿瘤分离后，配合麻醉医生及时气管内插管麻醉，保障患者安全。

效果评价：患者在术中唤醒期间能有效配合手术。

（3）术后护理

1）实施颅脑肿瘤手术的常规护理，密切监测病情变化。

2）术后功能康复。

运动性失语康复指导训练方法：根据患者运动性失语的特点，训练内容以唇舌训练、看图组词或句子训练为主[3]。唇舌训练包括口唇运动训练，指导患者鼓腮、抿嘴、吹蜡烛与舌运动训练。首先指导患者尽量将舌往外伸，然后将舌向外上、外下、外左、外右运动，由慢到快反复训练。词语 / 句子训练：训练患者说出单词 - 词组 - 短句，出示日常生活图片和词卡，朗读单词、词组。训练时尽量避免无噪声、无干扰，采取一对一的训练方法。鼓励患者家属参与。训练过程中，主要加强词语训练组，每天 3 次，每次训练 20 min。

效果评价：患者积极配合训练，语言功能好转。

4．小结

（1）采用了术中唤醒并结合神经导航和神经电生理技术进行神经解剖功能精准定位，从而对肿瘤进行最大安全范围内切除，既减小复发率，也最大程度保证了患者的功能。本案例中，医护麻一体化 MDT 团队术前为患者制订个性化手术与护理方案，术后精准护理与康复理念为患者的快速康复助力。

（2）术前医护麻一体化评估：术前成立医护麻 MDT 团队，查阅患者的病例及影像学、立体导航等资料，通过充分评估与访视，制订精准手术方案与术前配合术中唤醒训练方案。

（3）术前个性化护理方案：术前全面评估，结合手术方案形成个性化术前护理方案，即术前准备、常规术前训练、配合术中唤醒的训练与心理护理，为患者手术的顺利进行奠定了基础。

（4）术中团队的精准配合：患者手术时间长、难度大，手术医生、麻醉医师、神经电生理师、手术室护士在术中精准重现演练方案，为最大安全范围内切除肿瘤提供了保障。

（5）术后精准护理与快速康复：专科护理团队密切病情观察，出现病情变化时通过 SBAR 沟通模式精准交流，防止严重并发症的发生。在快速康复理念下，早期拔除尿管、下地活动，早期介入言语功能康复，及时心理护理等，促进了患者的快速康复，提高了患者的生存质量。

三、三级预防

1．一级预防

我国脑胶质瘤的发病率为（5 ~ 8）/10 万，5 年病死率仅次于胰腺癌和肺癌，目前确定的 2 个危险因素是暴露于高剂量电离辐射和罕见综合征相关的高外显率基因遗传突变。若长时间使用手机（≥ 10 年），胶质瘤的发病风险会增加，长期在头部同一侧使用手机更容易诱发低级别胶质瘤。异柠檬酸脱氢酶突变、*p53* 基因突变、*O*-6- 甲基鸟嘌呤 -DNA 甲基转移酶（MGMT）启动子甲基化、染色体 1p /19q 共缺失、表皮生长因子受体扩增可能与胶质瘤的发病相关。亚硝酸盐食物、病毒、细菌感染也可能参与胶质瘤的发生。因此，应选择健康生活方式，如健康饮食、锻炼、控制烦恼，增强人体免疫力，避免长期接触致癌物，远离高电离辐射。

2．二级预防

胶质瘤临床表现主要包括颅内压增高、神经功能及认知功能障碍和癫痫发作三大类[4]。临床应密切监测病情，出现了颅内压增高与癫痫发作均要做应急处理。颅内压增高时，密切监测，积极脱水降颅压治疗，必要时做好急诊手术准备。胶质瘤是临床上引起癫痫症状的常见颅内肿瘤。患者癫痫发作时，做好唇舌咬伤、误吸、窒息、坠床、撞伤、肌肉拉伤、骨折、脱臼等的防护性护理。患者癫痫发作时，呼叫医护团队应急处理，遵医嘱使用抗癫痫药物等。安置好床档，抽搐时不要强行按压患者肢体。对伴有呕吐的患者应使其头偏向一侧，松开衣领，清除口腔及鼻腔内分泌物及异物，防止误吸及窒息。

3．三级预防：康复期的护理

术后早期进行康复指导，专科护士介入，全面评估与康复指导，如言语训练，由单音节发音到词组，再到简短句子训练，并进行肢体功能康复、吞咽功能康复等。

出院前做好出院指导，出院后纳入胶质瘤的专病管理与延续性护理，出院后第 1、第 3、第 6 个月，以及之后每年进行随访，每年复查。及早发现肿瘤复发迹象[5]，做到早发现、早治疗、早康复。

【知识问答】

1．唤醒状态下切除脑功能区胶质瘤术前宣教与术前训练的要点及其意义是什么？

答：术前宣教与术前训练要点包括介绍疾病相关知识、手术方式、术前准备、常规术前训练与术中唤醒配合训练。常规术前训练包括深呼吸、有效咳嗽的方法、踝泵运动、肢体运动，床上二便等。医护麻一体化 MDT 团队制订术中唤醒标准化术前训练内容，包括术中感觉、听力测试方法、指令性语言对话与肢体运动训练。

训练意义：患者对疾病的认知是患者对治疗信心的保证，术中唤醒配合训练是术中功能区定位的关键，患者的配合程度直接影响准确定位及手术效果。

2．唤醒状态下切除脑功能区胶质瘤术后病情观察要点是什么?

答：唤醒状态下切除脑功能区胶质瘤术后应密切观察患者神志、瞳孔、生命体征、肌力、肌张力、言语功能、听力等，评估患者有无头痛、呕吐、视盘水肿及库欣反应（脉搏慢、呼吸慢、血压高的颅内高压表现)。患者术后 3 ～ 7 天是术后水肿高峰期，警惕水肿高峰期导致颅内高压出现的症状，警惕感染、脑水肿、脑出血、脑疝等并发症。患者肿瘤位于运动性语言中枢区。患者术后前期言语功能正常，但水肿高峰期可累及语言功能区，表现为运动性失语，术后应注重观察患者语言功能，使用波士顿失语评估法及时发现患者失语等级，及早准确地介入早期语言康复训练。

【参考文献】

[1] 中国脑胶质瘤协助组．唤醒状态下切除脑功能区胶质瘤手术技术指南（2014 版）[J]．中国微侵袭神经外科杂志，2014，19（10)：479-485.

[2] 孙蔚宇，张晴，王蓓．唤醒状态下手术切除脑功能区胶质瘤围手术期标准化护理流程应用 [J]．中国临床神经外科杂志，2018，2312：816-818.

[3] 黄娜，郭昱琪，程伟鹤．脑功能区胶质瘤病人术后失语的超早期护理干预效果研究 [J]．护理研究，2019，33（1)：134-137.

[4] 国家卫生健康委员会医政医管局．脑胶质瘤诊疗规范（2018 年版）[J]．中华神经外科杂志，2019，35：217-239.

[5] 唐娜．胶质瘤术后的延续护理对出院患者及家庭护理者的影响 [J]．特别健康，2020，28：180-181.

（张园园　黄　琴）

动脉瘤性蛛网膜下腔出血合并术后肺部感染患者的个案护理

蛛网膜下腔出血（SAH）是一种常见的出血性脑血管疾病，占所有脑卒中的5% ～ 10%[1]，约 85% 的自发性蛛网膜下腔出血由动脉瘤性蛛网膜下腔出血（aSAH）导致，动脉瘤性蛛网膜下腔出血（aSAH）是由动脉瘤破裂所引起的自发性蛛网膜腔出血。aSAH 病情进展快，并发症多，转归复杂，病死率高[2]。

动脉瘤一旦破裂，应紧急手术治疗[2]。约 22% 的 aSAH 患者发生呼吸系统并发症，最常见的并发症包括肺水肿、肺部感染。神经外科术后患者肺部感染的危险因素较为复杂，多因素分析结果表明，年龄、手术类型、手术时间、术后气管切开、吸烟史、慢性呼吸系统疾病等是神经外科术后肺部感染的危险因素。并发症的发生使护理难度增加。

一、病历资料

1．病例简介

患者，周 ××，男，78 岁，7 h 前无明显诱因出现剧烈头痛，以枕部为主，伴有干呕，无意识障碍、嘴角歪斜及四肢无力，无手脚抽搐、二便失禁等。于 9：10 到我院急诊，查头颅 CT+CTA 示：蛛网膜下腔出血、左侧大脑前动脉动脉瘤，立即予止血、控制血压等对症治疗，10：20 由急诊转入神经外科。既往史：高血压 2 年，收缩压最高达170 mmHg，未规律服药控制。吸烟 40 年，每天 10 ～ 20 支。无饮酒史。

入院诊断：

（1）左侧大脑前动脉动脉瘤；蛛网膜下腔出血：H&H 分级 2 级

（2）左侧大脑前动脉 A2 段轻 - 中度狭窄

（3）原发性高血压 3 级

2．病程介绍（表 18-1）

表 18-1 病程经过

住院节点	病情及诊治过程
急诊入院 + 手术	10：20 患者因“剧烈头痛 7 h”，经急诊入神经外科。入科后予告病重，低流量吸氧、心电监护、止血、镇痛、控制血压、抗血管痉挛等支持对症治疗，医生与家属沟通，建议尽快行 DSA+ 手术治疗 10：50 患者意识清楚，诉剧烈头痛 7 分，喷射样呕吐一次，为褐色胃内容物约 50 ml，伴全身抽搐 10 s，SpO_2 由 97% 降至 88%，T 36.6 ℃，脉搏 68 次 / 分，呼吸 26 次 / 分，血压 168/98 mmHg，昏睡，GCS 评分 11 分，左侧瞳孔 2.5 mm，对光反射迟钝，右侧瞳孔 2.5 mm，对光反射迟钝，脑膜刺激征（+），颈抵抗约 4 横指。立即予高流量吸氧、清理口鼻腔分泌物、留置胃管接胃肠减压、甘露醇降颅压、控制血压等对症治疗后，SpO_2 96%，呼吸急促，呼吸频率 30 次 / 分，昏睡，GCS 评分 11 分，余同前。立即完善术前准备：备皮、备血、导尿等 11：15 送患者到复合手术室行 DSA 全脑血管造影术 + 动脉瘤栓塞术 + 气管切开术。全麻手术，时长 10 h 21：30 术后返回神经外科。患者昏迷，GCS：E2VTM5，瞳孔同前，带入气管切开导管、胃管、尿管，生命体征稳定
术后第 1 ~ 2 天	患者浅昏迷，GCS：E2VTM5，气管切开面罩吸氧 8 L/min，SpO_2 98% ~ 99%，呼吸频率 18 ~ 22 次 / 分，T 37.3 ~ 38.0 ℃，痰液为白色，量少量 - 中等量，黏稠度 2 度。双肺呼吸音粗，双下肺闻及湿啰音，留取痰培养，术后抬高床头，加强气道护理，给予脱水降颅压、控制血压、抗生素（头孢哌酮舒巴坦 3.0 g，Q8h）等治疗
术后第 3 天	9：00 患者浅昏迷，GCS：E2VTM5，气管切开面罩吸氧 8 L/min，SpO_2 95%，呼吸频率 26 次 / 分，T 39.3 ℃，痰液黏稠度 2 度，黄白色，量中等。血常规：(11.43 ~ 16.83) × 10^9/L，中性粒细胞比例 74.5%，白蛋白 35 g/L，CT：双肺下叶间质性炎症伴两下肺膨胀不全。痰培养：肺炎克雷伯菌 3+、金黄色葡萄球菌 3+（均敏感） 16：00 组织护理 MDT 讨论，根据护理 MDT 会诊意见，制订个性化气道集束化护理与康复计划
术后第 4 ~ 16 天	执行个性化气道集束化护理与康复计划： 1. 气道集束化护理——体位护理、口腔护理、气道廓清技术的应用及管理：根据患者病情给予雾化吸入治疗，同时使用高频胸壁振荡的排痰仪物理治疗，增加气道分泌物的清除，使用声门下吸引的气管切开导管，定期吸引，使用高流量湿化氧疗，保证气道通畅，防止再次插管或气管切开使用呼吸机治疗时间，降低呼吸道感染发生率。进行肺部穴位中医透药治疗，bid 2. 进行幽门后喂养：拔除胃管，留置鼻空肠管 3. 康复护理：根据病情制订肺功能、肌力、吞咽的分级干预训练
住院第 16 ~ 20 天出院	第 16 天：患者意识清楚，GCS 评分 E4VTM6，左侧瞳孔 2.5 mm，对光反射灵敏，右侧瞳孔 2.5 mm，对光反射灵敏，生命体征平稳，气管切开导管封管，并进行吞咽功能评估：洼田饮水试验Ⅲ级，继续留置鼻空肠管，给予指导吞咽功能训练 第 17 天：拔除气切导管 第 18 天：吞咽功能评估：洼田饮水试验Ⅱ级，V-VST 测试可安全进食一口量 10 ml 中稠食物，继续带管并指导安全进食水凝胶进行摄食训练 第 20 天：观察患者安全进食量后拔除鼻空肠管。患者意识清醒，无肺部感染，吞咽功能评估Ⅰ级，自行进食，左侧肌力正常，右侧肌力 4 级，患者康复出院

出院诊断：

（1）左侧大脑前动脉动脉瘤；蛛网膜下腔出血：H&H 分级 2 级

（2）左侧大脑前动脉 A2 段轻 - 中度狭窄

（3）原发性高血压 3 级

二、分析与讨论

1．病情严重程度

动脉瘤性蛛网膜下腔出血病情危重，变化快，动脉瘤一旦发生破裂出血，容易再次发生破裂出血，发生再出血的患者中 80% 预后不良，容易并发肺部感染。此患者入院半小时后再发出血，严重危及患者的生命安全，需紧急手术治疗，手术时间长达 10 h，术后需护士严密病情观察，预防各类风险尤其是肺部感染的发生。

此患者是肺部感染的极高危人群，存在较多的术后肺部感染的高危因素。患者高龄，有长达 40 年的吸烟史，急诊入院半小时内出现呕吐、意识障碍伴血氧饱和度下降，呼吸急促，存在误吸的可能。又因病情危重急诊行全麻手术治疗，手术时长达 10 h，术后昏迷卧床，气管切开，尽管术后护理团队预见到肺部感染风险，加强了气道护理，但患者还是在术后第 3 天不可避免地出现了肺部感染。护理部针对此患者组织了 MDT 讨论，根据专家的建议科室制订了个性化护理方案。

2．护理评估（表 18-2）

表 18-2　护理评估

时间节点	评估维度	具体评估
术前护理评估	健康史	（1）既往高血压、传染病史。无过敏史。否认家族遗传性疾病及类似病史 （2）遵医行为：良好
	身心状况	（1）心理状态：焦虑，害怕术后并发症，主动沟通交流，有强烈治疗意愿 （2）家庭社会：家庭和睦，文化层次高，家属支持度高 （3）疾病认知：相关知识了解，了解疾病严重性
	实验室检查	血常规、凝血功能、肝肾功能等均正常
	头颅 MR	CT+CTA 检查：蛛网膜下腔出血；第三、四脑室少量积血；幕上脑室轻度积水表现；脑动脉硬化改变；右侧椎动脉远段狭窄；右侧大脑前动脉 A2 段及右侧颈内动脉终段小动脉瘤
	专科评估	患者意识改变，由清醒变为昏睡，GCS 评分由 15 分变为 11 分，左侧瞳孔 2.5 mm，对光反射迟钝，右侧瞳孔 2.5 mm，对光反射迟钝；意识改变前出现剧烈头痛，评分 7 分，喷射样呕吐一次，为褐色胃内容物，约 50 ml，出现全身抽搐 10 s，SpO_2 由 97% 一过性降至 88%，T 36.6 ℃，脉搏 68 次 / 分，呼吸 26 次 / 分，血压 168/98 mmHg。脑膜刺激征（+），颈抵抗约 4 横指，克尼格征阴性。肌力无法评估。患者有急诊手术指征。ADL：35 分。H&H 分级 2 级。NRS-2002 营养筛查评分 4 分

续表

时间节点	评估维度	具体评估
术后护理评估	用药评估	遵医嘱予硝普钠降压治疗，血压控制在目标血压（130 ~ 140）/（80 ~ 90）mmHg 内。严格执行甘露醇治疗，快速滴入，使用后降颅压效果好
术后护理评估	专科评估	术后第三天，浅昏迷，GCS：E2VTM5，左侧瞳孔 2.5 mm，对光反射灵敏，右侧瞳孔 2.5 mm，对光反射灵敏。气管切开面罩吸氧 10 L/min，SpO_2 95%，T 39.3 ℃，HR 106 次 / 分，BP 138/85 mmHg，R 25 次 / 分。痰液为黄白色，量中等，黏稠度 2 度。双肺呼吸音粗，双下肺闻及湿啰音 体位：30°；鼻饲营养液：TPF ~ T 200 ml 留置胃管、尿管、气管切开导管 NRS-2002 评分：3 分；ADL：0 分；疼痛评估无法评分
	实验室检查	术后第三天：血常规（11.43 ~ 16.83）× 10^9/L［正常值（3.5 ~ 9.5）× 10^9/L］，中性粒细胞比例 74.5%（正常值 40% ~ 75%），白蛋白 35 g/L（正常值 40 ~ 55 g/L） CT：双肺下叶间质性炎症伴两下肺膨胀不全 痰培养：肺炎克雷伯菌 3+、金黄色葡萄球菌 3+（均敏感）
	药物评估	药物：硝普钠控制血压在目标值 头孢哌酮舒巴坦 3.0g Q8h
	心理状况	患者浅昏迷，家属焦虑，但理解且配合护理工作，依从性高

3．护理计划与实施

（1）术前

①病情观察：安排入住重症病房，Q1h 心电监测，建立静脉通路。严密观察患者意识（采用格拉斯哥昏迷量表评分法）、瞳孔、生命体征、血氧饱和度、肌力、肌张力、抽搐、呕吐等的变化，关注有无出现库欣反应及其他颅内高压的症状，同时保证呼吸道的通畅。

②药物护理：严格血压控制，药物控制目标为血压（130 ~ 140）/（80 ~ 90）mmHg。遵医嘱予硝普钠降压治疗，使用微量泵准确控制用药速度，静脉使用药物期间加强巡视，预防药物外渗的发生。根据血压情况，与医生共同实时调整降压药剂量。根据病情严格执行甘露醇治疗，快速滴入，保证降颅内压效果，防止药物外渗。根据疼痛评估正确实施镇痛护理。

③急诊手术准备：禁食、水，备血、备皮（双侧腹股沟、头皮），遵医嘱予碘过敏试验，完善术前检查、术前宣教。留置胃管胃肠减压、留置尿管。

④风险防控：预防再次脑出血、脑疝、感染等专科风险，做好防误吸、防坠床 / 跌倒、防 DVT、防压疮等措施。

⑤术前重要敏感指标的观察与记录（表 18-3）

表 18-3　术前重要敏感观察指标的观察与记录

时间	体温（℃）	血压（mmHg）	心率（次 / 分）	呼吸（次 / 分）	血氧饱和度（%）	头痛（分）/ 呕吐	神志 / GCS 评分	瞳孔（左 / 右）	肌力	足背动脉搏动（左 / 右）
第一天 10：20	36.6	174/102	86	20	99	7/0	√ / E4V5M6	2.5 √ / 2.5 √	5	—
第一天 10：50	—	168/98	68	15	88	5/1	+/ E3V3M5	2.0+/ 2.0+	—	—
第一天 11：15	—	138/85	60	15	96	–/0	+/ E3V3M5	0+/ 2.0+	—	√ / √

注：神志（清楚：√，嗜睡 / 昏睡：+，昏迷：++），足背动脉搏动（搏动好：√，无搏动：×，其他：减弱），对光反射（灵敏：√，迟钝：+，消失：–）

（2）术后（根据 MDT 讨论制订个性化护理方案）

①病情监测：密切监测病情，重点关注有无出现库欣反应及其他颅内高压的症状，精准目标管理血压，严格控制血压在目标值范围。严格液体管理，与医生根据病情、颅内压情况共同制订并落实每日的液体管理方案，精确到每小时的出入量平衡。水肿高峰期防止各种潜在并发症，如再发脑出血、脑梗死、脑疝、脑血管痉挛、感染等的发生。

②术肢及切口的护理：将术肢伸直 24 h，鞘管拔出后加压包扎 6 h，密切观察并记录术肢末梢血液循环情况，包括皮肤温度、颜色、末梢感觉及足背动脉搏动情况。在护理过程中协助患者适当翻身，指导被动踝泵运动，以防止深静脉血栓形成。严密观察切口出血、渗血情况，有无血肿。

③气管切开气道集束化护理：拔除胃管，留置鼻空肠管，进行幽门后喂养，减少胃肠道反应及吸入性肺炎的发生。床头抬高 30° ~ 45°，使用负压吸引牙刷与复方氯己定进行口腔护理，QID。严格无菌技术吸痰，使用一次性手套的吸痰管，每班评估并记录痰液的量、颜色与黏稠度。保证气囊压力在正常范围内，定期监测气囊压力，按需吸痰，给予雾化吸入及祛痰等治疗。同时使用高频胸壁振荡排痰仪物理治疗，增加气道分泌物的清除量，并使用声门下吸引的气切导管，定期吸引，使用高流量湿化氧疗，保证气道通畅，降低呼吸道感染发生率。必要时可进行肺部穴位中医透药治疗。

④营养管理：营养专科护士介入，进行营养 NRS-2002 评估。与营养师共同制订营养方案：计算 24 h 总热量，评估目前营养是否满足机体需要，根据患者情况及时补充白蛋白，给予短肽型肠内营养制剂。随着意识好转，肺功能稳定，患者咳嗽反射好转，进行吞咽功能评估与康复，具体见吞咽功能康复内容。当吞咽功能达到二级时，鼓励患者经口进食，指导进食时端坐体位，低头吞咽，根据 V-VST 测试结果，进行一口量及稠度的安全摄食训练，详细记录进食的量及时间，尽早拔除鼻空肠管。

⑤疼痛护理：遵循个体化原则，为患者建立疼痛评估量表，连续评估疼痛。气管切开或意识障碍患者可以根据行为评估量表（表 18-4）观察评估患者疼痛情况，清醒时可配合使用疼痛指数级别评估，使用芬太尼等镇痛治疗，治疗过程中定期评估，不建议使用对呼吸有抑制作用的吗啡等。

表 18-4 行为评估量表

评分	1	2	3	4
面部表情	放松	部分紧绷（如皱眉）	完全紧绷（如双皮肤紧闭）	脸部扭曲
上肢动作	无动作	部分弯曲	完全弯曲伴手指屈曲	固定回缩
呼吸机配合	可耐受动作	有咳嗽，但大部分时间可耐受呼吸机	呼吸机对抗	无法控制通气

⑥康复护理：根据病情，早期介入康复护理。动态评估患者意识、肌力、言语、吞咽功能与日常生活活动能力。

a．肺功能训练：患者气管切开意识障碍期——通过体位管理、气道管理等预防肺不张与肺部感染，指导被动运动，如扩胸运动、呼吸操等。气管切开意识清醒期——除前期的肺康复运动，鼓励患者主动参与，床头抬高 90°，进行主动运动训练，如深呼吸、有效咳嗽等。拔管期——继续上述训练，指导使用呼吸训练器等进行呼吸功能训练。

b．肌力训练：意识障碍期——神经康复专科护士与康复师介入评估与治疗，以保持功能位、按摩、被动运动为主，配合针灸与理疗。清醒期——以被动运动 + 主动运动为主，配合针灸与理疗。动态评估肌力与肌张力，处于 1 ～ 2 级肌力可行助力运动，并作肌肉静力收缩锻炼，随着发展，可逐渐将助力减少；3 级肌力可采用主动运动策略；肌力达到 4 级，则做抗阻锻炼。

c．吞咽训练：清醒期指导患者行空吞咽动作，指导舌部运动，即向前伸出—伸向左右口角—舌尖舔上唇、下唇—顶硬腭部，指导鼓腮、抿嘴、缩唇、深呼吸，进行冰刺激、球囊试验等治疗。动态评估吞咽功能，争取早期拔管，经口安全进食，经口进食前做好评估与阶段性摄食训练指导，预防误吸的发生。最后过渡到安全经口进食。

⑦基础护理：患者意识障碍，给予协助翻身、拍背 Q2h，床上擦澡 BID，尿道口护理 BID 等基础护理。

⑧术后相关并发症的观察：预防再次脑出血、脑梗死、脑血管痉挛、脑疝、感染等专科风险，做好防误吸、防坠床 / 跌倒、防 DVT 发生、防压疮等风险。

⑨术后专科重要敏感指标的观察与记录（表 18-5）。

⑩术后肺部感染重要敏感指标的观察与记录。

4．小结

约 85% 的自发性蛛网膜下腔出血由动脉瘤性蛛网膜下腔出血（aSAH）导致。aSAH 病情进展快，并发症多，转归复杂，病死率高。入院后，入住重症病房或神经外科 ICU，密切监测病情变化，一旦再出血，紧急配合手术与护理，为患者争取生命时间。

患者病情危重，高龄，有长达 40 年的吸烟史，急诊全麻手术，手术长达 10 h，术后气管切开，昏迷卧床等，是术后肺部感染的极高危风险人群。护理团队精心护理，术后密切监测肺部感染重要敏感观察指标，关注肺部感染相关的症状、体征、检验指标与检查结果。但患者在术后第 3 天不可避免地出现了肺部感染。早期发现问题，早期干预，为了预防肺部感染的加重，减少其他相关并发症的发生，促进患者的快速康复，护

表 18-5　术后专科重要敏感指标的观察与记录

时间	体温（℃）	血压（mmHg）	心率（次 / 分）	呼吸（次 / 分）	血氧饱和度（%）	神志 /GCS 评分	瞳孔（左 / 右）	入量 / 出量（ml）	足背动脉搏动（左 / 右）	右上 / 下肢肌力	伤口敷料 / 疼痛
4/9 21：00	36.8	115/66	70	19	96	++/ E2VTM5	2.5 √ / 2.5 √	100/ 150	√ / √	3/2	渗血 /2
5/9 10：00	37.2	108/64	69	20	97	+/ E3VTM5	2.0+/ 2.0+	300/ 350	√ / √	3/3	√ /1
7/9 10：00	39.3	138/85	106	26	95	√ / E4VTM5	瞳孔 左 / 右	300/ 400	√ / √	3/3	√ /1
…	…	…	…	…	…	…	…	…	…	…	…

GCS 评分中气管切开患者语言“V”用“T”表示

18-6　术后肺部感染重要敏感指标的观察与记录

时间	体温（℃）	呼吸（次 / 分）	SpO_2	肺部湿啰音	痰液颜色 / 黏稠度	WBC（$\times 10^9$/L）	中性粒细胞（%）	CRP（mg/L）	白蛋白（g/L）	痰培养	胸部 X 线片	胸部 CT
5/9 10：00	37.2	20	96	可闻及	白色 / Ⅱ度	7.2	71.5	4.8	35	—	双肺纹理增粗	—
7/9 10：00	39.3	25	94	可闻及	黄色 / Ⅲ度	11.43	74.5	12	27	肺炎克雷伯菌 3+、金黄色葡萄球菌 3+（均敏感）	—	双肺下叶间质性炎症伴双下肺膨胀不全
8/9	38.5	23	96	可闻及	黄色 / Ⅲ度	16.83	78	15	30	—	—	—
…	…	…	…	…	…	…	…	…	…	…	…	…

检验相关项目正常值：WBC（3.5 ~ 9.5）$\times 10^9$/L，中性粒细胞比例 40% ~ 75%，白蛋白 40 ~ 55 g/L，CRP 0 ~ 6 mg/L

理 MDT 团队对该患者进行全面、多学科的评估，制订了个性化护理方案，患者获得了最佳护理方案，得到了快速康复。

三、三级预防

1．一级预防

动脉瘤性蛛网膜下腔出血的高危人群包括高血压、吸烟、酒精滥用和使用拟交感神经药物（如可卡因）的人群[2,5]。建议有高血压的人群严格监测血压，通过饮食、运动、药物一起将血压降至目标值。普通人群建议戒烟、戒酒，避免滥用拟交感神经药物，对于一级亲属中有两例及以上蛛网膜下腔出血或颅内动脉瘤的人群，有条件时可以考虑应用非侵袭性的方法进行颅内动脉瘤的筛查[5]。

头痛是 aSAH 患者最突出的症状，高危人群若出现头痛伴恶心、呕吐，或出现肢体乏力、癫痫发作、意识障碍等，患者应立即前往医院就诊。

2．二级预防

动脉瘤性蛛网膜下腔出血病情进展快，并发症多，转归复杂，病死率高。患者入院后，应安置在重症病房，严密观察患者意识、瞳孔、生命体征、头痛、呕吐、肌力、脑膜刺激征等症状和体征。遵医嘱严格控制血压在目标值内，防止因血压高导致动脉瘤破裂出血。做好围术期护理，预防再出血、肺部感染等并发症的发生。一旦出现再出血与脑疝等，做好急诊手术的准备。

3．三级预防

急症后早期进行康复，专科护士介入全面评估与康复指导，以提高生活质量。肺功能训练：不同时期给予不同的康复指导与训练。肌力训练：被动运动 + 主动运动为主，配合针灸与理疗。吞咽训练：空吞咽动作、舌部运动、口腔操、冰刺激、球囊试验等。出院前做好出院指导，出院后纳入脑血管病的专病管理与延续性护理：出院指导患者继续坚持肢体康复治疗，注意防止跌倒。严格遵医嘱使用降压药，控制收缩压在 130/85 mmHg 左右。出院后第 1、3、6 个月，以及之后每年进行随访，每年复查。

【知识问答】

1．动脉瘤性蛛网膜下腔出血患者急诊入院，当班护士的护理是

A．安排入住重症病房，急救设备与药品处于备用状态

B．严格控制血压在目标值内

C．严密观察患者神志、瞳孔、生命体征、血氧饱和度、肌力、肌张力、抽搐、呕吐等的变化

D．一旦出现再出血，做好急诊手术准备

答案：ABCD

解析：aSAH 病情进展快，并发症多，转归复杂，病死率高。入院后，入住重症病房，密切监测病情变化，严格控制血压，一旦再出血，紧急配合手术与护理，为患者争

取生命时间。

2．动脉瘤性蛛网膜下腔出血的诊断金标准是

A．剧烈头痛

B．CT

C．DSA

D．TCD

答案：C

解析：剧烈头痛是动脉瘤性蛛网膜下腔出血最突出的症状，CT 是首选的检查，DSA 是诊断的金标准[2]。

【参考文献】

[1] 彭斌，吴波．中国急性缺血性脑卒中诊治指南 2018 [J]．中华神经科杂志，2018，51(9)：666-682.

[2] 中华医学会神经病学分会，中华医学会神经病学分会脑血管病学组，中华医学会神经病学分会神经血管介入协作组．中国蛛网膜下腔出血诊治指南 2019[J]．中华神经科杂志，2019，52（12）：1006-1021.

[3] 董妞．神经外科全麻手术患者术后肺部感染危险因素分析及干预对策 [J]．中国临床护理，2019，11（6），496-499.

[4] 刘华，谭继平，雷微，等．我国 ICU 机械通气患者集束化护理干预效果的 Meta 分析 [J]．中国实用护理杂志，2018，34（20）：1596-1601.

[5] 中华医学会神经病学分会，中华医学会神经病学分会脑血管病学组．中国脑血管病一级预防指南（2019）[J]．中华神经科杂志，2019，52（9）：684-688.

（张可萍　黄　琴）

ECMO 联合 CRRT 救治一例主动脉夹层患者的个案护理

主动脉夹层（aortic dissection，AD）是一种严重威胁生命健康的危重心血管疾病。Stanford 分型将 AD 分为 A、B 两型，A 型累及升主动脉，B 型不累及升主动脉。未经手术治疗的急性 Stanford A 型 AD 病死率高，国内外对于急性 Stanford A 型 AD 应进行紧急外科手术治疗已经达成共识。但围术期院内死亡率高，且术后早期发生相关并发症的风险高，急性呼吸功能不全是 Stanford A 型 AD 术后最为常见的并发症，发生率为 5% ~ 15%[1]。体外膜式氧合（extracorporeal membrane oxygenation，ECMO）近年来开始应用于常规生命支持无效的各种急性循环和（或）呼吸衰竭，越来越多的危重症患者从中获益[2]。2019 年我院收治了 1 名急性主动脉夹层患者，诊治过程中夹层进展，病情加重，在全麻体外循环下行升主动脉置换及主动脉弓成形术后发生少尿、严重低氧血症，运用 ECMO 联合连续性肾替代治疗（continuous renal replacement therapy，CRRT）救治，病情稳定后再行主动脉腔内修复术，患者康复出院。

一、病历资料

1．病例简介

患者男性，37 岁，因“左背部疼痛 2 天，胸痛 1 天”到我院急诊就诊。心电图：窦性心律。cTnT 0.014 ng/ ml，cTnI 0.018 ng/ ml。诊断考虑“急性冠脉综合征”，予急诊行冠脉造影 + 胸主动脉造影检查，术中未见明显冠脉狭窄病变；主动脉的左锁骨下动脉开口后可见夹层影，考虑主动脉夹层。既往有高血压病史 2 年，最高 229/120 mmHg。家族有高血压病史。

入院诊断：

（1）冠心病：急性冠脉综合征心功能 I 级

（2）主动脉夹层

（3）原发性高血压 3 级（极高危组）

2．病程介绍（表 19-1）

表 19-1 病程经过

住院节点	病情及诊治过程
入院	全程绿色通道，3：40 急诊入院，入院时脉搏 80 次 / 分，呼吸 22 次 / 分，血压 167/102 mmHg，SpO_2 93%，诉心前区压榨样疼痛伴大汗淋漓，急诊冠脉造影术 + 胸主动脉造影提示：主动脉弓左锁骨下动脉开口后见夹层影。以“急性冠脉综合征、主动脉夹层”收住 CCU，予控制心率、血压，并联系心外科医师会诊
转科	10：06 转入心外科 ICU，急诊全主动脉 CTA 检查提示：主动脉弓 - 胸主动脉 - 腹主动脉 - 双侧髂总动脉 - 左侧髂外动脉广泛夹层，累及左侧椎动脉及锁骨下动脉起始部（图 19-1），结合病史、辅助检查及造影，诊断为主动脉夹层（Stanford A 型）。患者胸痛较前缓解，双下肢足背动脉搏动减弱，予控制血压、心率及镇静等处理
住院第 2 天 病情变化 急诊手术	12：00 突发呼吸困难，血压下降，cTnT 0.025 ng/ ml，cTnI 0.139 ng/ ml 16：20 胸痛加剧，不排除夹层逆撕累及冠脉或心脏压塞，对症处理并启动急诊手术预案；在全麻体外循环下行升主动脉置换及主动脉弓成形术，术中出血约 2000 ml，手术历时 8 h，术毕返心外 ICU，持续低氧血症、无尿，呼吸机支持、CRRT，并予大剂量血管活性药、抗生素、肺保护等治疗
术后第 1 ~ 7 天 ECMO 联合 CRRT 救治	在呼吸机纯氧模式下氧合仍难以改善，急诊床旁心脏彩超提示左室收缩功能正常，射血分数（EF）63%，紧急置入 ECMO（V-V）。患者病情逐渐好转时予增加肠内营养支持；呼吸循环稳定后于术后第 8 天撤除 ECMO
术后稳定期	术后第 12 天行气管切开术 术后第 17 天患者肾功能逐步恢复，停止 CRRT 治疗，继续控制血压、心率及抗感染等治疗，再次 CTA 检查提示降主动脉夹层仍然严重压迫真腔，肾动脉等分支供血受限，制订了微创主动脉腔内修复手术计划
第 2 次手术 及恢复期	急诊手术后第 33 天在全麻下行胸主动脉腔内修复术（第 1 和第 2 次手术后全主动脉 CTA 检查详见图 19-1）；2 天后成功脱机，20 天后拔除气管切开导管，完善相关检查，为出院做准备
出院	出院时生命体征正常，伤口愈合好，心血管外科门诊随诊

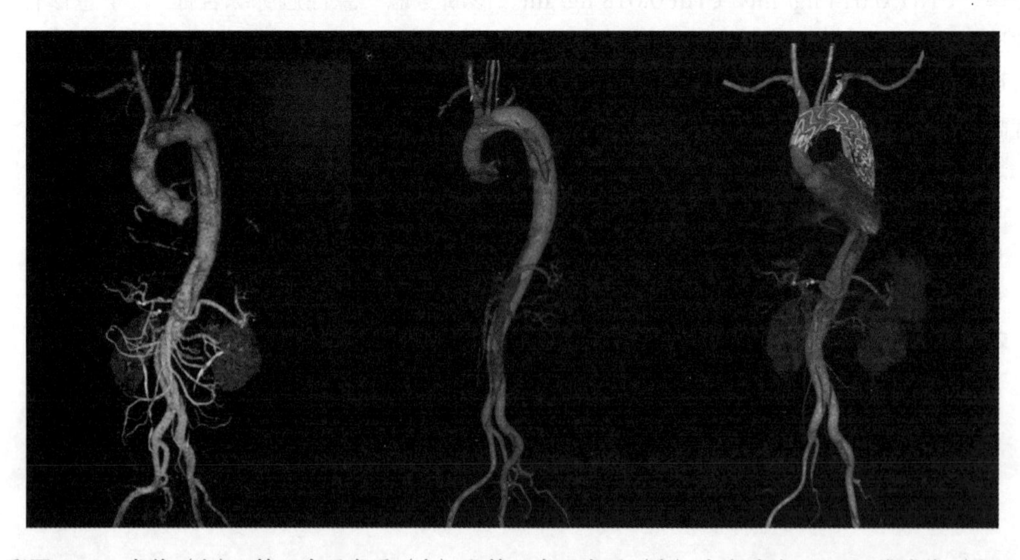

彩图 19-1 术前（左）、第 1 次手术后（中）和第 2 次手术后（右）全主动脉 CTA 三维成像（彩图见后）

出院诊断：

（1）主动脉夹层（Stanford A 型）

（2）心脏压塞

（3）低氧血症

（4）冠心病：急性冠脉综合征 心功能 I 级

（5）原发性高血压 3 级（极高危组）

二、分析与讨论

1．疾病严重程度

主动脉夹层起病急，进展迅速，在所有心血管疾病中病死率仅次于急性心肌梗死，高居第二位。文献报道，未经确诊的、未规范治疗的急性主动脉夹层患者死亡风险以每小时 1% 的速度增加，1 周内病死率高达 60% ～ 70%。该患者入院急诊冠脉造影 + 胸主动脉造影发现主动脉夹层，入住 CCU，7 h 内确诊为 Stanford A 型夹层并转入心外 ICU，予控制血压、心率及镇静、镇痛等处理，入院 32 h 突发呼吸困难、血压下降，暂停降压药亦不能维持，心肌梗死指标较前增高，之后胸背部疼痛加剧，考虑夹层逆撕累及冠脉或有心脏压塞及主动脉破裂等危及生命的风险[1]，必须果断急诊手术处理，才能挽救患者生命。

2．身心护理

（1）护理评估（表 19-2）

鉴于疾病危重及进展迅速的特点，护士保持对生命体征、细微病情变化足够的敏感，对患者的身心状况、病情严重程度作出评估，早期发现问题，进行良好的医护沟通，实施预见性针对性护理，从而把患者的风险降到最低，有利于患者的预后[3]。

表 19-2 护理评估

时间节点	评估维度	具体评估
入院至急诊手术前	健康史	高血压病史 2 年，最高血压 229/120 mmHg，服药治疗，间有漏服
	身心状态	心理状态：紧张恐惧，住院焦虑抑郁评分（HADS）14 分，中度焦虑 家庭社会：家庭支柱，公司管理层，工作压力大 疾病认知：对疾病危重程度认识不足
	专科评估	入院时血压 167/102 mmHg，心率 80 次 / 分，胸背部疼痛，NRS 评分 6 分 入院第 2 天 12：00 突发呼吸困难，呼吸 28 ～ 32 次 / 分，血压 88/46 mmHg，SpO_2 92%，16：20 胸背部疼痛加剧，NRS 评分 8 分
急诊手术后	专科评估	体温 36.8 ～ 38.4 ℃，心率 90 次 / 分（起搏频率 90 次 / 分），经口气管插管呼吸机辅助呼吸 SIMV 15 次 / 分 +PEEP 8 cmH_2O，FiO_2 100%；血气分析：PaO_2 50 ～ 60 mmHg，血钾 5.0 mmol/L；血压 82/49 mmHg，中心静脉压（CVP）12 mmHg；尿量 10 ～ 20 ml/h
	实验室检查	WBC 11.64 × 10^9/L，肌酐 232 μmol/L
术后第 1 天	专科评估	在呼吸机 SIMV 16 次 / 分 +PEEP 13 cmH_2O、FiO_2 100% 下 SpO_2 90%；血气分析：PaO_2 40 ～ 50 mmHg，$PaCO_2$ 48 ～ 52 mmHg，Lac 5.0 ～ 6.1 mmol/L；多巴酚丁胺 8 μg/(kg · min)、去甲肾上腺素 0.1 μg/(kg · min) 时血压 116/62 mmHg，心率 100 次 / 分（起搏心率），CVP 14 mmHg

（2）入院后的病情观察及急救护理

①警惕血管破裂及心脏压塞等危及生命的风险：主动脉壁剪切力受心室内压力变化率和血压的影响[1]，任何因素引起主动脉剪切力增高均增加血管破裂风险。护理的重点包括：

a．嘱患者卧床休息，避免做剧烈咳嗽、用力排便等使腹压骤然升高而引起血压增高的动作。

b．控制心率和血压：控制收缩压在 100 ～ 120 mmHg，心率 60 ～ 80 次 / 分[1]。β 受体阻滞剂为基础用药，口服美托洛尔，注射泵静脉注射乌拉地尔（亚宁定）和硝普钠；协助动脉置管行有创血压监测，需注意避免血压波动过大，若患者心率未得到良好控制，不要首选硝普钠降压[1]。患者血压、心率控制情况见图 19-2。

c．密切观察神志瞳孔、四肢动脉搏动、尿量、血压、疼痛等情况，血压下降后疼痛减轻或消失是主动脉夹层停止剥离的征象，疼痛减轻后突然加重提示剥离进一步扩大。入院第 2 天 12：00 患者呼吸困难，血压低，SpO_2 92%，少尿，四肢末梢发凉，考虑心脏压塞可能[1]，即刻调减降压药，稳定循环及氧供，抢救仪器处于备用状态，联系相关科室急会诊评估手术时机与风险，密切观察病情变化。16：00 患者胸背部疼痛加剧，不排除夹层逆撕、破裂风险，完善心电检查，立即启动急诊手术流程，完善术前准备：禁食水，备皮、交叉配血送输血科并电话联系紧急备血等。

②镇痛镇静治疗及心理护理：应用数字评分法（NRS）对疼痛进行动态评估（图 19-3），患者诉胸背部疼痛（NRS 评分≥ 6 分）时立即使用吗啡 10 mg 皮下注射。吗啡可降低交感神经兴奋导致的心率和血压上升，增加心率和血压的控制效果[1]。小剂量右美托咪定静脉泵入，据血压动态调节镇静药和降压药的用量，观察镇痛、镇静效果及生命体征变化。适当讲解病情，及时疏导不良情绪，避免情绪激动，缓解焦虑、恐惧心理。

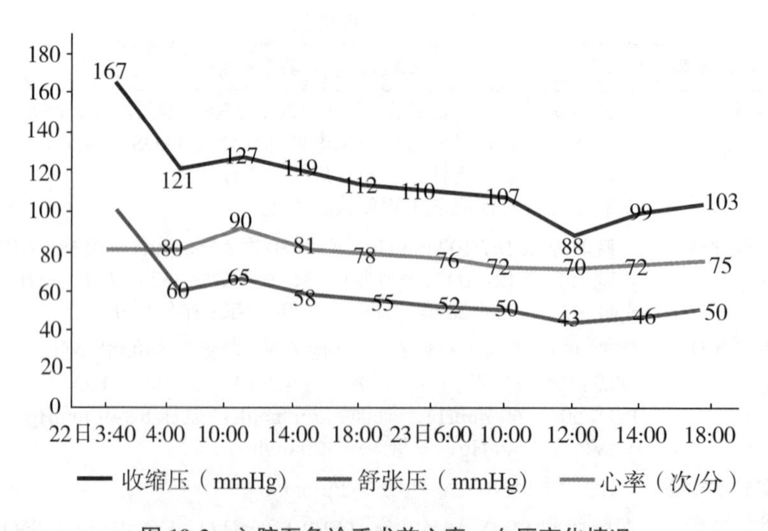

图 19-2　入院至急诊手术前心率、血压变化情况

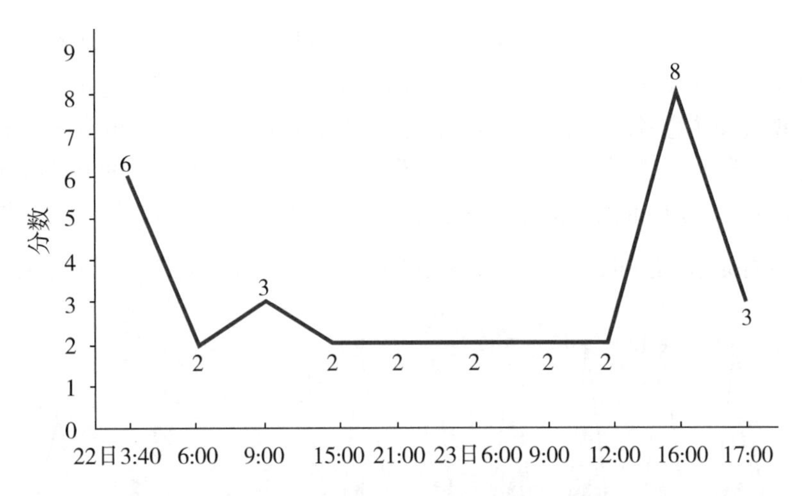

图 19-3 入院至急诊手术前疼痛评分情况

3. 急诊手术后的用药护理

（1）据医嘱使用血管活性药物、抗凝药、镇静镇痛药、抗生素及肺保护药物等。由于解剖方面患者为左椎动脉异常起源于主动脉，左锁骨下动脉开口远离主动脉弓，致使夹层第一破口难以修复。因为夹层破口未修复，精准的血压、心率调控仍非常重要。根据生命体征及病情及时调节血管活性药物用药速度（表 19-3），观察用药效果，以保证血压、心率控制在理想范围（图 19-4）。

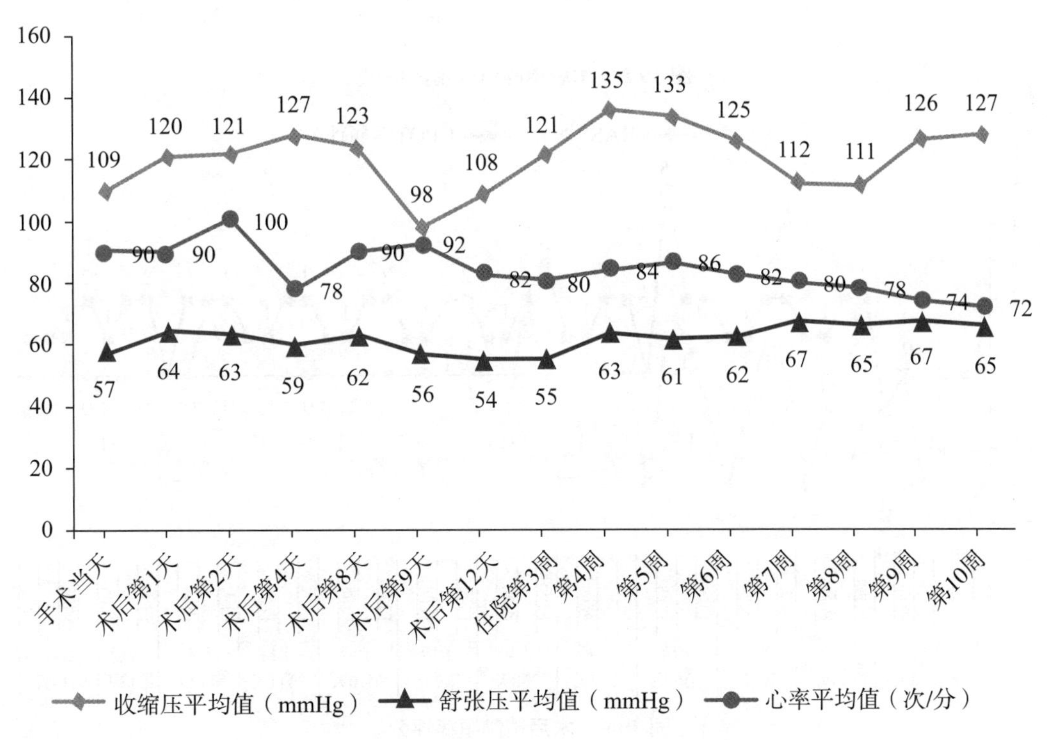

图 19-4 急诊手术后血压、心率控制情况

（2）精细化镇痛镇静：关注镇静镇痛药对呼吸循环的影响，密切进行循环、呼吸功能监测，在充分镇痛的基础上实施阶段性目标镇静，与医生沟通实施每日唤醒，动态评估，及时发现及预防患者的焦虑、一过性谵妄及神经系统并发症，是顺利开展ECMO联合CRRT及气管切开等治疗措施的基石[4]。用药护理见表19-3，治疗后的Richmond躁动-镇静量表（RASS）评分和重症监护疼痛观察量表（CPOT）疼痛评分见图19-5、图19-6。

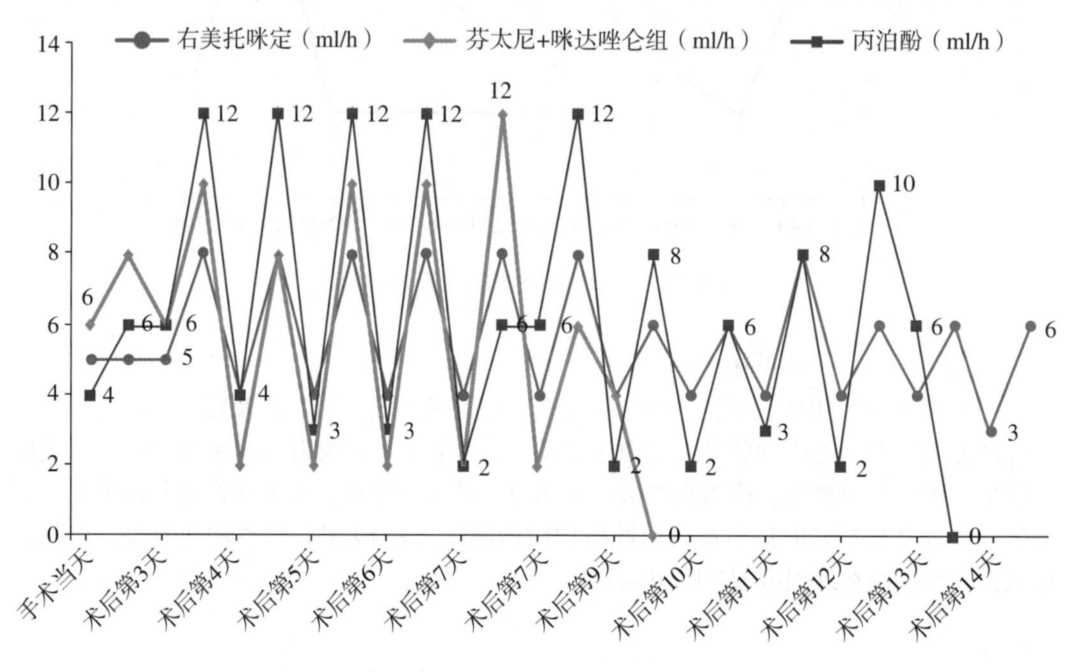

图19-5 术后镇静镇痛用药情况

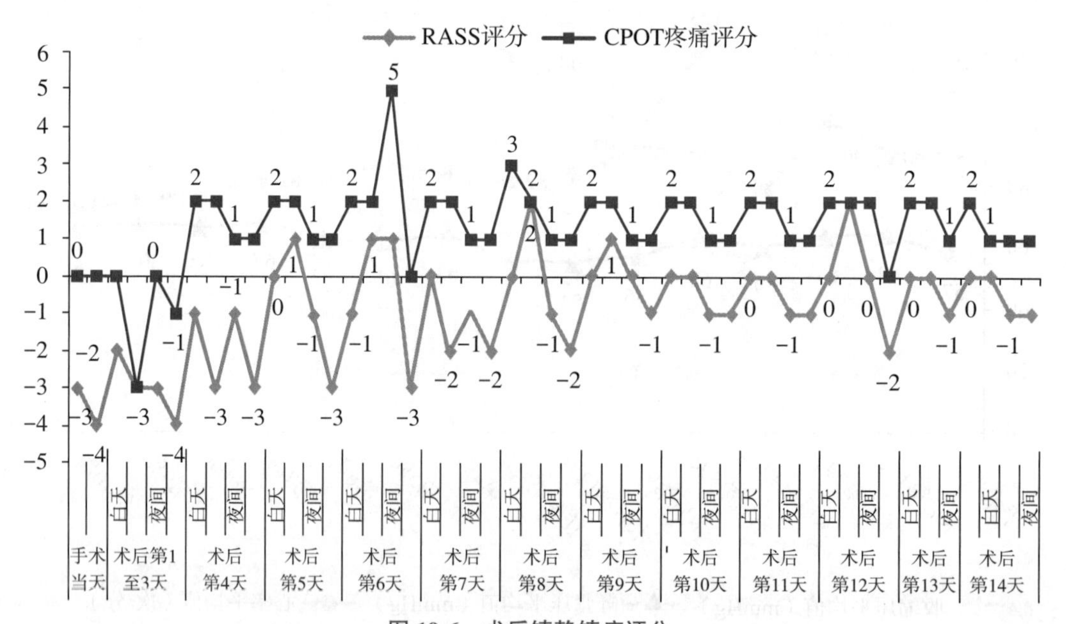

图19-6 术后镇静镇痛评分

注：对心脏重症患者疼痛评估采用重症监护疼痛观察量表（CPOT）评分，CPOT评分0～2分认为镇痛效果达标；对镇静的评估采用Richmond躁动-镇静量表（RASS）评分，RASS评分0～2分认为镇静效果达标

表 19-3 急诊手术后使用的血管活性药物及镇静镇痛药

药物	使用要求	具体措施
去甲肾上腺素	强烈的缩血管作用使血压升高，给药后迅速起效，停药后作用维持时间短，使用时需严密监测血压，以防血压过高或过低	①去甲肾上腺素自 0.05 μg/(kg · min) 起，维持收缩压> 100 mmHg ②专用深静脉通路，速度要恒定，药液用完前配好备用，避免意外中断或加快，停用时应逐步减量
多巴酚丁胺	有剂量依赖性的心率增快和心肌收缩力增强作用，有中度肺血管扩张作用，有助于改善右室功能，降低右室后负荷	①多巴酚丁胺自 5 μg/(kg · min) 起，维持收缩压 > 100 mmHg，心率≤ 100 次 / 分 ②用药前应先补充血容量，据心率、血压、尿量及是否出现异位搏动等情况调整：2 ~ 8 μg/(kg · min)，术后第 10 天减停
硝酸甘油注射液	通过扩张静脉及冠状动脉来降低血压和增加缺血心肌的血供。在血容量不足时可能诱发反射性心动过速	患者停用 ECMO 第 10 天血压偏高，使用硝酸甘油自 0.2 μg/（kg · min）起，根据血压调整，维持收缩压≤ 130 mmHg
芬太尼 + 咪达唑仑	同时兼有镇痛镇静作用，中度肾衰竭时剂量可以不变 最常用的长效镇静药，有呼吸抑制作用	ECMO 联合 CRRT 等因素需联合咪达唑仑应用，芬太尼 0.5 ~ 1.0 μg/(kg · h) 持续静脉泵入；咪达唑仑 2.5 ~ 5 mg 静脉注射，维持量 1 ~ 5 mg/h 静脉泵入，停机械通气后不用
丙泊酚	起效迅速，镇静深度呈剂量依赖，易于控制，作用时间短，停药后迅速清醒，不易产生谵妄	血流动力学稳定时 0.3 ~ 4.0 mg/(kg · h) 持续静脉泵入，血压低时联合咪达唑仑及调整缩血管药，以维持目标血压及镇静深度
右美托咪定	兼镇静与镇痛作用，可减少其他镇静药物以及阿片类用量，无呼吸抑制，产生可唤醒的 / 合作镇静状态	右美托咪定能发挥适当降压与减慢心率作用，有预防和控制谵妄的作用，应用于重症心脏疾病患者已达成共识 [4]，0.2 ~ 0.7 μg/(kg · h) 持续静脉泵入

4．关键技术简介

ECMO 联合 CRRT、呼吸机高级生命支持是本案例的关键技术。ECMO 是人工心肺机，最核心的部分是膜肺和血泵，分别起到人工肺和人工心脏的作用。ECMO 运转时，血液自静脉引出，经过体外循环管路膜肺进行氧合以后，经过静脉流入人体（V-V ECMO），主要适用于肺功能受损、无心脏停搏危险的患者，在 ECMO 支持下，呼吸机参数可以调低，从而降低呼吸机相关性肺损伤的发生率；引出的静脉血经过膜肺氧合后经动脉插管泵回体内（V-A ECMO），可同时支持心肺功能，使心肺得到休息，适用于心力衰竭、心肺衰竭患者 [3]。本案例呼吸功能严重受损，在呼吸机 SIMV 16 次 / 分 + PEEP 13 cmH_2O 且给纯氧条件下氧合指数（PaO_2/FiO_2）< 100，常规治疗 36 h 无效，床旁心脏彩超提示左室收缩功能正常，及时采取 V-V ECMO 承担气体交换，为患者的肺康复获得宝贵时间。加之 ECMO 运行中正压通气支持压力的降低及冠状动脉氧供的增加，患者的心功能往往也能在一定程度上得以改善。现重点介绍 ECMO 的运转配合及观察护理。

（1）ECMO 开始阶段：协助床旁心脏彩超检查，以确定 ECMO 模式，暂停 CRRT，做好环境用物、用药准备，协助医生插管并妥善固定管道。V-V ECMO 模式运行后，严密监测血流动力学指标及动脉血气、血清电解质并记录，关注医生对流量的调节，直到循环稳定、电解质及酸碱恢复平衡，ECMO 进入支持阶段。

（2）支持阶段

①实施肺保护性通气策略，即小潮气量（VT）+ 适当 PEEP，平台压在 30 cmH_2O 以下，尽快将呼吸机 FiO_2 调整到 40%，使肺得到充分休息。

②监测动脉血气及电解质，通过调节膜肺 FiO_2，控制 PaO_2 在 80 ~ 120 mmHg，$PaCO_2$ 在 35 ~ 45 mmHg。联合 CRRT 调整出入量，采用传统模式 CRRT，血滤机与 ECMO 管路互不干扰，纠正电解质、酸碱平衡，维持内环境稳定。

③应用肝素持续泵入抗凝，使 ACT 维持在 160 ~ 200 s。观察引流情况，有无伤口及插管处出血、渗血；有无口鼻腔出血，有活动性出血时，加强监测及处理。每天检查血小板和血红蛋白，维持血小板计数在 5×10^9/L 以上，患者术后心包胸骨后引流及 ACT 值详见图 19-7。

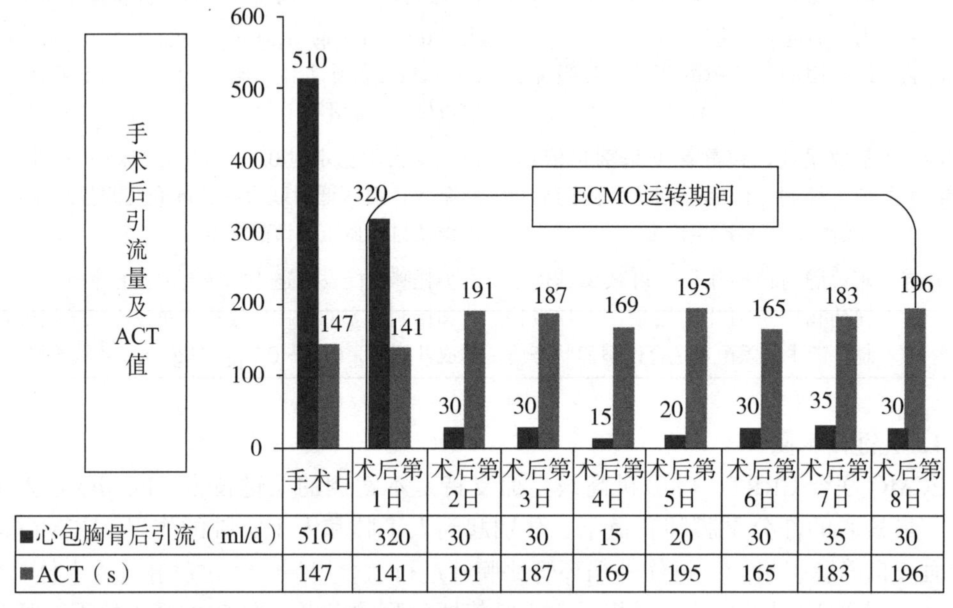

	手术日	术后第1日	术后第2日	术后第3日	术后第4日	术后第5日	术后第6日	术后第7日	术后第8日
■心包胸骨后引流（ml/d）	510	320	30	30	15	20	30	35	30
■ACT（s）	147	141	191	187	169	195	165	183	196

ACT 值取该时段最高值，ACT 正常值 60 ~ 130 s

图 19-7　患者术后引流液量及 ACT 值

注：ACT 值取该时段最高值，ACT 正常值 60 ~ 130 s

④监测并保持体温在 36.5 ℃左右，温度太高将增加氧耗，温度太低容易发生凝血机制和血流动力学紊乱，联合 CRRT 治疗时可调整 ECMO 水箱温度，避免温度过低。

⑤防脱管：动态评估镇静深度，避免患者因躁动而出现意外拔管。正确摆放 ECMO 及 CRRT 机位置，定时检查 ECMO 管道是否固定牢固，翻身时避免管道牵拉、扭曲。

⑥预防及控制感染：严格执行无菌操作原则，落实预防呼吸机相关性肺炎（VAP）集束化措施，必要时及时行气管切开；合理使用抗生素，监测体温、血常规等变化（图

19-8)，当 ECMO 支持数日且状态稳定的患者出现白细胞骤然升高时，不应忽视感染的可能，据病情尽早撤除高危导管如 ECMO 管道；落实院内感染防控措施。

⑦ ECMO 辅助患者早期活动干预可促进肺通气和气道分泌物清除，治疗或预防肺部并发症。落实镇静的同时进行被动关节活动、体位变换，RASS 评分≥ –1 分时，进行主动关节活动度训练和翻身等。

⑧观察管路有无抖动及膜肺出气口有无渗漏、气泡和血栓形成，观察神志及肢体活动情况，及早发现和预防神经系统并发症；预防消化道出血。

（3）撤机配合：ECMO 运行第 7 天，将机械通气参数（呼吸频率、平台压、PEEP 等）设置在患者断开 ECMO 后可以接受的水平，调整 ECMO 循环流量为 1.8 L/min，逐渐下调膜肺 FiO_2 至关闭氧气，观察 2 h，患者呼吸、循环稳定，查血气结果满意，停用 ECMO，协助医生拔除循环管道。

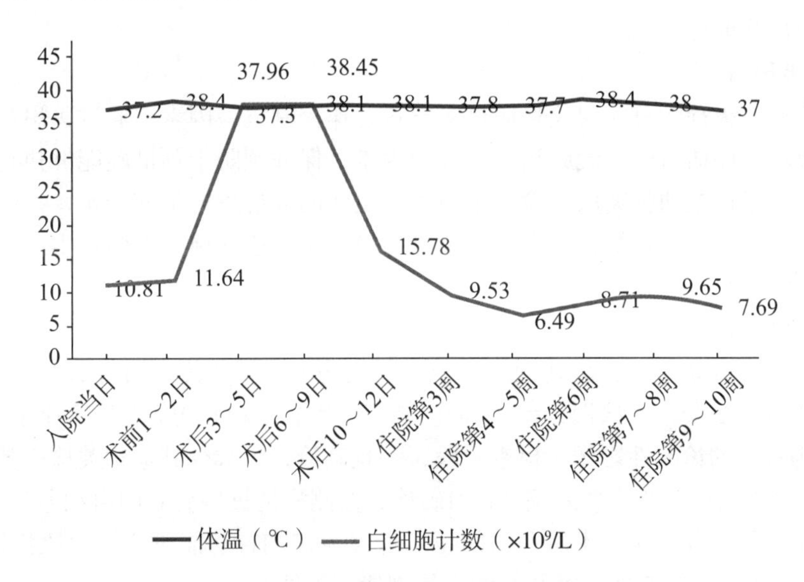

图 19-8　患者住院期间体温及白细胞计数

体温及白细胞计数均取该时段最高值，白细胞计数正常值（4.0 ～ 10.0）× 10^9/L

5. 小结

（1）AD 进展迅速，密切观察胸痛进展及血压、心率控制情况，医护联合预见心脏压塞并发症发生，果断及时处理，挽救了患者的生命。急诊手术后精准的血管活性药物应用和精细化镇静镇痛调控血压、心率在目标范围，使患者平稳过渡，接受第二次手术，第二次腔内修复手术修补了夹层破口，解决主动脉真腔及分支血管供血及远端血管破裂的危险，是根治手术。

（2）急诊手术后少尿及严重低氧血症，术后 14 h 内行 CRRT 治疗，36 h 内接受 ECMO 治疗，ECMO 运转 7 天低氧血症得到纠正，为防治感染，及时果断撤机，未发生出血及血栓栓塞问题。CRRT 治疗 17 天肾功能恢复，及时的 ECMO 联合 CRRT 救治措施是使患者渡过疾病危险期的重要手段，与大多数 ECMO 联合 CRRT 治疗研究结果倾向及早应用以改善患者预后相符，病例的成功救治体现了医护团队对 ECMO 及 CRRT

技术的掌握与管理水平。

（3）全程诊治考验了医务人员的诊断、监护、外科手术及多学科支持的能力。

（4）感染是 ECMO 常见的并发症，在 ECMO 联合 CRRT 的过程中，预防感染是护理的重要问题[5]。加之患者病情危重，监护室停留时间长，抗生素使用时间长，伤口面积大，多种高危导管使用，感染的防控是医护共同面对的难题。

三、三级预防

我国主动脉夹层诊疗有以下特点：①病因以高血压为主，青壮年多，高血压的知晓率和控制率比发达国家低；②患者平均年龄较发达国家低 10 ～ 20 岁，预期寿命长；③首次手术后应重视长期效果，减少和避免二次再干预[1]。因此，疾病的三级预防需得到医护患的足够重视。

1．一级预防

心血管病一级预防总体建议是通过多学科合作控制危险因素，通过医患沟通确定适当的干预策略，评估与患者健康相关的社会因素，保证预防干预措施能够执行。通过多学科合作，对存在主动脉夹层危险因素但尚未发病的人群进行早期干预，控制可防可控的危险因素如高血压、吸烟、饮酒、血脂异常等，从而达到预防夹层发生或降低心血管并发症风险的目的。

2．二级预防

对于患者，疼痛程度影响其就医意识及对疾病的认识程度，可导致就诊延迟。AD 由于其病情凶险复杂，首诊误诊率偏高与首诊医生诊治 AD 的经验及诊疗条件等有关。CTA 常作为首选的诊断性影像学检查手段，一旦确诊，可减少其他相关检查数量。患者入院后严格调控血压、心率，入院 7 h 内确诊，监测病情进展后立即启动急诊手术流程，急诊手术挽救了患者生命，术后及时纠正了低氧血症和肾功能不全，阶段性维持血压、心率在目标范围，为第 2 次手术及患者康复创造了条件。

3．三级预防

术后医护联合评估病情及镇痛镇静效果，优化睡眠环境，发现一过性烦躁谵妄征兆，及时给予心理支持，鼓励患者建立疾病康复的信心，并指导家属参与心理护理，适时陪伴患者并协助心肺康复训练，对并发症的防治和患者预后改善非常重要。出院前指导患者加入医院云随访平台及“心之翼”患友咨询群，以便于对患者实施动态、全面、长期的随访和管理。了解患者血压、心率的控制情况，体重、饮食与生活起居情况，用药情况，督促患者进行自我健康行为管理；进行接受自理能力评估与活动指导，咨询药物使用、预约复查（一般术后第 1、3、6、12 个月，1 年后 1 ～ 2 次 / 年）；还可以与患友交流经验与心得，利于心理状态调适。

【知识问答】

1．ECMO 工作模式有哪些？

答：

（1）V-V ECMO：仅有呼吸辅助作用，为肺替代方式。

（2）V-A ECMO：同时具有循环和呼吸辅助作用，为心肺联合替代方式。

2．ECMO 联合 CRRT 管路临床常用的方式及优缺点有哪些？

答：ECMO 联合 CRRT 管路临床常用的方式有 2 种，其优缺点分别如下[5]。

（1）CRRT 独立于 ECMO（传统模式）：CRRT 与 ECMO 是两条完全独立的系统。有学者认为传统模式因管路独立，更有利于管理。但分别置管增加出血、感染的机会和风险。

（2）血滤机嵌入 ECMO 管路：即将预充好的血滤机接入到 ECMO 管路中。这种方式能精确控制 CRRT 血流速度和液体平衡，减轻护士工作负担，且不需要额外的血管通路。缺点是由于 ECMO 血流速度快，血滤机连入后压力不符合原来的设计，容易导致 CRRT 动、静脉端压力发生紊乱，需要护士及时针对性处理血滤机压力报警，以免管路凝血，影响血滤效果。

【参考文献】

[1] 中国医师协会心血管外科分会大血管外科专业委员会．主动脉夹层诊断与治疗规范专家共识［J］．中华胸心血管外科杂志，2017，33（11）：641-654.

[2] 中国医师协会体外生命支持专业委员会．成人体外膜氧合循环辅助专家共识［J］．中华医学杂志，2018，98（12）：882-894.

[3] 王丽芹，张晓琳，张俊红．急危重症患者预见性护理［M］．北京：科学出版社，2019：2-236.

[4] 中国心脏重症镇静镇痛专家委员会．中国心脏重症镇静镇痛专家共识［J］．中华医学杂志，2017，97（10）：726-734.

[5] 李洪娜，夏莹，刘桂英，等．体外膜肺氧合联合连续性肾脏替代治疗的护理进展［J］．中华现代护理杂志，2019，25（25）：3296-3300.

（刘春燕　潘晓静　吴桂琴）

中期妊娠合并 Stanford A 型夹层患者的个案护理

主动脉夹层指主动脉壁内膜被撕裂后，血液进入中膜，将主动脉壁剥离成真假两腔的严重心血管急症，其高危因素包括高血压、马方综合征以及妊娠状态等。妊娠合并夹层发病率约为 6/10 万，其起病更凶险、更易误诊，病死率可达 53%[1]。因需兼顾产妇和胎儿生命，救治更为复杂及困难，目前尚无指南性诊治规范，国内外多主张以优先挽救孕产妇生命为原则，同时尽可能提高胎儿存活率。对于不同孕程，不同分型的主动脉夹层救治的方式有所不同，对中期妊娠合并 Stanford A 型夹层的诊断与治疗，中国专家共识[2] 建议保留胎儿在宫内的同时行主动脉夹层手术，但保胎治疗过程中随时可能面临胎儿宫内窘迫、死亡、生长受限的不良结局，因此需加强围术期的密切观察与处理。

一、病历资料

1．病例简介

患者，陈 × ×，女，29 岁，G1P0，孕 27^{+4} 周，“突发胸背部疼痛，伴胸闷、大汗、呼吸困难 14 h”急诊就诊。立即完善相关检查，心脏彩超提示：主动脉夹层、主动脉瓣中度关闭不全。全主动脉 CTA（确诊金标准）：① Stanford A 型夹层，累及自主动脉瓣开口至腹主动脉下端；②升主动脉弓、主动脉弓扩张（图 20-1）。病情危重，有急诊手术指征，向家属充分交代病情，急诊绿色通道转心外 ICU 救治。

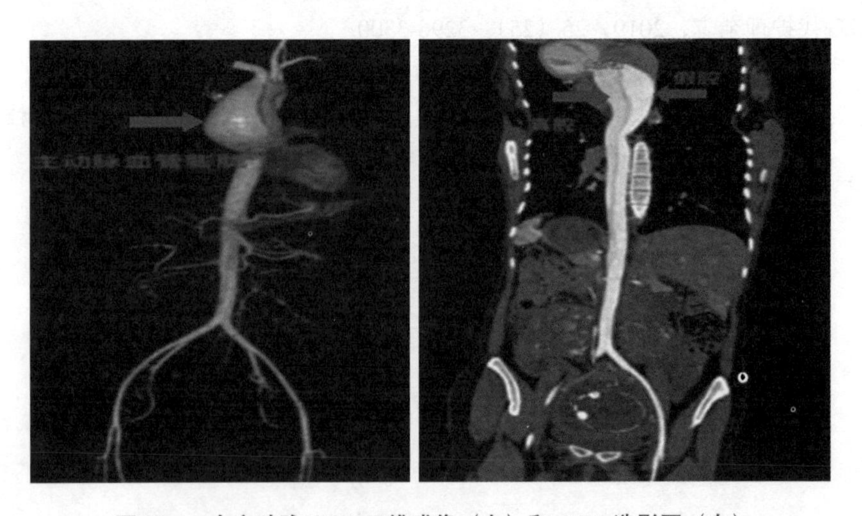

图 20-1　全主动脉 CTA 三维成像（左）和 CTA 造影图（右）

入院诊断：

（1）Stanford A 型夹层、主动脉瓣关闭不全

（2）G1P0，孕 27^{+4} 周

2．病程介绍（表 20-1）

表 20-1　住院诊疗经过

住院节点	病情及诊治过程
入院 （急诊手术）	以"突发胸背部疼痛，伴胸闷、大汗、呼吸困难 14 h"急诊就诊，立即完善相关检查，心脏彩超提示：主动脉夹层、主动脉瓣中度关闭不全。全主动脉 CTA（确诊金标准）：① Stanford A 型夹层，累及自主动脉瓣开口至腹主动脉下端；②升主动脉弓、主动脉弓扩张 11：46 入住心外 ICU，BP 132/56 mmHg，HR 72 次 / 分，主诉胸背部疼痛，立即控制血压，镇静镇痛，监测胎心，完善术前准备 13：10 心外科、心内科、麻醉科、妇产科、儿科、重症医学科等多学科急会诊确定诊疗方案，向家属充分交代病情 16：45 送手术室，保留胎儿在宫内，急诊全麻低温体外循环，Bentall + 全弓置换 + 象鼻支架植入术
术后第 1 天	02：15 术毕转心外 ICU 监护，患者、胎儿均存活，胎儿无明显宫内窘迫征象。患者呼吸机辅助呼吸，血管活性药物：多巴胺、硝普钠，维持循环稳定，镇静镇痛，多学科会诊制订精细化治疗，同时尽可能延长胎龄
术后第 3 天 （急诊手术）	15：00 患者右下腹疼痛，子宫有一定张力，胎心音 154 次 / 分，孕 28^{+1} 周。可疑胎盘早剥，全院会诊，拟行急诊剖宫产术 20：30 急诊剖出一活女婴，Apgar 评分 10 分钟 8 分，重度窒息，带气管插管由儿科医生护送至儿童医院救治；患者术中子宫大出血，量约 2000 ml，行子宫次全切除术 23：25 心外 ICU 继续治疗，血管活性药物：多巴胺、硝普钠，维持循环稳定。镇静镇痛，术后未出现大出血
术后第 8 天	患者生命体征平稳，转心外科病房继续治疗，康复锻炼
术后第 28 天 出院	复查心脏彩超：主动脉夹层术后，主动脉瓣机械瓣未见瓣周漏，人工血管血流通畅，康复出院，指导患者规律服药，定期伤口换药

出院诊断：

（1）主动脉夹层，主动脉瓣关闭不全

（2）G1P1，孕 28^{+1} 周，LOA 手术产单活胎

二、分析与讨论

1．病情严重程度

妊娠合并 Stanford A 型主动脉夹层病情凶险，产妇和胎儿随时有猝死的危险。文献报道：妊娠合并主动脉夹层，若不采取措施，每增加 1 h，死亡率增加 1% ~ 3%，24 h

死亡率达25%[1]。患者入院时胸背部疼痛14 h，持续撕裂样疼痛，引起血压升高，心率加快，夹层破口压力增加，血肿延伸，一旦破裂，产妇有猝死的危险。主动脉夹层引起有效循环血量减少，胎盘灌注不足，疾病发展不可逆，胎儿缺血缺氧，发生宫内死亡。

2．护理评估、用药及护理要点（表20-2、表20-3、表20-4）

表20-2　术前护理评估及护理要点表

节点	专科评估、风险评估、心理状态、护理要点
急诊手术术前护理	（1）专科评估 ①胸背部疼痛，数字疼痛评分8分，BP 132/56 mmHg，HR 72次/分 ②腹部膨隆，胎心音150次/分 ③实验室检查：WBC 18.29×10^9/L ↑ [参考值（4～10）×10^9/L]，NEU 87% ↑（参考值50%～70%），LYM 9.6% ↑（参考值0.8%～4%），NT-proBNP 343.5 pg/ ml ↑（参考值< 125 pg/ml），D-二聚体（D-D）2.92 mg/L ↑（参考值0～0.5 mg/L） （2）风险评估：①血管破裂风险；②胎儿宫内窘迫风险 （3）心理状态：紧张，焦虑，SAS焦虑评分75分（重度焦虑） （4）护理要点 ①立即镇静镇痛，控制血压、心率：使用吗啡镇痛、硝普钠控制收缩压在100～120 mmHg，辅以β受体阻滞剂美托洛尔减慢心率，HR 60～70次/分。持续心电监护，监测有创血压变化，建立疼痛、血压、心率观察护理单（图20-2、图20-3），及时评估镇痛和降压效果等。 ②警惕血管破裂：绝对卧床休息，避免做剧烈咳嗽、憋气、用力排便等动作，禁止灌肠和使用开塞露；Q1h观察神志、瞳孔、四肢动脉搏动。出现血压突然下降、意识丧失等血管破裂表现时立即报告医生配合抢救，备好抢救仪器和药品。完善术前准备，联系输血科紧急备血 ③预防胎儿宫内窘迫。保证氧供：中流量吸氧，维持动脉氧分压80～100 mmHg，左侧卧位，增加子宫胎盘血供；当胸闷、气促时，面罩给氧；Q1h监测胎心变化，制作胎心监测单（图20-4），胎心异常时立即报告医生；关注胎动、腹痛、宫缩频率及强度情况；《2018 ESC妊娠期心血管疾病管理指南》（以下简称2018版指南）建议皮质类固醇治疗[3]，12 mg肌注，Q12h，2天，促进胎儿肺成熟 ④妊娠合并主动脉夹层的危险性和致命性会使患者产生不良情绪，甚至产后抑郁，因此需要动态评估心理状态，及时疏导不良情绪。加强沟通，语气温柔，倾听和了解发病时的真实感受，发挥同理心，适当讲解疾病知识，分享成功案例，增强战胜疾病的信心；避免情绪激动，人性化地适当允许家属陪伴，必要时使用镇静剂；胎心监测时，让患者听胎心，由胎儿的心搏声鼓励患者，安定情绪

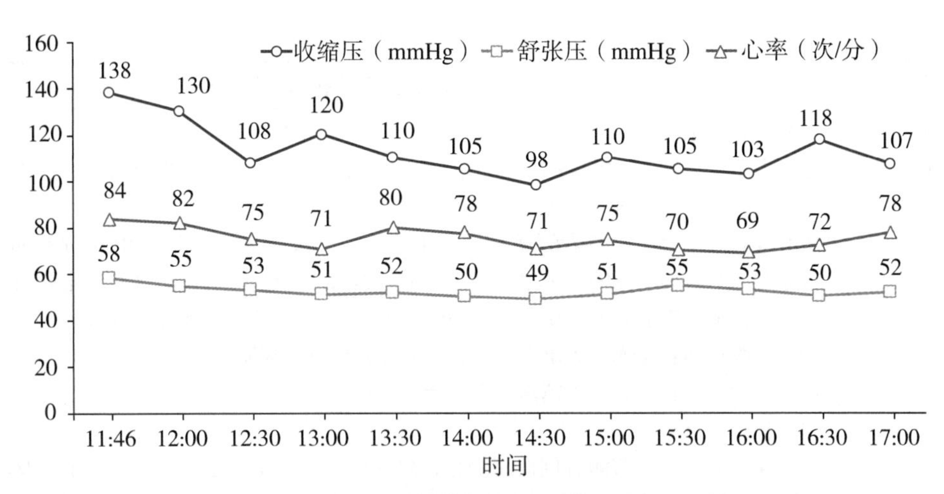

图 20-2 术前血压、心率变化图

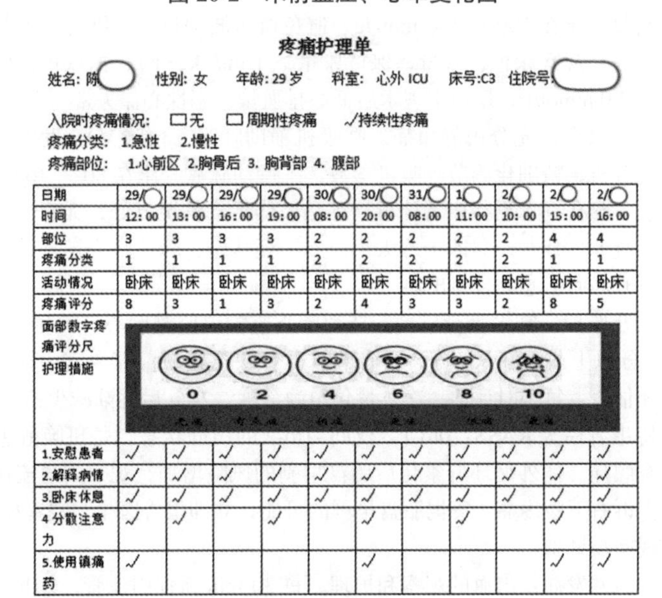
疼痛护理单

姓名：陈　性别：女　年龄：29 岁　科室：心外 ICU　床号：C3　住院号：

入院时疼痛情况：□无　□周期性疼痛　√持续性疼痛

疼痛分类：1.急性　2.慢性

疼痛部位：1.心前区 2.胸骨后 3. 胸背部 4. 腹部

日期	29/	29/	29/	29/	30/	30/	31/	1/	2/	2/	2/
时间	12:00	13:00	16:00	19:00	08:00	20:00	08:00	11:00	10:00	15:00	16:00
部位	3	3	3	3	2	2	2	2	2	4	4
疼痛分类	1	1	1	1	2	2	2	2	2	1	1
活动情况	卧床	卧床	卧床	卧床	卧床	卧床	卧床	卧床	卧床	卧床	卧床
疼痛评分	8	3	1	3	2	4	3	3	2	8	5
面部数字疼痛评分尺	0 2 4 6 8 10										
护理措施											
1.安慰患者	√	√	√	√	√	√	√	√	√	√	√
2.解释病情	√	√	√	√	√	√	√	√	√	√	√
3.卧床休息	√	√	√	√	√	√	√	√	√	√	√
4 分散注意力	√	√		√		√		√		√	√
5.使用镇痛药	√					√				√	√

图 20-3 疼痛护理单

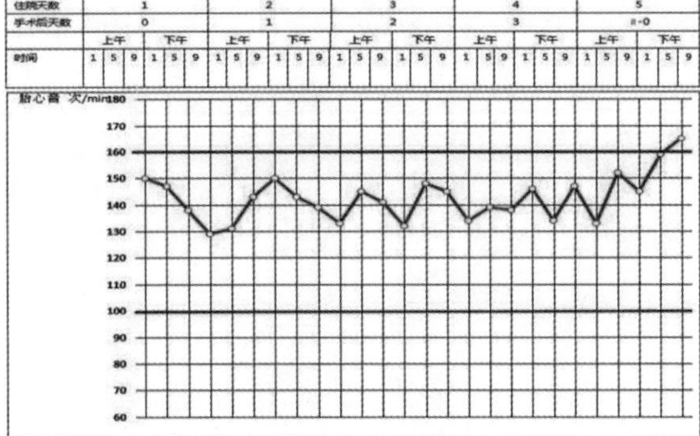
胎心监测单

姓名：陈　年龄:28 岁　性别：女　床号：C3　住院号：

日期	29		30		31		1		2	
住院天数	1		2		3		4		5	
手术后天数	0		1		2		3		[illegible]	
	上午	下午	上午	下午	上午	下午	上午	下午	上午	下午
时间	1 5 9	1 5 9	1 5 9	1 5 9	1 5 9	1 5 9	1 5 9	1 5 9	1 5 9	1 5 9

图 20-4 胎心监测单

表 20-3 术后护理评估及护理要点表

节点	专科评估、风险评估、心理状态、护理要点
Bentall + 全弓置换 + 象鼻支架植入术后护理	（1）专科评估 ①手术结束，回室 BP 148/72 mmHg，HR 94 次 / 分，术后 1 h 心包胸骨后引流血性液 80 ml，ACT 181 s，血红蛋白 104 g/L ②术后第三天 15：00 患者烦躁不安，HR 141 次 / 分，R 27 次 / 分，BP 163/68 mmHg。动脉血气 PO_2 51 mmHg。示意右下腹疼痛，NRS 评分法 8 分，腹部有一定张力。胎心忽快忽慢，持续大于 160 次 / 分。床边腹部彩超：有胎盘早剥的可能 （2）风险评估：①术后大出血风险；②胎儿宫内窘迫风险 （3）心理状态：气管插管镇静状态，无法评估 （4）护理要点 ①持续心电监护，监测有创血压变化，建立疼痛、血压、心率观察护理单，及时评估镇痛和降压效果等。维持血压、循环稳定。予多巴胺、乌拉地尔等血管活性药物，控制收缩压在 100 ～ 130 mmHg，避免血压波动过大，维持心脑肾等重要脏器的血流灌注；观察尿色、尿量，保持尿量＞ 1 ml/（kg · h），据尿量、血钾水平，维持血钾在 4.0 mmol/L，避免出现术后低心排血量、恶性心律失常 ②保证氧合，充分镇静镇痛。呼吸机辅助呼吸，预防 VAP 发生，Q1h ～ Q3h 监测血气分析。精细化调节呼吸机参数，维持动脉氧分压在 80 ～ 100 mmHg。严密观察神志、瞳孔，术后待患者清醒，评估肢体活动情况良好，无脊髓损伤、脑梗死等神经系统并发症 [4]，立即予芬太尼、右美托咪定、咪达唑仑镇静镇痛，减少疼痛刺激血压升高而引起吻合口出血 ③胎儿监护，警惕胎盘早剥。持续胎心监护仪监测胎心，关注胎动。胎心持续 160 次 / 分以上或 100 次 / 分，胎心节律性忽快忽慢时，警惕宫内缺氧，运用 RASS 镇静评估表，每小时评估一次，量化镇静深度，24 h 后逐渐减少镇静、镇痛药物剂量，维持患者白天 RASS：0to-1，夜间 -1to-2 的镇静状态，每班唤醒患者，关注主诉是否有腹痛。体外循环肝素化后胎盘早剥的风险增加，观察阴道流血的情况。术后患者主诉右下腹疼痛，警惕胎盘早剥的可能，立即报告医生，完善相关床旁腹部彩超，发现胎盘早剥 ④术后并发症：出血的观察和护理。每 30 min 挤捏引流管，Q1h 记录引流液量，引流量＞ 10 ml/（kg · h）或＞ 500 ml/h，血色鲜红时警惕活动性出血；Q3h 监测记录活化凝血时间（ACT），超过 180 s 时，予鱼精蛋白、止血药物等处理；监测血红蛋白、凝血酶原时间（图 20-5、图 20-6）

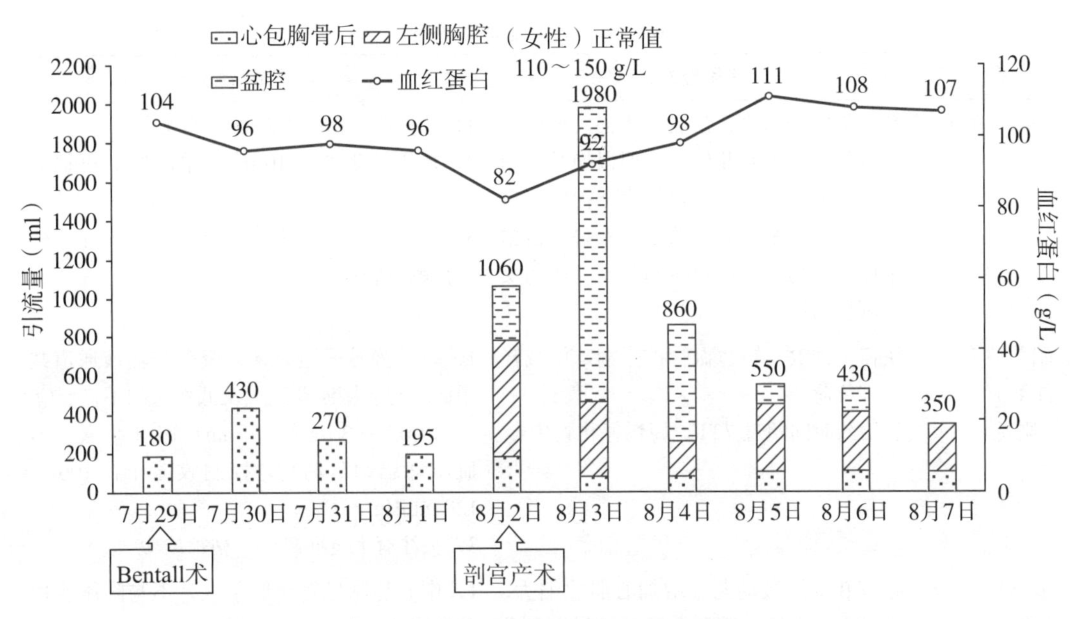

图 20-5 术后引流及血红蛋白趋势图

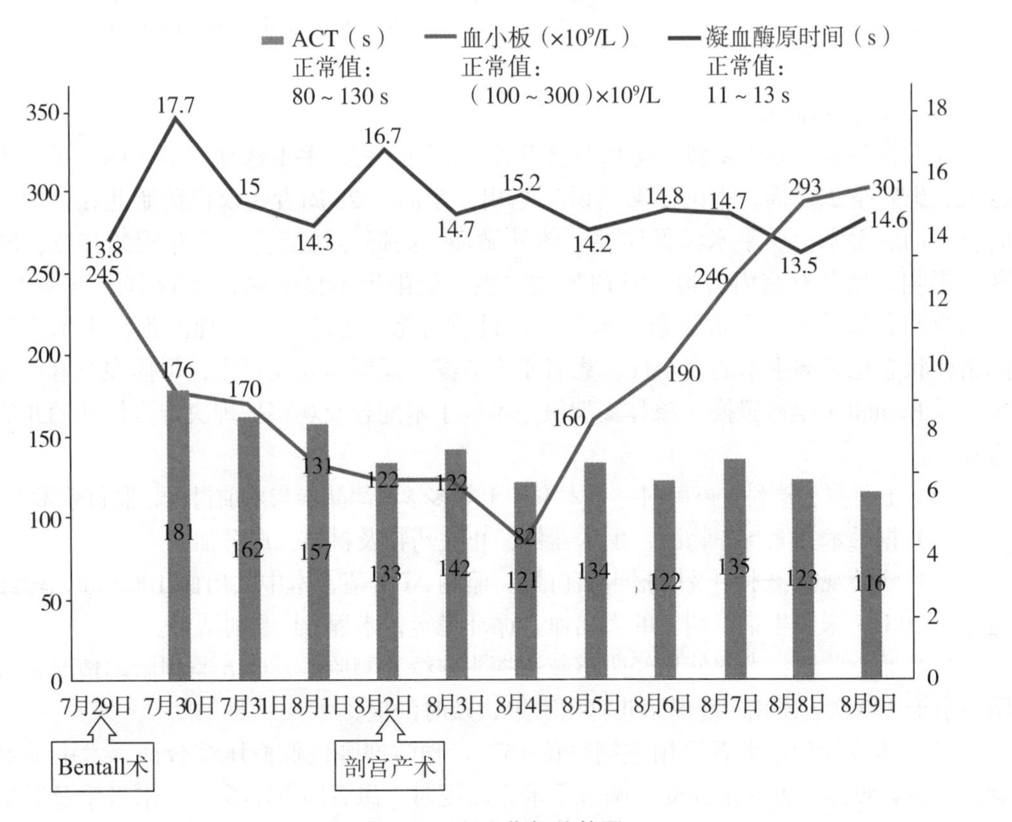

图 20-6 凝血指标趋势图

表 20-4　药物及具体使用

药物	使用要求	具体措施
吗啡注射液	精一类麻醉药物，镇痛效果强。虽然可通过胎盘进入胎儿体内，但以挽救产妇生命为原则。吗啡可降低交感神经兴奋性，增加心率和血压的控制效果。根据个体对药物敏感性及疼痛程度、用药反应调整用量	1．严格执行精神类药物管理规定 2．皮下注射 5 ～ 10 mg，单次给药可镇痛 4 ～ 6 h 3．给药后观察有无呼吸抑制情况，注意药物依赖成瘾性
硝普钠注射液（避光）	快速、强效、短暂血管扩张剂，可减轻心脏负荷 若给药时间超过 72 h，警惕氰化物中毒	1．单独静脉通道泵入，避免与输液通道共用而引起血压波动过大及低血压的不良反应 2．以 0.5 ～ 3 μg/(kg · min）速度泵入，据血压动态调节药物，控制收缩压在 100 ～ 120 mmHg 3．关注有无定向障碍、精神反应
多巴胺注射液	心脏 β 受体激动药，增加心肌收缩力，增加心排血量，升高血压。配制：多巴胺［体重（kg）×3］（mg）+0.9% 生理盐水配至 50 ml	1．中心静脉导管单腔泵入，不与降压药物及液体共通道，以免引起血压波动过大 2．起始以 2 μg/（kg · min）速度泵入，据病情和血压，以 1 ～ 2 μg/（kg · min）速度递增，最大剂量 8 μg/（kg · min）

3．关键技术简介

妊娠合并 Stanford A 型主动脉夹层患者在不同孕程，手术选择方案不同，手术难度巨大。患者孕 27^{+4} 周，中国专家共识 [2] 指出：孕周＜ 28 周者建议保留胎儿在宫内，同时行主动脉手术。受手术深低体温、体外循环、高钾停跳液、炎症介质的释放、麻醉药物影响，胎儿有宫内窘迫、宫内死亡、生长受限等不良结局，死胎率达 36%[1]。患者是夜间急诊手术，手术复杂，术程长，目前尚无规范的术中护理流程，手术团队夜间精神状态也影响手术的安全性。患者手术方案：保留胎儿在宫内，母体在全麻体外循环下行 Bentall + 全弓置换 + 象鼻支架植入术。手术配合及观察护理决定母体和胎儿的生命安全。

（1）心外科、产科、麻醉科、手术室护士等多学科团队参与术前讨论，制订手术方案。

（2）据手术方案备齐物品：手术器械、止血药物及材料、成分血。

（3）病情观察：术中及时报告出血量，监测 ACT 值，术中共出血 1000 ml，输红细胞悬液 10 U，未发生难以纠正的大出血，循环稳定，术程 6 h 顺利结束。

（4）胎心监测：术中使用经阴道超声探头连续监测胎心，Q1h 监测胎动情况，术中胎心小于 100 次 / 分时，警惕胎儿宫内窘迫，及时汇报。

（5）体位管理：患者采用左侧卧位 15°，预防仰卧位低血压综合征，术中手术托盘置于患者腹部上方一定高度，调节手术床高度时，患者腹部不受压，术者手及器械不放置在患者腹部而压迫胎儿。

（6）深低体温管理：体外循环前维持正常体温，做好保暖措施，适当提高母体温度，脑部降温，减少胎儿缺氧损害。控制降温时间和降温速度，术中降温时间 45 min，降温速度 0.5 ℃ /min。

（7）体外循环管理：缩短体外循环时间，共 25 min；术中吸净高钾停跳液，液体超滤减轻循环负荷和水肿，提高胶体渗透压，稳定内环境，右股和右腋动脉同时插管保证胎盘灌注，选择性提高脑灌注。

（8）麻醉管理：全麻手术，选择对胎儿影响小、不易透过胎盘屏障的麻醉药物，如依托咪酯、罗库溴铵、瑞芬太尼等。

4．小结

（1）快速明确诊断，立即启动急诊绿色通道护理流程，安全转运至心外 ICU。

（2）心外 ICU 护士对妊娠合并主动脉夹层患者抢救流程熟悉，医护配合默契，迅速控制血压、镇静镇痛，避免血管破裂。

（3）多学科会诊确定手术方案，积极完善术前准备和胎儿监护；心外护理团队引导 MDT 会诊，与妇产科、新生儿科一起讨论制订严谨、个性化的孕中期护理方案，护理胎盘早剥、宫内窘迫。

（4）患者行主动脉夹层手术后，护士不仅对患者进行精细化的夹层术后护理，还及时识别患者胎盘早剥，紧急行剖宫产手术，术后予心外科及产科术后护理，如强心、利尿、抗感染，预防术后大出血、急性乳腺炎的发生。术后顺利拔出气管插管，患者康复出院，婴儿在专科医院救治后顺利出院，目前喂养良好。

（5）依托多学科的医疗护理及影像团队，手术治疗挽回患者生命并成功剖出女婴，是当时已有报道的第二例妊娠合并主动脉夹层体外循环术后存活下来的新生儿。

三、三级预防

妊娠合并主动脉夹层起病急且凶险，诊断困难，易误诊，常导致产妇和胎儿突然死亡，病死率高，所以运用三级预防管理理念，对孕前、孕期易罹患妊娠合并主动脉夹层的高危人群早识别，风险评估，以及早发现，明确诊断和救治方案，是降低孕产妇病死率、改善母婴结局的关键。

1．一级预防

规范孕前检查，2018 版指南强调妊娠风险评估的重要性。社区保健及妇幼保健机构在孕前、孕早期可使用 2018 年 ESC 新版妊娠合并心脏病改良 WHO 风险分类法，对产妇进行风险分类和分层管理 [5]。高风险人群管理：遗传咨询和建议父母基因检测；需要在具备高危产科和心脏科的医疗中心监测和分娩，并增加妊娠期产检次数；妊娠期应严格控制血压；对有严重主动脉扩张疾病的患者不建议妊娠。定期产检：妊娠是主动脉夹层的一个独立危险因素，产妇要定期产检，直至分娩。

2．二级预防

妊娠期新发现主动脉夹层风险患者由心脏科和产科医师共同诊治、明确诊断、评估风险，决定是否继续妊娠及规范妊娠期监管。妇产科、急诊科医生、门急诊护士应加强对此疾病的认识，当孕产妇出现急性胸痛时警惕主动脉夹层 [3]。一旦诊断，根据病情、孕周制订个性化治疗方案，积极挽救孕产妇及胎儿的生命。

3．三级预防

延续性护理：出院后需严格控制血压，教会患者自测脉搏、血压，定时测量并记录，每年体检，出现胸痛等不适及时就医。护士定期通过云随访、微信等软件与患者互动，给予专科指导和监测。患者康复后积极参加心外科“心之翼”患友会。

【知识问答】

1．妊娠合并 Stanford A 型主动脉夹层患者在不同孕程，中国专家共识提出的手术方案是

A．无论任何孕周，先行主动脉手术，再行剖宫产术

B．孕周< 28 周者，建议先行主动脉手术，保留胎儿在宫内

C．孕周在 28 ～ 32 周者，综合考虑母体和胎儿的情况再决定行心外科手术还是产科手术

D．孕周> 32 周者，胎儿发育良好者建议先行剖宫产术，胎儿娩出后再行主动脉手术

答案：BCD

解析：中国专家共识建议，孕周< 28 周者，建议保留胎儿在子宫内，先行主动脉手术；孕周在 28 ～ 32 周者，综合考虑母体和胎儿的情况；孕周> 32 周者，若胎儿发育良好，建议先行剖宫产术，胎儿娩出后再行主动脉手术。

2．哪些合并心血管疾病的育龄期女性可考虑进行遗传学咨询和父母基因检测

A．已确诊遗传性肺动脉高压或肺静脉阻塞性疾病

B．心肌病和离子通道病

C．有与基因异常相关的先天性心脏病

D．胸主动脉异常

答案：ABCD

解析：2018 版指南建议以下患者均考虑进行遗传学咨询和父母基因检测：①有已确诊的遗传性肺动脉高压（PAH）或肺静脉阻塞疾病；②心肌病和离子通道病，其中心肌病的基因检测不适用于扩张型心肌病的产前诊断，只有在专家进行详细的临床和家族评估后认为有必要时才进行；③有与基因异常相关的先天性心脏病（如锥干畸形、左房室畸形），患儿有发育迟缓、智力低下等特征，或其他非心脏性先天性疾病症状时，如马方综合征或其他遗传性胸主动脉疾病（HTAD）、22q11 缺失等；④胸主动脉异常；⑤有家族史。

【参考文献】

[1] 周荃，黄素芳．妊娠合并主动脉夹层研究进展 [J]．心血管病学研究进展，2019，40（4）：532-535.

[2] 中国医师协会心血管外科分会大血管外科专业委员会. 主动脉夹层诊断与治疗规范中国专家共识 [J]. 中国胸心血管外科杂志，2017，33（11）：641-654.
[3] Regitz-Zagrosek V，Roos-Hesselink JW，Bauersachs J，et al. 2018 ESC guidelines for the management of cardiovascular diseases during pregnancy [J]. Eur Heart J，2018，39（34）：3165-3241.
[4] 苏云艳，熊剑秋，何孝军. 妊娠合并急性 Stanford A 型主动脉夹层的围术期护理 [J]. 护士进修杂志，2017，32（12）：1114-1116.
[5] 张军. 妊娠合并心脏病的多学科（分层）管理 [J]. 中国全科医学，2019，1（3）：247-252.

（潘晓静　吴桂琴　刘春燕　丘汉彬　冯　湾）

高龄髋部脆性骨折合并多种慢性疾病患者的个案护理

脆性骨折是全球性的公共卫生问题，又称骨质疏松性骨折[1]。髋部骨折是最严重的骨质疏松性骨折。张长青等[2]指出，截至2020年，我国老年骨质疏松性髋部骨折患病率为16% ~ 20%，患病人数为180万 ~ 200万。患者同时具有合并症多、致残率高及死亡率高的特点[3]。因患者常伴有慢性病，抵抗力差，卧床时间长，易产生并发症（发生率达20%），需进行有效评估和及时处理。在治疗过程中需密切观察系统功能状态，进行前瞻性预防并发症管理。

一、病历资料

1．病例简介

患者，肖 ××，女，91岁，因“摔倒致左髋部疼痛、活动受限3 h”，于急诊平车入院。患者既往有高血压、2型糖尿病、冠心病十余年。平素口服氨氯地平、替米沙坦、美托洛尔缓释片降压治疗，血压波动在（120 ~ 140）/（80 ~ 90）mmHg。口服二甲双胍控制血糖，控制不理想，空腹及餐后2 h血糖波动在10 ~ 17 mmol/L。

入院诊断：

（1）左股骨颈骨折：Garden Ⅳ型

（2）高血压3级 很高危

（3）冠心病

（4）2型糖尿病

2．病程介绍（表21-1）

表21-1　病程

住院节点	病情及诊治过程
入院	完善各项检查，进行MDT会诊，进行心、肺、麻醉（麻醉ASA评分3级）、营养等各项评估，血压控制好，内分泌专科调整血糖。入院后制订护理计划：①进行液体管理，保持水、电解质、酸碱平衡，饮食指导，血糖管理；②进行肺康复锻炼预防肺部感染；③基础、物理、药物三级预防深静脉血栓；④心理护理；⑤制订个性化的康复方案，肌力锻炼以预防肌肉萎缩

续表

住院节点	病情及诊治过程
术日	9：00 在椎管麻醉下行后外侧入路左侧人工股骨头置换术，术中出血 100 ml，12：00 回室，神志清楚，心电监护及低流量吸氧，左髋部切口敷料清洁干燥，左下肢肢端血运好，足趾感觉活动正常。留置尿管固定通畅，引流出淡黄色尿液。予抗感染、超前镇痛、抗凝治疗，做好体位管理，予半卧位，依据血压、心率、尿量调节输液速度，记录 24 h 出入量。依据手术方式制订康复方案，指导股四头肌锻炼、臀大肌等长收缩及踝泵锻炼
术后 1 ~ 2 天	停心电监护及吸氧，拔除尿管，记录 24 h 出入量，进行肺康复指导、行肌力评估，继续行踝泵锻炼及股四头肌锻炼，指导行足跟滑动、屈膝锻炼、上肢锻炼、床上活动训练、床边坐起
术后 3 ~ 11 天	扶助行器下床行走，步态训练，指导患者上、下床转移训练、坐凳训练、如厕训练等。教会患者遵循防脱位的姿势，加强防跌倒宣教
术后 12 ~ 13 天	输注治疗骨质疏松药物（唑来膦酸钠），观察疗效及不良反应
出院	切口 1 级愈合，予拆线，出院。延续性护理

出院诊断：

（1）左股骨颈骨折

（2）高血压 3 级 很高危

（3）冠心病

（4）2 型糖尿病

二、分析与讨论

1．疾病严重程度

患者高龄且合并多种疾病，住院期间需接受大手术，麻醉及手术风险极高。患者符合 2 条髋部骨折 30 天内死亡风险的独立危险因素，即年龄＞ 86 岁、2 种及以上的伴随疾病（糖尿病、高血压），所以患者髋部骨折后 30 天内死亡风险极高。患者既往有高血压、冠心病，可能发生心血管意外。液体及电解质平衡的管理是重点。患者高龄、骨折、卧床时间长，可能发生肺部感染。早期持续进行有效肺康复是重点。患者术后康复难度大，发生护理不良事件风险高，因此术后精细化管理尤为重要。

2．护理评估的专业性与个性化结合（表 21-2）

表 21-2　护理评估

时间节点	评估维度	具体评估
入院	健康史	1．既往有高血压、2 型糖尿病、冠心病，平素口服氨氯地平、替米沙坦、美托洛尔缓释片及二甲双胍，血压控制好，血糖控制不理想 2．遵医行为：神志清醒，对答切题，依从性好

续表

时间节点	评估维度	具体评估
入院	身心状况	1．心理状态：SAS 评分中度焦虑 2．家庭社会：丧偶，家庭支持度好，无宗教信仰 3．疾病认知：相关疾病康复知识缺乏
	生命体征	T 36.6 ℃，P 94 次 / 分，R 20 次 / 分，BP 148/65 mmHg，疼痛评分（NRS）静息 3 分、活动 5 分。空腹血糖 10.2 mmol/L
护理评估	专科评估	左下肢较对侧明显外旋畸形，腹股沟中点稍下深压痛，大转子区叩痛。髋关节活动明显受限，左下肢滚动试验阳性，纵向叩击痛阳性。左下肢较对侧缩短 2 cm。对侧下肢及双上肢查体未见异常
	用药评估	使用降压药的效果：口服氨氯地平、替米沙坦、美托洛尔缓释片，血压控制好，未出现水、电解质紊乱 使用降糖药的效果：口服二甲双胍，血糖控制不理想，予门冬胰岛素＋甘精胰岛素皮下注射，血糖降至正常
	实验室检查	血红蛋白 111 g/L，白蛋白 30.4 g/L ↓，D- 二聚体 3.01 mg/L ↑ 尿糖（U-GLU）4+, 糖化血红蛋白 8.9% NT-B 型钠尿肽（NT-BNP）1450.0 pg/ ml
	心脏及双下肢血管彩超	升主动脉及主动脉瓣硬化，三尖瓣少量反流，间接估测肺动脉收缩压约 45 mmHg。左室舒张功能减低，收缩功能正常 双下肢血管彩超未见异常
	吞咽评估	进行洼田饮水试验，患者为 1 级，正常
术前评估	专科评估	左下肢皮肤完整，肢端血运好，足趾感觉活动正常，术前标识完成
	用药评估	使用抗凝药的效果：未发生血栓，未出现出血倾向。术前 12 h 停用抗凝药
术后评估	生命体征	T 36.6℃，P 86 次 / 分，R 20 次 / 分，BP 120/78 mmHg，疼痛评分（NRS）静息 2 分、活动 3 分。空腹血糖 6.2 mmol/L
	专科评估	双下肢等长，左髋关节活动良好，左下肢肌力 4 级，左髋部切口 1 级愈合，左下肢肢端血运好，足趾感觉活动正常
	心理评估	SAS 评分轻度焦虑
	用药评估	使用抗菌药的效果：未出现感染迹象 使用镇痛药的效果：使用静脉镇痛泵及注射镇痛药等超前、联合、多模式镇痛，效果良好 使用降压药的效果：口服氨氯地平、替米沙坦、美托洛尔缓释片，血压控制好，未出现水、电解质紊乱 使用降糖药的效果：门冬胰岛素＋甘精胰岛素皮下注射，血糖正常 使用抗凝药的效果：未发生血栓，未出现出血倾向
	实验室检查	血红蛋白 113 g/L，白蛋白 35.6 g/L，超敏 C 反应蛋白 54.87 mg/L，D- 二聚体 1.63 mg/L

护理风险动态评估（图 21-1）：生活自理能力评估（BADL 量表）得分越高，表示

患者自理能力越好；深静脉血栓预警风险评估（Autar 量表）得分越高，表示患者并发深静脉血栓风险越高；压疮预警风险评估（Braden 量表）得分越低，表示患者发生压力性损伤风险越高；跌倒 / 坠床预警风险评估量表得分越高，表示患者跌倒风险越高；营养风险筛查（NRS-2002 量表）分数≥ 3 分，表示有营养不良的风险，需营养支持。

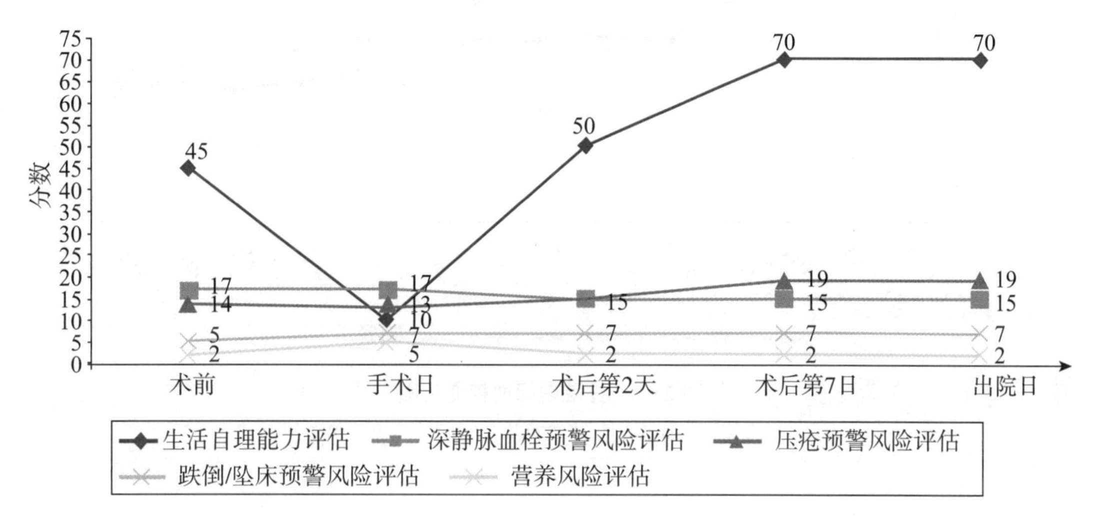

图 21-1　护理风险动态评估

3. 用药及护理（表 21-3）

表 21-3　高危药物及具体使用

药物	使用要求	具体措施
低分子肝素钠	具有抗凝、抗血栓的作用。低分子肝素的特点：①可根据体重调整剂量；②严重出血并发症较少，较安全，但仍必须注意小概率的肝素诱发血小板减少症的发生；③一般无需常规血液监测，有出血倾向时检测血小板计数	皮下注射，部位为腹壁、双侧大腿前外侧上 1/3、双侧臀部上侧、上臂外侧中 1/3。不同注射部位药液吸收速度不同，依次为腹部＞上臂＞大腿＞臀部。有规律地轮换注射部位 观察有无皮服黏膜出血、牙龈出血、消化道出血、脑出血等症状
门冬 / 甘精胰岛素	降低血糖，需监测血糖水平，警惕低血糖的发生（图 21-2）	皮下注射，部位可选择腹壁、大腿、上臂的三角肌或臀部。有规律地轮换注射部位
唑来膦酸钠注射液	抗骨质疏松治疗，抑制骨吸收，对骨形成起作用。使用前检查肾功能，确保 Ccr ≥ 35 ml/min。慎与影响肾功能的药物同时使用。患者需日常补充钙剂和维生素 D	每次 5 mg，每次静滴时间≥ 15 min，每年一次。给药前必须充分水化（用药前后补水约 500 ml）。告知患者滴注药物后 3 天内出现的发热、流感样症状等一过性症状属于正常现象

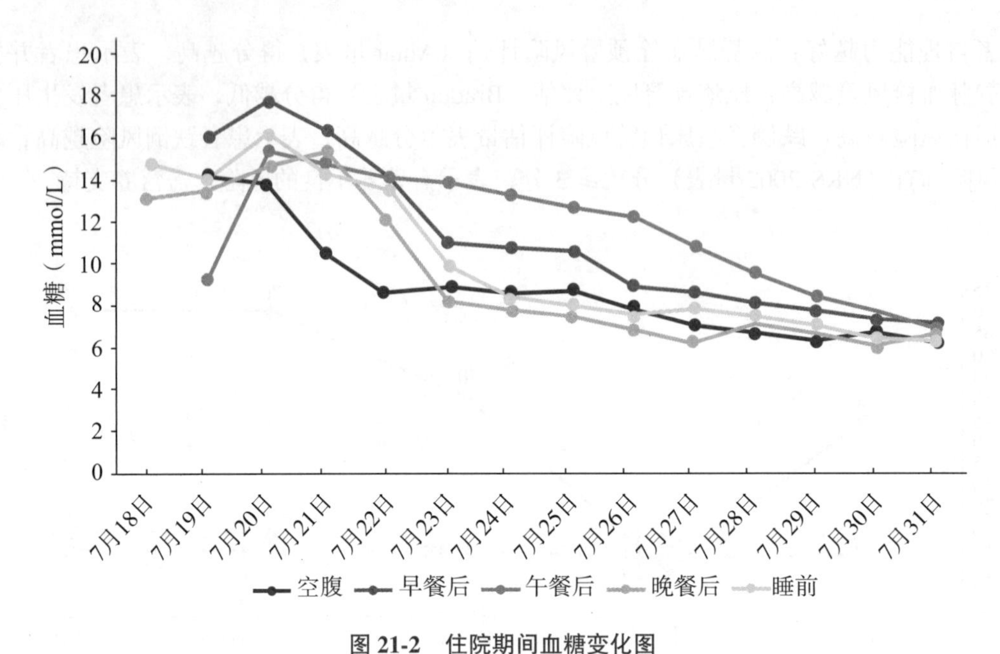

图 21-2　住院期间血糖变化图

正常参考值：空腹 4.4 ～ 7.0 mmol/L，非空腹＜ 10.0 mmol/L

4．关键技术简介

利用主动呼吸循环技术为患者实施早期肺康复。主动循环呼吸技术（active cycle of breathing technique，ACBT）是一种短期而有效的呼吸道清理技术，主要由呼吸控制、胸廓扩张运动和用力呼气技术组成。与传统方法相比，ACBT 具有迅速清除呼吸道分泌物、增强咳嗽排痰能力、训练肺功能并让患者感到舒适的特点，符合快速肺康复的要求。老年患者由于记忆力下降，动作技巧掌握较慢，且虚弱、怕痛。主动循环呼吸技术能增强老年患者咳嗽排痰能力，迅速清除呼吸道分泌物并改善活动能力，提高肺康复的信心，是一种安全而有效的短期肺康复方法[4]。

训练前嘱患者处于坐位或半坐卧位，双肩放松。

（1）呼吸控制：先深慢呼吸 3 次，最后 1 次吸气后屏住 3 s，然后进行缩唇呼气，使吸呼比达 1 ：（2 ～ 3），连做 4 ～ 6 次，以清理周围呼吸道分泌物。

（2）胸廓扩张运动：主动深吸气后，感受胸廓隆起，被动式放松呼气，连做 3 ～ 5 次以振动分泌物。

（3）用力呼气技术：当感受分泌物到达中央大气道后，深吸气，用腹部力量主动用力回缩腹部，张口呼气的同时发出 2 ～ 3 个哈气（被迫式的叹气），再重复深吸气，呼气时努力发出 2 ～ 3 个大力哈气，连做 3 ～ 5 次后，再进行呼吸控制。

完成以上动作后，进行咳嗽训练，嘱患者将残余的深部痰液咳出，促进肺膨胀。鼓励患者每次重复 3 ～ 5 个循环，每次坚持 15 ～ 20 min，每日至少完成 5 次 ACBT 训练。ACBT 每步动作的次数及循环频率是灵活的，但每次循环都要包含全部动作，并将呼吸控制穿插其中。

5．小结

（1）循环系统管理：严密观察生命体征，控制输液的速度和量，观察 24 h 出入量，维持水、电解质平衡，动态关注实验室指标。

（2）呼吸系统管理：评估患者全身状况，排除禁忌证，早期肺康复，包括体位管理、有效咳嗽排痰、呼吸功能训练等。

（3）血糖管理：营养糖尿病餐管理，每日定时定量规律膳食，适当控制主食，注意添加蛋白质，如瘦肉、鱼、鸡蛋 1 ～ 2 个。适当增加糖尿病专用营养粉的摄入。

（4）并发症预防：①预防深静脉血栓：三级预防（基础＋物理＋药物），未发生深静脉血栓。②预防髋关节假体脱位：教会患者及家属遵守 90°原则，即屈髋不超过 90°，禁止髋关节内收和外旋；明确“四不原则”，即不深蹲、不交叉腿、不弯腰拾物、不抬举重物。患者未发生假体脱位。

（5）康复管理：进行早期康复。术后麻醉清醒后即开始踝泵锻炼、股四头肌收缩。术后 1 ～ 2 天逐步指导臀肌收缩锻炼、足跟滑动锻炼、上肢肌力锻炼、步态训练，臀中肌、臀小肌训练、坐凳训练，上、下床转移训练、如厕训练等，实施个性化康复计划。

三、骨质疏松症三级预防

三级预防是以人群为对象，以健康为目标，以消除影响健康的危险因素为主要内容，以促进健康、保护健康、恢复健康为目的的公共卫生策略与措施。三级预防的理念同样适用于老年骨质疏松症的管理。

骨质疏松症（osteoporosis，OP）是一种以骨量减低、骨组织微结构破坏，导致骨脆性增加、易发生骨折为特征的全身性骨病［世界卫生组织（WHO），1940］[5]。骨质疏松症可防、可治。骨质疏松最严重的后果是骨质疏松性骨折。

1．一级预防（早期筛查，基础预防）

对于≥ 65 岁女性和≥ 70 岁男性，推荐直接进行双能 X 线吸收检测法（dual energy X-ray absorptiometry，DXA）进行骨密度检测（1B）。对于＜ 65 岁绝经后女性和＜ 70 岁老年男性，且伴有脆性骨折家族史或具有骨质疏松危险因素人群，建议采用国际骨质疏松基金会（International Osteoporosis Foundation，IOF）骨质疏松风险 1 min 测试题进行骨质疏松初筛（2B），推荐根据初筛结果选择高风险人群行 DXA 或定量 CT 检查明确诊断（1B）[5]。

（1）调整生活方式

1）均衡膳食：多食用富含钙质的食物，包括海产品、豆制品类、乳品类、蔬菜类、坚果类。每日蛋白质的摄入量为 0.8 ～ 1.0 g/kg 体重，并每天摄入牛奶 300 ml 或相当量的奶制品。

2）适当户外活动和日照：建议上午 11 时到下午 3 时间，暴露四肢及面部皮肤于阳光下 15 ～ 30 min（取决于日照时间、纬度、季节等因素），每周 2 次，以促进体内维生素 D 的合成。建议进行有助于骨健康的体育锻炼，如散步、慢跑、游泳等。

3）避免嗜烟、酗酒、过量饮用碳酸饮料和咖啡，慎用影响骨代谢的药物等以及其他添加钙食品。

（2）骨健康基本补充剂：钙剂＋维生素 D。

2. 二级预防（药物干预）

当患者被诊断为骨质疏松症时，治疗骨质疏松的目的是缓解疼痛、延缓骨量丢失，预防的目的不再是增加骨量，而是预防骨折。

（1）对于老年骨质疏松或老年低骨量，伴有骨折高风险人群，建议补充钙剂＋维生素 D 作为基础措施之一，与抗骨质疏松药物联合应用。

（2）防治骨质疏松药物的应用，首选骨吸收抑制剂药物。患者应知晓药物的作用及不良反应，观察疗效。

（3）早期识别骨折高危人群非常重要，骨质疏松症和骨折的危险因素可分为两大类。①固有的危险因素无法改变，但有助于识别具有骨折风险的高危患者，包括年龄、女性、骨质疏松症家族史、骨折史、种族、绝经期、长期使用糖皮质激素、类风湿关节炎、男性原发性／继发性性腺功能低下、次要危险因素。②可改变的危险因素包括饮酒、吸烟、低体重指数、营养不良、维生素 D 缺乏、饮食失调、雌激素缺乏、缺乏锻炼、钙摄入不足、频繁跌倒。应识别骨质疏松性骨折危险因素以预防第一次骨折。跌倒是骨质疏松性骨折的独立危险因素，跌倒的危险因素包括环境因素和自身因素等，应重视跌倒相关危险因素的评估和干预。

（4）采取防止跌倒的各种措施，环境应光线充足，地面干燥且少障碍物，不铺地毯或将地毯固定住。卫生间和淋浴间应加装扶手。在饭后起立、夜间起床、下雨、下雪、地面有水、负重等容易跌倒的情况下，应采取措施防止跌倒。必要时外出活动使用各种保护工具。

3．三级预防（确诊后及时处理，康复治疗）

（1）对发生髋部、椎体或其他脆性骨折患者进行多学科管理。

（2）首次发生脆性骨折（包括年轻患者和老年患者）后，1 ～ 2 年再发骨折风险极高。骨质疏松是一种慢性疾病，带病生存时间长，需要有效干预和长期管理。

（3）针对骨质疏松症的康复治疗包括运动疗法、物理因子疗法、作业疗法。

（4）出院后 1 个月、3 个月、半年回院随访或接受电话随访，告知是否按方案要求定时定量服用抗骨质疏松药物、所有的不良感觉、所有的合并用药等。每 1 ～ 2 年复查骨密度，每 3 ～ 6 个月酌情复查骨转换指标。

（5）评估患者在住院和康复期间的独立性和自主性的恢复程度以及出院准备情况，制订并实施出院计划。对患者的出院转运、家庭设施和用药等做出安排。

（6）出院前进行出院准备度的评估，与患者、家属或照顾者共同制订出院后康复计划。出院后建立家庭支持系统，如家具设施的改造、辅助用具的使用、照顾者的培训等，进行延续性护理，防止发生再次骨折。

【知识问答】

1．骨质疏松患者发生脆性骨折的好发部位依次为

①脊柱压缩骨折　②髋部骨折　③桡骨远端骨折　④肱骨近端骨折

A．①②③④

B．②③①④

C．④①②③

D．③②④①

答案：A

解析：骨质疏松性骨折属于脆性骨折，是骨质疏松症最严重的后果。由于骨强度下降，轻微创伤甚至日常活动也可导致骨质疏松性骨折。最常发生骨质疏松性骨折的部位是脊柱、髋部、腕部。

2．主动循环呼吸技术是一种训练肺功能并让患者感到舒适的技术，其特点是

A．呼吸控制：吸呼比达 1 ：（2 ~ 3）

B．胸部扩张运动：胸廓隆起，被动式放松呼气

C．进行咳嗽训练，增强咳嗽排痰能力

D．清除呼吸道分泌物

答案：ABCD

解析：主动循环呼吸技术（active cycle of breathing technique，ACBT）是一种短期而有效的呼吸道清理技术，主要由呼吸控制、胸部扩张运动和用力呼气技术组成。与传统方法相比，ACBT 具有迅速清除呼吸道分泌物、增强咳嗽排痰能力、训练肺功能并让患者感到舒适的特点，符合快速肺康复的要求。

【参考文献】

[1] 王恬，陆海英．《老年髋部脆性骨折病人照护最佳实践标准》要点解读［J］．护理研究，2020，34（7）：1295-1299.

[2] 张长青，张伟．对老年髋部骨折救治绿色通道建设的思考与展望［J］．中华创伤骨科杂志，2015，17（2）：95-96.

[3] 梁玉柱，郭洪刚．老年骨质疏松性髋部骨折：昨天，今天及未来［J］．中国组织工程研究，2017，21（15）：2438-2443.

[4] 杨梅，钟就娣，张俊娥，等．老年肺癌手术患者主动循环呼吸技术训练自信心培养的效果评价［J］．中华护理杂志，2018，53（5）：523-527.

[5]《中国老年骨质疏松症诊疗指南（2018）》工作组，中国老年学和老年医学学会骨质疏松分会，马远征，等．中国老年骨质疏松症诊疗指南（2018）［J］．中华健康管理学杂志，2018，12（6）：484-509.

（陈　阳　刘　佩）

腰椎术后腹膜后血肿的个案护理

腰椎术后腹膜后血肿发生率为0.4%，一旦发生，患者的病死率可达到35% ~ 42%[1]，为罕见并发症。由于腹腔的部位深、间隙大、组织疏松且不易局限，术后血管出血易扩散形成巨大血肿，引起失血性休克。腹膜后血肿症状也比较隐匿，无特异性表现，一般腹痛为最常见症状，部分患者有腹胀和腰背痛，所以容易漏诊。

一、病历资料

1．病例简介

患者李 ××，男，60 岁，因“腰痛 10 年，加重伴左下肢放射性疼痛 3 月余”步行入院。门诊行腰椎 MR 检查提示：L4/5、L5/S1 椎间盘突出，椎管狭窄。

患者起病以来精神、食欲、睡眠尚可，二便未见明显异常，体重无明显减轻。既往体健，否认慢性病、传染病史。否认输血史，否认外伤、手术史，否认食物、药物过敏史。无吸烟、酗酒史。

入院诊断：腰椎管（L4/5、L5/S1）狭窄症

2．病程介绍（表 22-1）

表 22-1　住院诊疗经过

住院节点	病情及诊治过程
住院第 1 天	扶行入院，入院时 T 36.4 ℃，BP 128/72 mmHg，P 71 次 / 分，R 18 次 / 分，BMI 23.5。专科查体：腰部生理弯曲存在，局部无红肿，腰椎活动度受限，以前屈受限为主。下腰部皮肤无红肿、包块，腰背肌紧张，下腰椎突棘间压痛、叩击痛，左下肢放射痛 6 分，左小腿前外侧感觉减退，双下肢肌力无明显异常。双下肢肌肉未见明显萎缩；双侧膝腱反射正常，双侧跟腱反射正常；左下肢直腿抬高试验（+）、加强试验（+）。双下肢肌张力正常，双侧髌、踝阵挛（–），巴宾斯基征（–）；双下肢末梢血运正常，足背动脉可扪及
住院第 2 ~ 3 天	完善常规术前检查，完善腰椎 CT 检查，进一步明确病变性质。拟择期在全麻下行后路 L4/L5 左侧椎板扩大开窗椎管减压、L5/S1 椎间盘摘除，椎间融合植骨，L5/S1 钉棒系统内固定术，告知患者手术必要性及围术期风险，征得同意后安排手术治疗

续表

住院节点	病情及诊治过程
住院第 4 天（手术日）	患者在全麻行 L4/L5 左侧椎板扩大开窗椎管减压、L4/L5 间盘摘除、椎间融合器植骨、L5/S1 钉棒系统内固定术，手术顺利，术中出血约 200 ml 术毕返回病房：BP 125/78 mmHg，P 70 次 / 分，R 18 次 / 分，神志清醒，无腹痛，左下肢感觉、运动较前改善，右下肢感觉、运动正常。留置引流管及尿管固定通畅 术后 2 h：BP 142/80 mmHg，P 90 次 / 分，R 22 次 / 分，SpO_2 99%。神志清醒，对答切题，面色正常，四肢末梢温暖。下腹部疼痛 3 分，轻度胀腹。腹部稍有膨隆，无反跳痛。肠鸣音 2 ~ 3 次 / 分。伤口引流管固定通畅，引出暗红色血性液 20 ml，留置尿管固定通畅，尿量为 120 ml 术后 3 h 45 min：BP 106/85 mmHg，P 98 次 / 分，R 22 次 / 分，SpO_2 99%。神志清醒，面色苍白，出冷汗，精神紧张。下腹痛 6 分，腹胀较前进行性加重，肠鸣音未闻及。留置尿管固定通畅，尿量为 200 ml，尿色淡黄。予开通静脉通道补液，急诊送 CT 室行全腹 CT 及血管 CTA 检查。检查结果提示：左髂内动脉破裂，腹膜后血肿
血管吻合术	抢救措施：即刻送 DSA 室行左髂内动脉血管修补术
住院第 5 ~ 26 天	生命体征平稳，全程密切关注病情及生命体征变化，实施膀胱及肠道管理，避免腹胀，做好体位管理，预防并发症
出院	腰腿痛症状较术前缓解，伤口 Ⅰ / 甲级，已拆线，双下肢肌力、肌张力、反射未见明显异常。予办理出院

出院诊断：腰椎管（L4/5、L5/S1）狭窄症

二、分析与讨论

1．病情严重程度

（1）腰椎术后并发腹膜后血肿极为罕见，且隐匿。血肿一旦发生，因腹腔的部位深、间隙大、组织疏松，病程进展快，导致失血性休克，甚至死亡[2]。

（2）血管吻合术后存在吻合口出血、下肢深静脉血栓共存的风险。

（3）长期卧床导致肌肉量丢失、肌肉功能受损。

2．护理评估与护理要点（表 22-2）

表 22-2 护理评估与护理要点

	护理依据、风险、抢救与护理要求
预防腹膜后血肿	（1）评估依据：①生命体征持续恶化。P 持续性加快（由 70 次 / 分升至 98 次 / 分），BP 持续性下降（由 125/78 mmHg 降至 106/85 mmHg），脉压进行性缩小（由 47 mmHg 降至 21 mmHg）。②腹痛、腹胀持续加重。③肠鸣音消失。④术后 7 h 内出血为 200 ml[2] （2）护理风险：失血性休克 （3）护理要点 ①早期识别腹膜后血肿。针对腹痛、腹胀，通过腹部触叩诊，结合膀胱扫描仪排除尿潴留。通过查看排便记录排除便秘。通过进行性加重的腹痛、腹胀排除麻醉药导致。结合患者出现血压下降、脉搏加快、肠鸣音消失、引流管通畅、引流量 20 ml，高度怀疑腹腔内出血 ②快速反应：建立 2 条静脉通道（20 号留置针）。应用 SBAR 沟通模式，向医生报告病情。电话通知检查科室，确认检查间，明确最短送检路径，快速完成 CTA 检查。检查过程中安排高年资医生、护士陪检，随时观察、应对抢救。将患者置于休克体位。面罩吸氧，监测生命体征，观察意识、末梢皮温等变化。监测尿量，关注实验室检查结果。确诊后送手术室

续表

	护理依据、风险、抢救与护理要求
预防血管吻合口漏	（1）评估依据：左髂内动脉血管修补术 （2）护理风险：术后7天内血管修补术后有血管吻合口破裂出血的风险[3]（48～96 h发生血管吻合口出血达60%） （3）护理要点 ①应用药物控制血压，收缩压控制在100～120 mmHg，平均动脉压在60～75 mmHg，持续血压监测 ②术后7天内持续采取措施防止腹内压增高。给予半卧位，使用体位垫，保持体位的有效性。留置导尿并持续开放 ③保持排便通畅。指导患者每天饮水2000～3000 ml；勿进食产气食物，如豆制品、奶制品、甜食。使用通便药物（乳果糖、开塞露）。禁止腹部按摩与热敷，给予高膳食纤维素口服5 g tid。指导胸式呼吸。监测腹围，动态评估上述措施的有效性
预防深静脉血栓	（1）评估依据：腰椎术后、完全卧床、年龄60岁、BMI 23.5 （2）护理风险：Autar评分11分（中危风险） （3）护理要点 ①早期采用不增加腹压的方法，术后第一天开始穿弹力袜，双下肢垫枕 ②床上做跗趾背伸、跗趾跖屈、踝泵运动。禁止做下肢气压治疗 ③后期加直腿抬高和蹬腿运动 ④观察皮温、颜色、足背动脉搏动，监测腿围tid ⑤术后3周下肢血管彩超提示：双下肢深静脉未见栓塞
预防双下肢失用性萎缩	（1）评估依据：术后卧床14天 （2）护理风险：双下肢失用性萎缩 （3）护理要点 ①早期床上功能锻炼：确定受损肌群，结合血管愈合的特点进行功能锻炼。设计床上功能锻炼操。应用拉力带进行肌肉对抗性训练，如进行髋关节内收、外展运动，蹬腿运动及直腿抬高运动等 ②选择下床活动时机：与管床医生沟通，再次行CTA检查，查看血管吻合情况。评估患者的双下肢肌力、腹痛、腹胀、全身情况等。查看患者血常规、凝血功能。评估患者心率、血压均在正常范围 ③制订康复训练量表（表22-3） ④下床活动后再次评估：活动的耐受性和病情变化。观察腹痛、腹胀、头晕、头痛及生命体征

3．关键技术简介

（1）运用现状-背景-评估-建议（situation-background-assessment-recommendation，SBAR）沟通模式[4]进行医护沟通，早期识别出腹膜后血肿并发症（表22-4）。患者从出现生命体征、腹痛、腹胀变化到确诊为腹膜后血肿，历时105 min，为患者后续的抢救与治疗赢取了宝贵的时间。

表 22-3 康复训练量表

运动类别	时间		
	早期（术后 3 天）	中期（术后 3 ～ 7 天）	后期（术后 7 ～ 14 天）
扩胸和深呼吸运动	30 次 / 天	45 次 / 天	60 次 / 天
股四头肌等长收缩锻炼	30 次 / 天	45 次 / 天	60 次 / 天
踇趾背伸运动	30 次 / 天	45 次 / 天	60 次 / 天
踇趾跖屈运动	30 次 / 天	45 次 / 天	60 次 / 天
踝泵运动	30 次 / 天	45 次 / 天	60 次 / 天
屈髋屈膝运动角度	5° ～ 10°	15° ～ 45°	45° ～ 90°
髋关节内收运动		15° ～ 30°	0° ～ 15°
髋关节外展运动		0° ～ 5°	5° ～ 15°
蹬腿运动			30 次 / 天
直腿抬高运动			30 次 / 天
腰背肌锻炼			医生指导

表 22-4 SBAR 沟通模式在病情汇报中的运用

现状（situation）	背景（background）	评估（assessment）	建议（recommendation）
患者李 ××，男，60 岁。患者术后 2 h P 90 次 / 分，R 22 次 / 分，BP 142/80 mmHg，SpO_2 99%。主诉：腹痛 3 分、腹胀。查体：肠鸣音减弱 术后 3 h 45 min P 98 次 / 分，R 22 次 / 分，BP 106/85 mmHg，SpO_2 99%。主诉：腹痛 6 分、腹胀持续性加重。查体：肠鸣音未闻及	患者于今日在全麻下行后路 L4 ～ L5 左侧椎板扩大开窗椎管减压、L5/S1 椎间盘摘除、椎间融合植骨、L5/S1 钉棒系统内固定术	患者术后出现腹痛、腹胀、肠鸣音消失。排除因二便问题导致腹部症状（通过检查尿管、膀胱扫描仪排除尿潴留，通过排便记录、术前与饮食排除便秘）。结合患者脉搏持续性加快、血压持续下降、脉压减小，怀疑患者存在腹部活动性出血的可能性，报告医生，请结合手术过程进行评估	您看是否需要进行腹部 CTA 检查？我已开放 2 条静脉通路（20 号留置针）、吸氧、心电监护，已做好了转运人员、物资、路径的准备，您看我还需要做什么？

（2）促进患者下肢功能恢复的护理亮点：本案例中，根据患者腰椎神经受压的节段，护理团队设计了一套下肢抗阻力功能锻炼操。利用弹力带拉伸力量，对患者下肢受损肌群进行抗阻训练，增加肌肉力量。精准的下肢康复训练不仅保持了原有健康肌群的功能，而且促进了患者受损肌群的康复。

4．小结

（1）护士掌握病情，能够对患者实施身体评估，动态观察和有效沟通是救治成果的关键。早期识别出腹膜后血肿并发症。腰椎术后腹膜后血肿发生时症状不典型且容易被漏诊，腹胀、腹痛容易与肠蠕动减慢或便秘等相混淆。在此案例中，护士应用专科知识，重视患者的主诉与症状，动态评估病情，运用 SBAR 沟通模式进行有效的医护沟通，早期识别出腹膜后血肿并发症。

（2）在抢救配合方面，迅速启动了应急程序。

1）积极做好人员、设备、药物、送检路径等准备，合理分工，保证抢救有序有效进行，保证患者安全。

2）确诊后，密切观察病情，积极做好术前准备，多学科协作。

3）患者行血管吻合术后，为预防相关并发症，通过查阅文献，制订并实施了一系列精准护理措施，效果满意，患者顺利康复出院。

（3）制订了“腰椎术后腹膜后血肿抢救流程”等专科文件，对腰椎术后腹膜后血肿进行管理。

三、三级预防

本案例患者是退变性腰椎管狭窄症，是脊柱外科常见的疾病之一，在 50 岁以上的人群中发病率为 1.7% ～ 8%[5]。本病起病隐匿，但大多数退变性腰椎管狭窄症患者病程均较稳定，目前公认的治疗原则是首选保守治疗，有约 50% 的患者在非手术治疗后症状能够得到改善。而对出现严重神经损害、对工作和生活影响较大，以及经过非手术治疗 3 个月至半年无效的患者，则应考虑手术治疗。

1．一级预防（加强科普宣教）

制作退变性腰椎疾病相关科普宣教视频，让公众特别是中老年人认识这一疾病，了解疾病的发病原因及发生、发展过程，宣传健康的生活方式，预防疾病的发生。

2．二级预防（定期体检，出现不适及时就医）

当发生腰腿痛或不适时应尽早就医，医务人员需做好疾病的早期识别与管理，做到“早发现、早诊断、早治疗”，阻止或延缓疾病的进展，保持身体的良好功能。

3．三级预防（确诊后及时处理）

凡明确诊断的患者，具有明确的手术指征时，遵医生意见处理、对症治疗。围术期做好病情观察，预防并发症，进行康复锻炼指导，促进患者康复，减少功能障碍。

（1）出院后定期复查，术后第 1、3、6、12 个月及 2 年定期门诊复查。

（2）佩戴腰围 3 个月。

（3）出院后指导保持生活、工作中的正确姿势，坚持双下肢直腿抬高功能锻炼、腰背肌及腹肌锻炼。

（4）1 个月内避免久坐，半年内避免弯腰、扭腰、搬抬重物及剧烈活动。

【知识问答】

1．腹部出血引起的腹胀与麻醉或便秘引起的腹胀有何区别？

答：

	腹部出血引起的腹胀	麻醉、便秘引起的腹胀
病因	外伤、术后	麻醉药物、便秘史
生命体征	血压降低，脉压减小	无明显变化
疼痛	持续性加重	阵痛
神志	初期烦躁不安，后期淡漠	偶有烦躁
尿量	减少	无变化
口渴	进行性加重	无变化

2．患者确诊腹膜后血肿后，病情观察要点有哪些？

答：（1）安置于休克体位，减少搬动。

（2）监测生命体征，面罩吸氧，静脉补液。

（3）观察患者意识变化、四肢末梢皮肤温度、毛细血管充盈情况。

（4）追踪血液检查指标。

（5）监测尿量，记录 24 h 出入量。

3．预防血管吻合口再出血的措施有哪些？

答：（1）取半卧位休息，减小吻合口处张力。

（2）持续血压监测，收缩压控制在 100 ~ 120 mmHg，平均动脉压在 60 ~ 75 mmHg，促进吻合口愈合，预防再出血。

（3）保持口腔清洁，指导深呼吸方法与有效咳嗽的方法。

【参考文献】

[1] 童富云，黎可，徐金明，等．腹膜后血肿 73 例诊断与治疗分析 [J]．创伤外科杂志，2016，18（03）：158-160.

[2] 张伟中．动脉血管三维重建及其血流动力学分析 [D]．南昌大学，2016.

[3] 赵德伟．显微修复外科学 [M]．北京：人民卫生出版社，2015.

[4] 何正超，钟兰兰，陆群峰．SBAR 沟通模式在临床护理应用的研究进展 [J]．护理研究，2017，31（3）：271-274.

[5] 陈仲强，刘忠军，党耕町，等．脊柱外科学 [M]．北京：人民卫生出版社，2013.

（孙咏梅　鲍瑞芝　王交东）

一例妊娠期脑卒中患者的康复护理

脑卒中是由于脑部血管突然破裂（出血性脑卒中）或血管阻塞（缺血性脑卒中）导致大脑供氧不足而引起的脑组织损伤。妊娠期脑卒中是造成孕妇致残率和死亡率较高的急性脑血管疾病[1]，2017 年英国一项针对 15 ～ 49 岁女性的流行病学研究表明围生期女性卒中风险是非孕产期女性的 6 倍［161.1/(100 000 人・年)］[2]。尽管妊娠期脑卒中的总体发病率低，但严重威胁着孕产妇和胎儿的生命。吞咽功能障碍及肢体偏瘫是脑卒中患者常见的后遗症，研究[3]显示，早期康复对促进脑卒中患者功能恢复至关重要。

一、病历资料

1．病例简介

患者，张 ××，31 岁，G2P1，孕 39 周，在某妇幼保健院待产时突发意识障碍伴肢体偏瘫。急查头颅 CT 示颅内出血，立即予气管插管，剖宫产娩出一活女婴，意识仍未恢复，转入 ICU，予呼吸机辅助通气、抗感染、预防癫痫等对症治疗。发病后第 5 天患者意识恢复。查 MRI 示：双侧丘脑梗死。予抗凝、营养神经、改善循环等对症治疗。发病后第 22 天患者病情稳定，由外院神经内科转入我院康复科。患者既往无慢性病史。

入院诊断：

（1）脑梗死恢复期、吞咽障碍、四肢运动功能障碍

（2）剖宫产术后

（3）肺部感染

（4）卵圆孔未闭（发病后查出）

2．病程介绍（表 23-1）

表 23-1　住院诊疗经过

住院节点	病情及诊治过程
入院日 （发病第 22 天）	T 36.5℃，P 90 次 / 分，R 20 次 / 分，BP 101/63 mmHg。专科评估：吞咽障碍程度 2 级（表 23-2），洼田饮水试验 V 级，留置胃管；左上肢肌力 4 级，左下肢肌力 3 级，肌张力正常，Berg 评分（表 23-3）（27/56），坐位平衡能力 2 级，站立位平衡 1 级；咳嗽、咳少量白色黏痰，言语、理解力及记忆力基本正常。实验室检查：白细胞计数 12.45×10^9/L ↑，中性粒细胞绝对值 10.72×10^9/L ↑，超敏 C 反应蛋白 78.48 mg/L ↑。入院后予抗凝、抗感染、营养神经等药物治疗，根据评估结果，制订康复计划

续表

住院节点	病情及诊治过程
住院期间（发病第23天至出院前）	入院第2天，针对吞咽评估结果给予口面部肌肉力量、吞咽反射、舌运动、环咽肌开放功能、呼吸控制等训练；增加核心肌群力量，提高核心稳定能力；鼻饲饮食，防误吸，指导呼吸肌训练 + 主动呼吸循环技术 入院第7天，吞咽障碍程度无明显变化，洼田饮水试验Ⅳ级，增加深层咽肌神经刺激法及门德尔松手法训练，行摄食训练指导，改善吞咽协调功能；Berg评分（38/56），增加腹内压及躯干旋转、下肢闭链及正确步态训练，提高重心转移、坐位转移能力，增强下肢稳定性。药物治疗同前 入院第14天，吞咽障碍程度3级，洼田饮水试验Ⅲ级，拔除胃管，加强摄食训练及经口间歇管饲治疗。肢体康复训练同前。患者无咳嗽、咳痰，停抗感染药物治疗 入院第21天，吞咽障碍程度6级，洼田饮水试验Ⅱ级，可以经口进食浓稠流食，每餐200 ml，停经口间歇插管管饲治疗。Berg评分（47/56），独立行走50 m，协助上下楼梯20级 入院第22天（出院日），经口进食浓稠流质，每餐300 ~ 400 ml，无呛咳

白细胞计数参考值：(3.5 ~ 9.5) $\times 10^9$/L；中性粒细胞参考值：(1.8 ~ 6.3) $\times 10^9$/L；超敏C反应蛋白：0 ~ 10 mg/L

出院诊断：

（1）脑梗死恢复期

（2）剖宫产术后

（3）卵圆孔未闭

表 23-2　吞咽障碍程度分级

分级	内容
重度（不能经口进食）	
1级	吞咽困难或不能吞咽，不适合做吞咽训练
2级	大量误吸，吞咽困难或不能吞咽，适合做吞咽基础训练
3级	如做好准备可减少误吸，可进行进食训练
中度（经口及辅助营养）	
4级	作为兴趣进食可以，但营养摄入仍需经口途径
5级	仅1 ~ 2顿的营养摄入可经口
6级	3顿的营养摄入均可经口，但需补充辅助营养
轻度（可经口营养）	
7级	如为能吞咽的食物，3顿均可经口摄入
8级	除少数难吞咽的食物，3顿均可经口摄入
9级	可吞咽普通食物，但需给予指导
正常	
10级	进食、吞咽能力正常

表 23-3　平衡能力评定

Berg 量表评分	跌倒风险	行走能力
0 ~ 20 分	平衡功能差	患者需要乘坐轮椅
21 ~ 40 分	有一定的平衡能力	患者可在辅助下行走
41 ~ 56 分	平衡功能较好	患者可独立步行

二、分析与讨论

1．病情严重程度及特殊性

（1）妊娠合并脑梗死是年轻孕妇中罕见的严重神经系统疾病，其病情进展迅速，病死率、致残率高，对孕产妇及胎儿影响较大。患者产褥期需要休养，而卒中发病后 3 个月内为康复黄金期，需要尽早介入康复训练，康复难度大。

（2）患者为年轻女教师，社会角色转变，母婴分离，迫切需要回归家庭及社会，康复期望值高。

2．护理评估及康复护理措施（表 23-4 ~表 23-6）

表 23-4　吞咽功能障碍的护理评估及康复护理措施

时间节点	护理评估及护理措施
入院日 （发病第 22 天）	（1）专科评估 ①口面部肌肉功能：鼓腮较差，伸舌、舔唇欠佳，口腔运送能力欠佳 ②喉功能：自主咳嗽减弱，喉上抬幅度减小 ③咽反射减弱 ④吞咽功能检查：洼田饮水试验Ⅴ级 ⑤吞咽造影：吞咽启动延迟，环咽肌开放不全，进食稀流质存在反流及误吸 ⑥直接摄食：进食糊状食物每口 3 ~ 5 ml，多次吞咽，有呛咳，有少量食物流出唇外，吞咽后声音改变，少量口腔残留 ⑦呼吸功能：胸腹式呼吸，22 次 / 分，最长呼气 5 s （2）护理措施 ①训练呼吸控制能力，提高吞咽与呼吸的协调性；加强腹肌练习，强化随意咳嗽及声门闭锁 A．呼吸训练器：每组 10 次，每天 3 组 B．含住发声笛发“呜”音，坚持 5 ~ 10 s 为 1 个，8 个 / 组，3 组 / 天 ②口面部肌肉力量训练，加强舌运动控制、舌肌力量及协调，从而改善吞咽生理功能 A．张口训练：张口至最大范围并维持 10 s，然后放松，每组张口 10 个，2 组 / 天，5 天 / 周 B．吸舌器训练：先被动做 1 次舌头各个方向的活动（准备活动），然后用吸舌器吸住舌头，让患者做舌头各个方向的主动活动，最后将舌头往外拉伸，维持 3 ~ 5 s，用力缩回，并完成一次吞咽动作，吞咽时保持头部微低，吞咽完成后立即咳嗽，10 个 / 次，3 次 / 组，2 组 / 天

续表

时间节点	护理评估及护理措施
入院日 （发病第 22 天）	C．舌抗阻训练：用吸舌器、压舌板纱布块施加阻力，嘱患者在各个方向运动并维持 5 s，5 个 /（组・天），5 天 / 周 D．舌压训练：将注入一定水量的球囊置于患者舌中部，嘱患者舌主动抗阻上抬至极限，记录每组的基数、峰值、持续时间，10 个 /（组・天），5 天 / 周 E．舌制动训练：舌头用纱布包裹后用力拉住或嘱患者用牙齿轻咬舌头，用力吞口水，10 个 /（组・天），5 天 / 周 ③增强吞咽反射 A．冰刺激：用冰棉签刺激舌根和咽后壁并快速滑出的同时，嘱患者迅速做主动吞咽动作，20 个 /（次・天），5 天 / 周 B．气脉冲：将气脉冲导管置于舌根、前咽弓、咽后壁，进行气体刺激，嘱患者迅速主动做吞咽动作，20 个 /（次・天），5 天 / 周 ④增强吞咽功能 吞咽神经肌肉电刺激：将两组电极片分别置于舌骨上肌群，缓慢调至患者能耐受的最大强度，20 分 /（次・天），5 天 / 周 ⑤改善环咽肌的开放功能及吞咽协调性 球囊扩张术：将球囊导管经口腔插入食管，在食管入口处，用分级注水或注气（2 ~ 4 ml）充盈球囊，通过间歇性牵拉环咽肌，激活脑干与大脑神经网络调控，恢复吞咽功能。6 ~ 10 次 / 组，1 组 / 天
入院第 7 天	（1）专科评估 ①口面部肌肉功能：鼓腮力量稍弱，伸舌、舔唇尚可 ②喉功能：自主咳嗽减弱，软腭上抬力量较弱，喉上抬幅度减小 ③咽反射减弱 ④吞咽功能检查：洼田饮水试验Ⅳ级 ⑤直接摄食：进食糊状食物每口 3 ~ 5 ml，多次吞咽，未见呛咳，有少量食物流出唇外，吞咽后声音无改变，少量口腔残留 ⑥呼吸功能：胸腹式呼吸，20 次 / 分，最长呼气 8 s （2）护理措施 ①加强深层咽肌神经刺激法（柠檬冰棒刺激喉部）：重点加强三个反射区，即舌根部、软腭、上咽与中咽缩肌，达到强化口腔肌肉功能与咽喉反射 ②增加门德尔松手法，减少因食管上括约肌开放不良导致吞咽后食物残留。具体操作：让患者做吞咽动作，感觉喉向上提时，保持喉上抬位置数秒；或吞咽时让患者以舌尖顶住硬腭，屏住呼吸，在此位置保持数秒，同时让患者示指置于甲状软骨上方，中指置于环状软骨上，感受喉结上抬 ③呼吸训练：提升呼吸与吞咽的协调性，主要采用主动循环呼吸技术（active cycle of breathing technique，ACBT）行呼吸控制、胸廓扩张运动、用力哈气训练（见后文），增加如吹纸巾、吹水瓶、弹力带胸廓加压等呼吸肌训练 ④摄食训练：将食物调配成浓稠流质，必要时添加食物增稠剂；患者坐位；一口量为 5 ml，食物放在健侧舌后部或健侧颊部，进食速度宜慢，吞咽时颈部尽量保持前屈姿势，吃完一口检查口腔无残留后再喂下一口，如有残留，改变头部姿势（低头吞咽、转头吞咽、点头吞咽、侧方吞咽）多次吞咽；喂食过程中注意监测血氧浓度，进食后及时漱口清除口腔残留。其他康复锻炼方法同前

续表

时间节点	护理评估及护理措施
入院第 14 天	（1）专科评估 ①吞咽功能检查：洼田饮水试验Ⅲ级 ②摄食训练：进食糊状食物每口 3 ～ 5 ml，分 2 ～ 3 次吞咽，少量口腔残留，多次吞咽后可清除口腔残留物，无呛咳，吞咽后声音无改变，每天可进食浓稠流质食物 50 ml，其余评估同前 （2）护理措施 ①拔除胃管：由医生、治疗师、护士共同评估后予拔除胃管，予经口间歇插管管饲治疗（见后文） ②加强摄食训练：方法同前
入院 第 21 ～ 22 天 （出院日）	（1）专科评估 ①口面部肌肉功能：鼓腮、伸舌、舔唇、口腔运送能力可 ②喉功能基本正常 ③咽反射基本正常 ④吞咽功能检查：洼田饮水试验Ⅱ级 ⑤呼吸功能：胸腹式呼吸，19 次 / 分，最长呼气 8 s （2）护理措施 ①继续摄食训练，经口进食浓稠流质每餐 200 ml，无呛咳，增加进餐次数 ②停经口间歇插管管饲治疗 2 天，患者每餐进食可至饱

表 23-5　肢体运动功能障碍的护理评估及康复护理措施

时间节点	护理评估及护理措施
入院日 （发病第 22 天）	（1）专科评估 ①左下肢肌力 3 级，左上肢肌力 4 级，右侧肢体肌力正常 ②坐位平衡能力 2 级，站立位平衡 1 级，Berg 评分（27/56） （2）护理措施 ①增加核心肌群如腹横肌、腹直肌、腹内外斜肌等肌肉力量，提高核心稳定能力，行卧位卷腹训练、臀桥练习。每次 5 ～ 10 s，10 个 / 组，2 ～ 3 组 / 天 ②锻炼双下肢耐力：坐位勾脚练习、弹力带拉伸训练，每次 10 s，10 个 / 组，3 组 / 天 ③指导行盆底肌功能训练，锻炼盆底肌及膀胱括约肌 ④指导患者行生活自理能力训练，向患者及家属讲解相关注意事项
入院第 7 天	（1）专科评估 ①左侧肢体肌力 4 级 ②站立位平衡 2 级，Berg 评分（38/56），其余同前 （2）护理措施 ①核心肌群稳定 + 力量锻炼，增加腹内压锻炼，增进脊椎稳定性 ②躯干旋转及床椅转移训练，提高床椅转移能力 ③下肢闭链训练，练习静蹲，提高下肢稳定性 ④增加患者上下楼梯训练，提高患者重心转移能力，整合稳定性力量，引导患者进行步态训练

续表

时间节点	护理评估及护理措施
入院第 14 天	肢体运动功能障碍的评估及康复训练同前
入院第 21 天	（1）专科评估 ①四肢肌力 5 级 ②坐位平衡能力 3 级，站立位平衡 2 级，可完成独立翻身、床椅转移、站立及独立行走 50 m，协助上下楼梯 20 级。Berg 评分（47/56） （2）护理措施：指导患者在病区内行走，预防跌倒

表 23-6　肺部感染的护理评估及护理措施

时间节点	护理评估及护理措施
入院日 （发病第 22 天）	（1）护理评估：实验室结果见表 23-1，咳嗽，咳白色黏痰 （2）护理措施 ①遵医嘱给药物抗炎、化痰止咳治疗：异丙托溴铵、布地奈德雾化；复方甲氧那明止咳药 ②每餐鼻饲量≤ 200 ml，避免一次量进食过多导致食物反流；鼻饲后半小时不宜平卧 ③指导行呼吸肌训练：缩唇呼吸、腹式呼吸、横膈抗阻训练、胸廓训练 ④联合主动呼吸循环技术
入院第 14 天	白细胞计数 6.5×10^9/L，中性粒细胞绝对值 5.24×10^9/L，超敏 C 反应蛋白 9.9 mg/L，无咳嗽、咳痰，停药物治疗

3．关键技术简介

（1）间歇性经口插管管饲 [4] 治疗技术

1）定义与目的：是指进食时经口插入导管至患者食管进行管饲，管饲后立即拔除导管，下次进食时再次插入，管饲后再次拔除导管，如此反复的一种进食方法（图 23-1、图 23-2）。主要目的是增进患者的舒适感，改变容貌外观；改善吞咽功能，利于进行各项治疗及护理操作；减少胃管导致的食物反流、皮肤黏膜损伤等并发症。

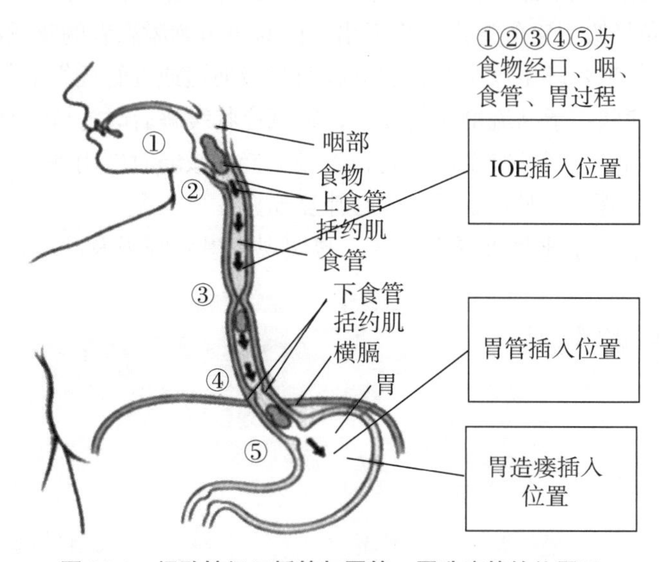

图 23-1　间歇性经口插管与胃管、胃造瘘管的位置区

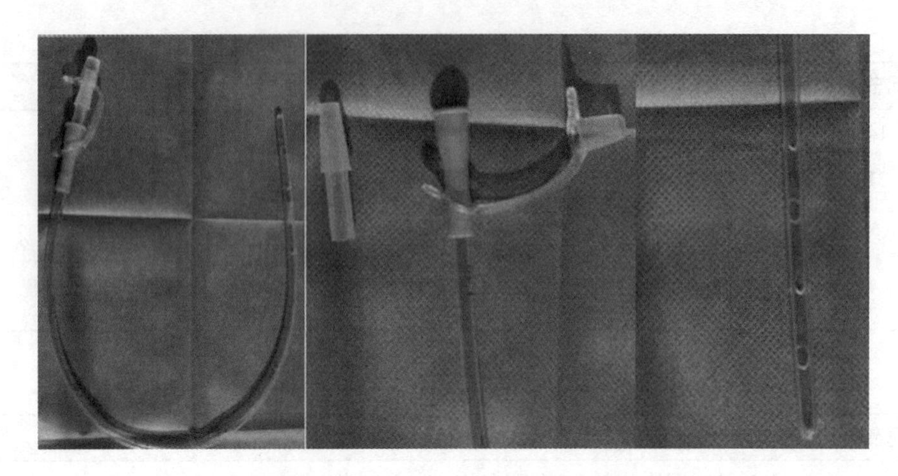

彩图 23-2 专用营养管（彩图见后）

2）置管前准备：评估患者身体状况，了解患者既往有无插管经历，评估口腔状况，包括口腔黏膜有无肿胀、炎症等。签署经口间歇管饲治疗告知书，并告知相关风险及注意事项、不良反应。

3）注意事项

a．间歇插管方式由康复治疗团队（治疗师、医生、护士）共同决定。

b．应与患者、照顾者交谈，告知间歇插管的目的，以取得患者的理解与合作。

c．插管、管饲过程中注意观察患者有无咳嗽、呼吸困难、发绀等情况。

d．对患者、照顾者等自行插管者进行插管方法、管饲注意事项、误吸急救处理培训，并签署自行插管管饲告知书。

e．操作过程中注意患者的安全，避免发生意外。

4）应急处理

a．立即解除呼吸道阻塞

引流：将患者取头低 45° ~ 90° 体位，使吸入食物顺体位引出。

抽吸：采用负压吸引将气道内食物吸出，同时也可刺激患者的咳嗽反射。

b．建立人工气道：环甲膜穿刺，建立临时呼吸通道或气管插管或气管切开。

c．缓解缺氧症状：予高流量氧气吸入，缺氧症状缓解后改为持续鼻导管吸氧。

d．遵医嘱用药：患者呼吸功能恢复，呼吸减慢、减弱时应用呼吸兴奋剂。

e．患者出现心搏骤停时，立即进行心肺复苏。

f．监测患者生命体征及血氧饱和度，密切观察患者呼吸及缺氧症状，及时报告医生及记录。

5）置管流程（图 23-3）

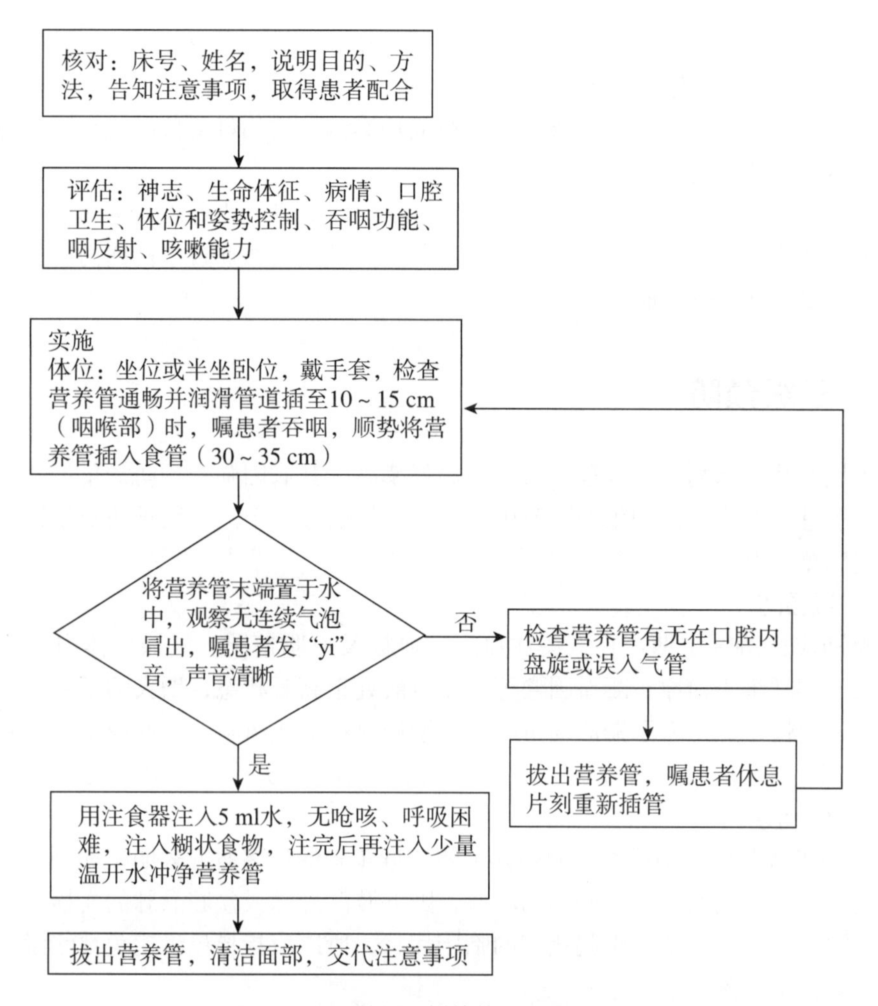

图 23-3　间歇经口插管管饲操作流程图

（2）主动呼吸循环技术（ACBT）

ACBT 包括呼吸控制、胸廓扩张运动和用力呼气技术[5]三个部分。

1）呼吸控制：坐位，放松上胸部及肩部，吸气，胸部保持不动，腹部鼓起，缓慢呼气，呼出所有气体，3 ~ 5 次 / 组，3 组 / 天。

2）胸廓扩张运动：一只手放于胸部，用力深吸气，感觉整个胸腔扩张，屏气 1 ~ 2 s，然后被动而轻松地呼气。

3）用力呼气技术：1 ~ 2 次哈气动作开放声门，然后由中等肺活量持续哈气至低肺活量，正常吸气，然后憋气 1 ~ 3 s，随后胸腔和腹肌收缩，同时声门打开，用力、快速地将气体呼出。

4．小结

（1）医、康、护团队对患者在入院时、康复中、出院时、出院后进行全面、系统、精准评估，制订个性化康复计划并及时动态评估，评估再训练，训练即评估。

（2）通过医、康、护、患及照护者五位一体的管理模式，落实康复训练计划。

（3）使用经口间歇插管管饲和主动呼吸循环技术促进患者康复训练，做好新技术风险防控，无不良事件发生。

（4）充分调动患者及家属积极性，介绍成功案例，增加母婴接触机会，使患者获得足够的情感支持和康复信念。

（5）实施康复护理的过程中，教会患者康复护理知识与技巧，以支持其居家康复。

（6）为患者制订出院后康复计划及复诊、随访计划，并通过电话回访、云随访、微信视频检查督促其按时完成。

三、三级预防

围生期脑卒中起病急、病程进展快且病死率高，其病因筛查预防、早诊断、早干预与延续性护理至关重要。围生期脑卒中是可防可控的，卒中的三级预防对于围生期脑卒中患者同样意义重大。

1．一级预防

妊娠期应遵医嘱定期产检，关注血压、血糖及血脂情况。妊娠后体内形成血栓的物质增加，如纤维蛋白原、凝血因素等，使血液处于高凝状态，增大的子宫压迫下腔静脉，使血流缓慢。该患者孕期活动量减少，增加血栓形成风险，因此应指导患者每日饮水 2000 ml 以上，避免进食油腻食物，适当增加运动量，关注孕晚期双下肢水肿情况。

2．二级预防

（1）该患者此次发病后查出卵圆孔未闭，近年来的许多研究表明，卵圆孔未闭与不明原因脑卒中患者之间存在着密切的联系，因下肢深静脉或盆腔静脉的血栓等通过未闭的卵圆孔可进入左心系统，引起相应的临床症状，所以应指导患者避免情绪激动及剧烈运动，以防栓子脱落。

（2）遵医嘱使用阿司匹林等药物行抗凝治疗，指导患者规律服药，告知合理用药的重要性和擅自停药可能导致的严重危害性。

3．三级预防

（1）出院后每周通过电话联系或复诊，了解患者的饮食、功能恢复以及药物治疗等情况，切实保证患者居家康复训练质量，减少不当的康复训练或者不按时参加治疗的行为，有效提高患者康复治疗依从性，避免脑卒中再次发病。

（2）卒中后及产后均易产生抑郁情绪，指导家属密切关注患者心理状况，增加母婴互动，提高照料技巧，减轻心理焦虑症状，提高患者生活兴趣及康复信心。

【知识问答】

1．如何快速识别判断脑卒中的发生？

答：根据“FAST”原则迅速判断

（1）F—face：观察面部两侧是否对称、微笑时口角有无歪斜。

（2）A—arm：双臂平举，观察双臂是否能平举到同一高度，观察是否出现无力、垂落的情况。

（3）S—speech：试着说一句完整话、背一段家庭住址或电话号码，观察能否按逻辑正确表达、有无口齿不清。

（4）T—time & telephone：若出现上述情况之一，尽快拨打急救电话（国内 120/ 国际 911），尽快到医院就诊。

2．根据洼田饮水试验，以下哪些情况可判断为存在吞咽障碍

A．Ⅰ级：可在 5 秒内一口全部喝完，无呛咳

B．Ⅱ级：分 2 次以上，能不呛咳地咽下

C．Ⅲ级：能 1 次咽下，但有呛咳

D．Ⅳ级：分 2 次以上咽下，且有呛咳

答案：CD

解析：洼田饮水试验：先让患者依次喝下 1 ml、3 ml、5 ml 水，如无问题，再让患者像平常一样喝下 30 ml 水，然后观察和记录饮水时间、有无呛咳、饮水状况等。饮水状况的观察包括啜饮、含饮、水从嘴角流出、呛咳、饮后声音改变及听诊情况等。

吞咽障碍判断：

Ⅰ级：5 秒内为正常；为洼田饮水试验阴性，可以认为不存在吞咽障碍，超过 5 秒，则可疑有吞咽障碍。

Ⅱ级：分 2 次以上喝完，无呛咳；为可疑有吞咽障碍。

Ⅲ、Ⅳ、Ⅴ级：为洼田饮水试验阳性，判定为存在吞咽障碍。

【参考文献】

[1] World Health Organization. The top 10 causes of death［R］. Geneva：The World Health Report，2017.

[2] Ban L，Sprigg N，Abdul SA，et al. Incidence of first stroke in pregnant and nonpregnant women of childbearing age：a population-based cohort study from England［J］. Journal of the American Heart Association，2017，6（4）：e004601.

[3] Swartz RH，Cayley ML，Foley N，et al. The incidence of pregnancy-related stroke：A systematic review and meta-analysis［J］. Inter J Stroke，2017，12（7）：687-697.

[4] 孙娟，戚玉娟，姜桂萍，等. 间歇置管管饲在急性脑卒中患者吞咽障碍恢复中的应用［J］. 护理实践与研究，2016，13（22）：33-34.

[5] 王龙平，彭继海，张鸣生. 主动呼吸循环技术在非小细胞肺癌肺叶切除术后快速康复中的临床应用［J］. 中国康复医学杂志，2018，33（6）：642-646.

（任玉香　谭颜蓉　杨　力）

一例嗅神经母细胞瘤合并低钠血症患者的个案护理

嗅神经母细胞瘤（olfactory neuroblastoma，ONB）是一种罕见的鼻颅底恶性肿瘤，好发于鼻腔上部及前颅底的筛板，发病率占鼻腔、鼻窦恶性肿瘤的3% ~ 6%，发病年龄多见于30 ~ 62岁，中位年龄53岁，20岁以下者少见，无明显性别差异[1]。嗅神经母细胞瘤由于起病隐匿、肿瘤局部侵袭性强、易侵犯颅内且常发生淋巴结转移，生存率不高。嗅神经母细胞瘤患者可出现鼻塞、鼻出血、头痛、嗅觉障碍、复视、溢泪等症状。极少数嗅神经母细胞瘤患者可表现出副肿瘤综合征，肿瘤组织实质细胞可以异位分泌抗利尿激素到血液中，进而引起低钠血症或抗利尿激素分泌失调综合征[2]。

一、病历资料

1．病例简介

患者，李 ××，43岁，以“反复右侧鼻腔出血10余天”入住耳鼻咽喉科。入院前10余天无明显诱因出现右鼻出血伴鼻塞，量不多，可自止，嗅觉障碍，于我科门诊行电子鼻咽镜示：右侧嗅裂可见粉红色新生物。病理示：“右鼻腔”疑为肿瘤病变。此后反复右鼻出血，曾行鼻腔填塞止血治疗，无头痛、复视、溢泪等症状。患者为已婚年轻男性，无高血压、糖尿病，否认慢性病及传染病史，既往体健，无不良嗜好，否认遗传性疾病及类似病史。患者入院后神志清醒，对答反应良好，诉起病以来无乏力症状，查体外鼻无畸形，右侧鼻腔前鼻孔填塞中，未见活动性出血，左侧鼻腔未见明显新生物及异常分泌物。面色无苍白，体温36.6 ℃，血压112/75 mmHg，脉搏78次/分，呼吸19次/分。相关辅助检查如下：

（1）电子鼻咽镜：右侧嗅裂可见粉红色新生物，予活检，质脆，易出血。

（2）病理活检：右侧鼻腔疑为肿瘤病变，需免疫组化协助检查。

（3）免疫组化：考虑嗅神经母细胞瘤。

（4）鼻腔鼻窦CT：肿瘤显著增强，破坏前颅底及纸样板，侵入眼眶和颅内（图24-1）。

（5）鼻腔鼻窦MR：① 右侧筛窦、蝶窦、鼻腔占位，符合嗅神经母细胞瘤的表现（图24-2）；② 双侧上颌窦炎。

（6）实验室结果：白细胞计数 11.04×10^9/L，中性粒细胞比例78%，淋巴细胞比例13.4%，红细胞计数 3.81×10^9/L，血红蛋白116 g/L，血小板计数 416×10^9/L，钾［K^+］3.1 mmol/L，钠［Na^+］117 mmol/L，氯［Cl^-］78.9 mmol/L。

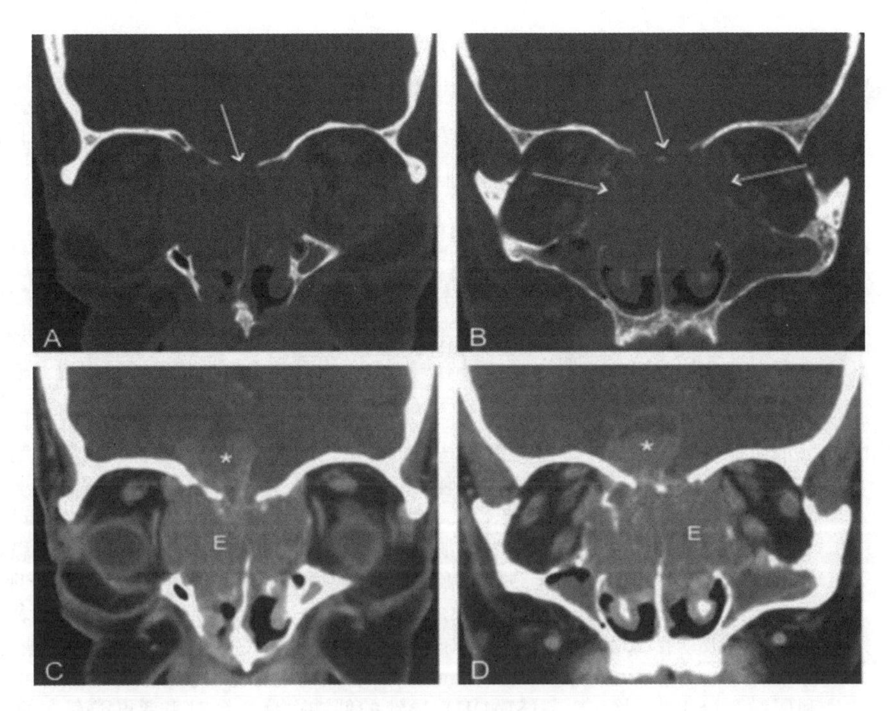

图 24-1　鼻腔鼻窦 CT

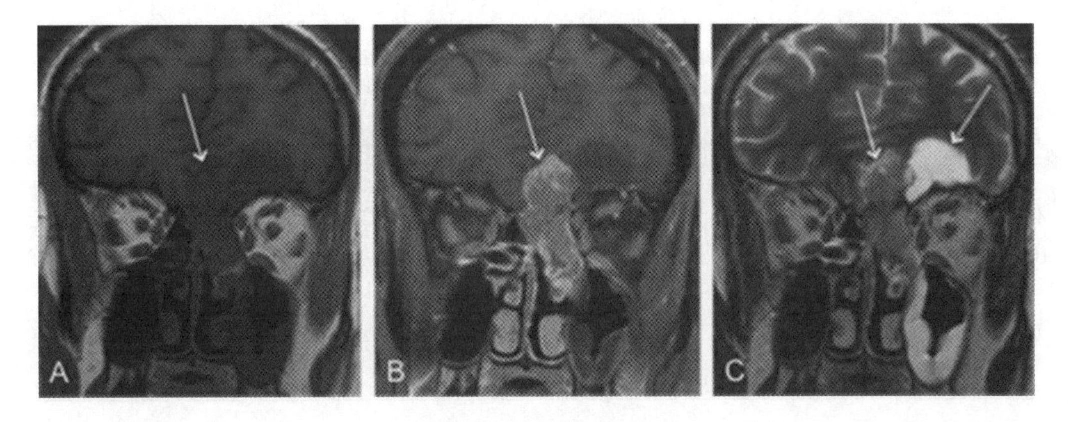

图 24-2　鼻腔鼻窦 MR

入院诊断：

（1）鼻出血

（2）鼻腔肿物

2．病程介绍（表 24-1）

表 24-1 病程经过

住院节点	病情及诊治过程
入院	患者入院前 10 余天无明显诱因出现右鼻出血伴鼻塞、嗅觉障碍，量不多，可自止。此后反复右鼻出血，曾行鼻腔填塞止血治疗，门诊以“鼻出血、鼻腔肿物”收入院 16：21 急查血显示电解质紊乱，血钾、血钠、血氯偏低，其中血钠低至 117 mmol/L，请内分泌科急会诊后予补钠（静脉补钠 + 口服补钠）、补钾（口服补钾）等对症处理
住院第 3 天	00：53 突发极度紧张，出现左腿麻木，心搏加速，极度紧张，皮肤潮红，对症处理后缓解；9：00 请心理科会诊后考虑：紧张综合征。嘱予奥氮平片 5 mg 口服，每晚 1 次，阿普唑仑 0.2 mg，早午服用，并留陪护一人，同时护士加强与患者的沟通，减轻患者焦虑程度
住院 2 周内	低钠血症：术前 2 周持续监测患者电解质变化，患者持续低钠血症，入院后第 5 天免疫组化结果提示：考虑嗅神经母细胞瘤。在逐步完善尿常规分析、电解质 6 项及 24 h 同步电解质 6 项、甲状腺功能 3 项、性激素 6 项、肾上腺皮质激素及 24 h 同步尿皮质醇、垂体 MRI 平扫 + 增强、肾上腺 CT 平扫等检查后，各类检查结果提示患者垂体无占位性病变，甲状腺功能、肾上腺功能和肾功能均正常，无水肿或脱水表现，24 h 尿皮质醇增高至 404.5 μg/24 h（正常参考值：4.3 ～ 176.0 μg/24 h），尿量偏多，平均每日尿量波动在 2600 ～ 3000 ml，尿钠排出异常增多，监测患者 24 h 总尿钠为 466.4 mmol/L（正常参考值：40 ～ 220 mmol/L），多次请内分泌科会诊后考虑患者可能为 抗利尿激素分泌失调综合征（SIADH）导致的低钠血症。针对患者可能存在的 SIADH 情况，严格限制患者水分摄入，每日入量基本控制在 1500 ml 以内，同时记录 24 h 出入量，使每日入量少于出量，同时继续遵循补钠原则予补钠治疗。在治疗期间，护士严密观察患者有无出现由低钠血症引起的相关症状，遵循“边观察、边治疗、边监测、边防治”的整体思路，动态评估并随时调整，制订低钠血症应急处理流程，做好随时抢救的准备
手术日	患者在全麻下行鼻内镜下前颅底肿瘤切除 + 脑脊液漏修补术 + 全组鼻窦开放术，手术时间长达 9.5 h
术后 10 天内	患者术后 10 天内有发热，体温波动在 36.4 ～ 38.4 ℃，伴轻微头痛，予对症处理，定期复查血常规，并复查颅脑 CT，未发现颅内感染，出院前一天上午鼻部填塞物拔除后，体温逐步恢复正常，无头痛
出院	鼻腔无出血、渗液；生命体征平稳，各项指标正常，予出院指导后办理出院，患者继续于外院行放射治疗，我科随访期间，患者恢复良好

出院诊断：

（1）前颅底沟通嗅神经母细胞瘤

（2）鼻出血

（3）抗利尿激素分泌失调综合征

二、分析与讨论

1．病情严重程度

患者以“鼻出血、鼻腔肿物”诊断入科后急查电解质显示为重度低钠血症。钠是一种电解质，人体内的电解质可帮助生物电信号在细胞间传递，这是细胞正常行使功能的基础。钠维持细胞内液体量正常，而重度低钠可能引发头痛、嗜睡、意识错乱，甚至会出现癫痫发作、昏迷和呼吸停止，严重危害患者生命安全，患者需要立即行补钠处理。值得注意的是，嗅神经母细胞瘤侵入前颅底后可能引起额叶压迫症状或癫痫发作[2]，需要与低钠血症引起的相关症状区分开。患者入院后意识清醒，自诉无头痛、嗜睡等不适，急查电解质显示血钠［Na^+］117 mmol/L，因此入院当天的护理重点是纠正低钠血症，同时观察有无出现由低钠血症引起的相关症状。嗅神经母细胞瘤早期症状隐匿且易漏诊、误诊，易侵犯颅内且常发生淋巴结转移，生存率不高，对患者生命安全威胁大。患者接受复杂手术后卧床时间长，护理工作难度增加。患者在得知自己的诊断可能为恶性肿瘤后所表现出的紧张综合征，需引起护士的重视，在与患者沟通时应特别注意措辞以避免引起对患者情绪的刺激，夜间加强巡视，第一时间识别患者突发的紧张情绪，及时恰当地与患者沟通，并及时给予对症处理，针对患者的情绪问题进行正确干预，预防患者出现极端情绪，避免造成不良影响。

2．身心护理（表 24-2）

表 24-2　护理评估

时间节点	评估维度	具体评估
入院	健康史	1．既往体健，否认慢性病、传染病、遗传性疾病等 2．遵医行为：良好
	身心状况	1．心理状态：中度焦虑（SAS 评分 61.25 分） 2．家庭社会：家庭和睦，文化层次较高 3．疾病认知：掌握少量相关知识，自我怀疑可能是鼻腔恶性肿瘤
	实验室检查	电解质 6 项：钾［K^+］3.1 mmol/L ↓，钠［Na^+］117 mmol/L ↓，氯［Cl^-］78.9 mmol/L ↓
	专科评估	1．外鼻无畸形，右侧鼻腔前鼻孔填塞中，未见活动性出血；左侧鼻腔未见明显新生物及异常分泌物 2．视力无变化，无视物模糊
	用药评估	鼻部未特殊用药；急查电解质显示重度低钠后立即予补钠治疗
	专科处置后评估	患者神志清醒，无头晕、乏力等明显不适，口服及静脉补钠后，复查血钠稍有改善但效果不佳，在术前 2 周内出现低钠血症，持续补钠并积极寻找低钠原因，遵循“边观察、边治疗、边监测、边防治”的整体思路，动态评估并随时调整，制订低钠血症应急处理流程，做好随时抢救的准备。入院第 3 天拔除患者右鼻腔填塞物，拔除后右侧鼻腔无出血
术后	生命体征	T 37.5℃，HR 88 次 / 分，R 20 次 / 分，BP 132/85 mmHg
	专科评估	术后予双侧鼻腔填塞，填塞物固定在位，无明显渗血、渗液 视力较术前无改变，眼周无淤血
	用药评估	使用甘露醇、头孢曲松钠等无不良反应
	实验室检查	钾［K^+］3.6 mmol/L，钠［Na^+］137 mmol/L
	心理状况	轻度焦虑（SAS 评分 53.75 分） 掌握部分疾病相关知识，积极配合

3. 用药及护理

（1）患者入院后询问病史，患者近期口干明显，无口渴，尿量正常，食欲差，入院时急查血显示钾［K^+］3.1 mmol/L，钠［Na^+］117 mmol/L，氯［Cl^-］78.9 mmol/L，查体双下肢无水肿，暂未出现明显低钠血症引起的并发症，因此术前护理重点是纠正低钠血症。责任护士同管床医生共同制订患者护理级别，立即予告病重，并请内分泌科急会诊，予记录 24 h 出入量，适当控制液体量；予口服补钠、补钾，监测电解质变化，完善尿常规分析、电解质 6 项及 24 h 同步电解质 6 项、甲状腺功能 3 项、性激素 6 项、肾上腺皮质激素及 24 h 同步尿皮质醇、垂体 MRI 平扫 + 增强、肾上腺 CT 平扫等检查。

（2）完善检查的同时，护士严密观察患者有无出现由低钠血症引起的相关症状，动态评估并随时调整，制订低钠血症应急处理流程，做好随时抢救的准备。具体措施如下：①血钾：入院时血钾偏低，口服补钾后恢复正常。②血钠：护士严格遵循补钠公式[3]为患者补钠，避免升高过速，规范高危药物管理（表 24-3）；同时限制每日入量，补液时遵循量入为出的原则，根据补液公式：静脉输液量 + 胃肠道补水量（食物 + 水）= 尿量 + 不显性失水量（500 ml）+ 呼吸失水量（400 ml）+ 胃肠道失水量，指导患者少量饮水，并多用温开水漱口缓解口干，避免大量饮水导致水利尿，进而增加钠的异常排出。严格限制入量，每日入量基本控制在 1500 ml 以内。严密观察患者有无乏力、恶心呕吐、头痛、嗜睡、肌肉痛性痉挛、神经精神症状等低钠血症的表现，防止病情变化。监测每日电解质变化，在为患者手术治疗前的 2 周内，患者出现反复、顽固的低钠血症，积极补钠效果欠佳，术前监测患者 24 h 总尿钠为 466.4 mmol/L，排钠异常增多。

表 24-3　高危药物及具体使用

药物	使用要求	具体措施
浓氯化钠注射液	补充浓钠过量可致高钠血症和低钾血症，并引起碳酸氢盐丢失 必须注意： 1．补钠速度不可过快 2．补钠量不可过多	1．每日计算补钠量，按需补钠，严格遵循补钠公式，根据患者实际血钠值及目标值计算每日 Na^+ 需要量 =（Na^+ 目标值 − Na^+ 实际值）×0.6× 体重（kg），计算得出患者每日需补钠量，每日口服浓氯化钠注射液及静脉滴注氯化钠注射液补钠，每日血钠维持在 8 ～ 10 mmol/L 2．监测电解质变化 3．记录 24 h 出入量

在术前针对患者的低钠血症采取一系列措施，确保患者安全，术后患者的血钠值恢复正常（图 24-3）。

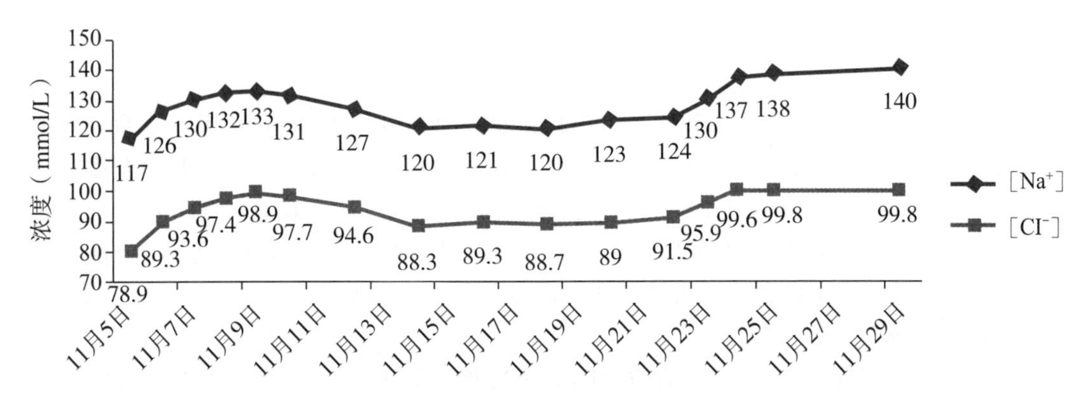

正常参考值：［Na^+］137 ～ 145 mmol/L，［Cl^-］98 ～ 107 mmol/L

图 24-3 围术期电解质情况

4．关键技术简介

（1）循证思维的实际运用

专科护士主导科内护士开展讨论，护理小组进行证据检索，确定检索式为“嗅神经母细胞瘤 or 嗅母细胞瘤 or 嗅神经母细胞肿瘤 or 嗅母细胞肿瘤 and 低钠血症 or 低血钠症”，在中国期刊全文数据库、万方数据库、维普数据库、中国生物医学文献数据库进行篇名、关键词以及摘要检索，同时确定主题词“olfactory neuroblastoma”“hyponatremia”，在外文期刊网 Pubmed 检索，检索时间为各库建库时间至 2019 年 10 月 31 日。从检索文章中发现有与本病例类似的文献报道，其中 1 篇《以低钠血症为首发症状的嗅神经母细胞瘤 1 例》[4] 与本个案患者出现的反复低钠血症情况较为相似，结合本个案患者实际情况，谨慎做出推测：患者可能由于鼻部肿瘤的刺激导致抗利尿激素分泌异常，进而导致难以纠正的顽固的低钠血症，患者于 11 月 23 日全麻手术清除鼻部肿瘤后复查电解质，血钠值恢复正常，印证了护士的推测。

（2）全程综合管理的实践

全程综合管理是指在患者住院期间及出院后，将疾病宣教、专业人员的信息和技术支持、自我疾病管理等融合形成规范化方案 [5]。

本个案中患者住院及出院后随访期间的全过程，护士给予患者系统规范的护理计划，提供个性化的护理措施，取得了良好的结局，真正做到了使患者满意。护士积极处理复杂病例，对患者术前出现的顽固性低钠血症的复杂护理问题积极循证，并制订低钠血症相关应急处理流程。在做好鼻部手术围术期护理的基础上，加强对术后脑脊液鼻漏、颅内感染等潜在并发症的护理，协助成功避免脑脊液漏、颅内感染、深静脉血栓等并发症。在全过程对患者及其家属做好充分的心理护理，根据焦虑程度评估结果有针对性地引导患者减轻焦虑，给予患者信心，取得其信任及配合，促使患者快速康复。

5．小结

（1）面对复杂病例，动态评估、积极循证、措施到位

专科护士主导科内护士开展讨论，积极循证，全过程动态评估，有针对性地给予有效的护理措施，术前成功预防低钠血症引起的相关风险，术后预防脑脊液漏、颅内感染

等并发症，确保患者安全。

（2）精准把控和有效防范护理风险

护士在患者术前严密观察患者有无出现由低钠血症引起的相关症状，遵循“边观察、边治疗、边监测、边防治”的整体思路，动态评估并随时调整，制订低钠血症应急处理流程，做好随时抢救的准备，做到精准地防范护理风险，有效地保证患者安全。同时，在全过程针对患者的情绪问题进行正确干预，对患者及家属做好沟通以取得配合，减轻患者的焦虑，预防患者出现极端情绪，避免造成不良影响。

（3）对个案全程综合管理

本个案中患者住院及出院后随访期间的全过程，护士给予患者系统规范的护理计划，提供个性化的护理措施，取得了良好的结局，真正做到了使患者满意。通过对个案的全程综合管理、总结与反思，护士积累了处理复杂病例的经验，在今后的特殊或复杂病例中，护士会更加全面地评估患者可能出现的各类护理问题，保证患者安全，促进患者健康，为耳鼻咽喉专科复杂疑难病例护理提供了一定的指导意义。

三、三级预防

三级预防是预防医学工作的基本原则和核心策略，其理念同样可以运用在耳鼻咽喉科肿瘤患者的管理上。

嗅神经母细胞瘤属于耳鼻咽喉头颈外科的罕见恶性肿瘤，其起病隐匿、肿瘤局部侵袭性强、易侵犯颅内且常发生淋巴结转移，严重威胁患者生命安全。而由嗅神经母细胞瘤引起的顽固性低钠血症同样给患者带来极大的风险。

1．一级预防（遵循健康生活方式）

某些病毒与身体某部位肿瘤的关系现在已十分明确，如 EB 病毒与鼻咽癌的关系，而目前嗅神经母细胞瘤的发病原因仍然不清楚，因此嗅神经母细胞瘤的一级预防实施较为困难。若家族中有出现过嗅神经母细胞瘤的患者，其亲属应加强重视，关注自身有无出现类似的局部或全身症状，如有异常症状，及时就医检查。保持健康生活习惯，尽量避免接触物理射线、化学有害物质等，避免工作环境暴露等危险因素，注意防护。

2．二级预防（及时检查、及时处理）

嗅神经母细胞瘤患者的疗效及预后与该病的早期诊断有密切关系。因此，当患者无明显诱因出现鼻塞、鼻出血、嗅觉障碍、头痛等症状时，应引起足够的重视，力争早发现、早确诊、早治疗，避免延误诊断。当肿瘤出现局部侵袭时，可出现眼、面部、颅底和皮肤被侵犯的表现，如眼痛或肿胀、流泪、面部疼痛、头痛等症状，这表明病变可能已持续一段时间。因此，尽量避免出现持续性疼痛、反复出血或触及肿块时才去就诊。已诊断明确的嗅神经母细胞瘤患者，应积极尽早采取综合治疗，制订诊疗计划后尽早实施，积极处理病程中出现的并发症，同时避免脑脊液漏、颅内感染等严重并发症。

3．三级预防（出院前指导、出院后随访）

护士在患者出院日给予患者相关指导。

（1）饮食：加强营养，清淡饮食。

（2）活动：术后避免重体力劳动、用力咳嗽、用力排便等。保持鼻腔通畅，有上呼吸道感染症状及时治疗。养成良好习惯，避免过度劳累。

（3）用药：遵医嘱服用出院带药。

（4）复查：定期复查，出现脑脊液漏、鼻出血等症状立即就诊。

护士落实全程综合管理，做好患者出院后的长期随访，及时给予健康指导，提高患者生活质量。在出院后 6 个月的随访期间，护士利用云随访系统向患者发送随访信息及复查提醒，关注患者恢复情况。患者按提示分别在出院后 1 个月、3 个月、半年的时间节点回到科内行鼻内镜检查，恢复良好，现已完成放射治疗，回归到正常的生活工作中。

【知识问答】

1．为何术前出现反复、顽固的低钠血症？需要重点关注什么？

答：（1）该例患者肿瘤位于鼻咽部，根据病史特点，考虑该肿瘤使抗利尿激素异常分泌，从而导致低钠血症产生。患者在接受补钠治疗后，低钠血症未明显改善，请内分泌科会诊后，结合各项检查结果，考虑诊断为 SIADH（抗利尿激素分泌失调综合征），术后血钠立即回升至正常即证明这个判断。

（2）低钠血症直接引起的症状主要是随血清钠浓度急剧下降而产生的，代表着脑水肿引起的神经功能障碍，恶心和不适是最早的表现，可能在血清钠浓度降至 125 ～ 130 mmol/L 以下时发生。如果血清钠浓度降至 115 ～ 120 mmol/L 以下，可能发生头痛、嗜睡、意识错乱，最终出现癫痫发作、昏迷和呼吸停止。患者近期口干明显，无口渴，尿量正常，食欲差，查体双下肢无水肿，暂未出现明显低钠血症引起的并发症，护士需严密观察患者有无乏力、恶心呕吐、头痛、嗜睡、肌肉痛性痉挛、神经精神症状等低钠血症的表现，同时监测电解质，防止病情变化。

2．患者术后轻度头痛和发热的原因是什么？如何处理？

答：患者术后头痛及发热主要与鼻腔填塞物有关，鼻腔填塞后易使局部组织缺血缺氧，引起反应性水肿，使致痛物质分泌增加。鼻腔分泌引流不畅而刺激神经末梢，加重疼痛，疼痛的严重程度与填塞物性质及松紧密切相关，其中尤以凡士林纱条填塞最剧烈。患者 11 月 24 日—12 月 2 日，鼻腔填塞物固定在位，术后 10 天内发热（39.0 ℃以下），伴头痛，但无恶心、视力改变、颈抵抗等表现，予冰袋冰敷额头、布洛芬缓释胶囊对症处理，定期复查血常规，并复查颅脑 CT，未发现颅内感染。12 月 3 日鼻部填塞物拔除后，头痛明显缓解，体温逐步恢复正常。

【参考文献】

[1] 王丽萍，王全桂．嗅神经母细胞瘤 12 例［J］．中国耳鼻咽喉头颈外科杂志，2008，25（12）：671-674.

[2] Abdelmeguid AS. Olfactory Neuroblastoma. Current Oncology Reports，2018，20（1）：7.
[3] 蒋紫娟，成月花. 1例颅咽管瘤患者术后并发被害妄想的护理 [J]. 中华护理杂志，2017，52（6）：754-756.
[4] 刘芳，丁翊，戎建明. 以低钠血症为首发症状的嗅神经母细胞瘤1例 [J]. 临床耳鼻咽喉头颈外科杂志，2015，29（5）：474-475.
[5] 朱媛媛，张兰凤. 全程综合个案管理模式的延续性护理在肠造口手术出院患者中的应用 [J]. 齐鲁护理杂志，2019，25（6）：119-121.

（丁楚楚　朱汝妃）

重度卵巢过度刺激综合征患者的个案护理

卵巢过度刺激综合征（ovarian hyperstimulation syndrome，OHSS）是一种发生在促排卵药物应用后的医源性并发症，主要表现为卵巢囊性增大，毛细血管通透性增加，导致体液从血管内向第三体腔转移，腹水、胸腔积液形成，继而造成血液浓缩、电解质紊乱、肝肾功能受损，甚至血栓形成等一系列并发症，是辅助生殖技术中的一种严重并发症。

根据症状及体征的严重程度将OHSS分为轻、中、重度，其中轻度的发生率为20% ~ 33%，中、重度的发生率1% ~ 5%，因症住院率1.9%，死亡率为0.1% ~ 0.3%[1]。随着人类辅助生殖技术的发展，各种促排卵药物越来越多地应用于不孕症的治疗，尤其是在体外受精 - 胚胎移植（*in vitro* fertilization-embryo transfer，IVF-ET）过程中，一旦卵巢对促性腺激素反应过度，就会发生OHSS，严重者可危及生命。

一、病历资料

1．病例简介

患者曾 ××，女，26岁，因“胚胎移植术后11天，腹胀5天，加重2天”入院。平素月经不规则，周期1 ~ 3个月，经期7天，末次月经当年3月8日。因“输卵管因素”行IVF-ET助孕获卵25枚。11天前移植2枚新鲜胚胎，术后予黄体酮60 mg/d肌注及黄体酮阴道缓释凝胶90 mg/d阴道用药。5天前自觉腹胀明显，尚可忍受，未就诊。2天前腹胀较前加重，伴胸闷、纳差及少尿，遂于4月5日来院就诊。查体：胸廓活动度及双肺呼吸音减弱，腹部稍膨隆、软，无压痛和反跳痛，移动性浊音阳性。实验室检查：雌二醇＞4839 pg/ ml，孕酮＞40 ng/ml，HCG 718.8 IU/ml，ALB 27 g/L，HCT 48%。妇科B超提示双侧卵巢增大，右侧卵巢110 mm × 96 mm，左侧卵巢91 mm × 63 mm，腹水深达64 mm。胸腔B超提示双侧胸腔积液，左侧14 mm，右侧69 mm。

入院诊断：

（1）重度卵巢过度刺激综合征（OHSS）

（2）IVF-ET术后

2．病程介绍（表25-1）

表 25-1　病程经过

住院节点	病情及诊治过程
入院	17：08 入院 P 114 次 / 分，BP 90/65 mmHg，R 25 次 / 分，诉腹胀伴胸闷，无压痛和反跳痛，移动性浊音阳性，少尿。立即予吸氧、补液，完善血尿常规、肝肾功、凝血功能、电解质及血 HCG。动态监测患者腹围、体重、24 h 出入量 22：01 行腹腔穿刺术，缓慢放出淡黄色腹水 2800 ml，术后予白蛋白、羟乙基淀粉扩容，那屈肝素抗凝及保胎等对症治疗
住院第 2 天	8：30 腹围 86.5 cm，体重 56 kg。诉胸闷，P 102 次 / 分，BP 96/64 mmHg。予右侧胸腔穿刺置管，引流出淡黄色胸腔积液 600 ml 8：37 诉腹胀较前加重，腹围 87 cm，体重 56 kg，血 HCG 2121 IU/ml 12：19 腹腔穿刺术，缓慢放出淡黄色腹水 3000 ml
住院第 4 天	腹围 88 cm，体重 57 kg，16：00 诉腹胀较前加重，行腹腔穿刺，缓慢放出淡黄色腹水 3000 ml，右侧胸腔置管引流出淡黄色胸腔积液 550 ml，继续予白蛋白扩容
住院第 6 天	8：30 腹围 91 cm，体重 59.5 kg，腹腔穿刺放出淡黄色腹水 3000 ml，右侧胸腔置管引流出胸腔积液 400 ml，继续扩容
住院第 14 天	患者一般情况可，腹胀较前明显好转，尿常规未见异常，B 超：宫内妊娠 6 周。改二级护理，停用静脉补液治疗，加强饮食，继续观察患者自觉症状及病情变化
住院第 16 天	患者病情平稳，予以出院，嘱注意休息、加强营养；继续黄体酮保胎治疗，生殖中心就诊；早孕门诊建卡，定期产检

出院诊断：

（1）重度卵巢过度刺激综合征

（2）IVF-ET 术后

（3）早期妊娠

二、分析与讨论

1．疾病严重程度

OHSS 是应用促排卵药物引起的严重并发症，主要表现为卵巢囊性增大，毛细血管通透性增加，导致体液从血管内向第三体腔转移，腹水、胸腔积液形成。该病例首次腹腔穿刺术，缓慢放出淡黄色腹水 2800 ml，后又多次腹腔引流和胸腔引流，造成有效循环血量减少、血液浓缩、电解质紊乱、肝肾功能受损甚至血栓形成等一系列并发症，可造成妊娠失败，严重者可致呼吸循环衰竭、危及生命。

该患者入院时腹胀、胸闷明显，心率快，移动性浊音阳性，白蛋白低，血细胞比容、纤维蛋白原、D- 二聚体偏高，血液高度浓缩，有血栓高风险；卵巢明显增大，有蒂扭转、破裂的风险；存在胸腔积液和腹水，尿少，有效循环血容量减少，有肾功能受损的风险。蛋白低且进食少，营养不足，有妊娠丢失可能。

2．身心护理

（1）护理评估（表 25-2）

表 25-2 护理评估表

时间节点	评估维度	具体评估
入院	健康史	多囊卵巢综合征
	一般评估	生命体征：T 36.6 ℃，P 114 次 / 分，BP 90/65 mmHg 皮肤完整，双下肢轻度水肿
	专科评估	胸闷、气促、腹胀，少尿；无腹痛，无阴道流血 查体：胸廓活动度及双肺呼吸音减弱，腹部膨隆、软，无压痛和反跳痛，移动性浊音阳性，不能平卧 B 超：双侧卵巢增大，右侧卵巢 110 mm × 96 mm，左侧卵巢 91 mm × 63 mm，腹水深达 64 mm。胸腔 B 超提示双侧胸腔积液，左侧 14 mm，右侧 69 mm
	实验室检查	雌二醇＞4839 pg/ml，孕酮＞40 ng/ml，HCG 718.8 IU/ml，白蛋白 27 g/L，HCT 48%，纤维蛋白原 4.9 g/L，D- 二聚体 2.6 mg/L
	心理社会评估	1．心理状态：紧张、焦虑 2．家庭社会：家庭和睦，文化程度可 3．疾病认知：相关知识缺乏，认识不到疾病严重程度
治疗中	用药评估	使用扩容药的效果：持续使用羟乙基淀粉、白蛋白扩容，维持电解质平衡，那曲肝素钙抗凝，患者一般情况良好
	专科处置后评估	腹腔穿刺术放腹水，胸腔穿刺置管引流，过程配合，实施顺利，患者腹胀、胸闷症状减轻
治疗后	一般评估	P 88 次 / 分，BP 102/64 mmHg，R 20 次 / 分
	专科评估	胸闷、气促、腹胀症状明显减轻，能平卧，尿量＞4000 ml/d；B 超示宫内妊娠 6 周，无腹痛，无阴道流血
	实验室检查	HCG 64003 IU/ml，白蛋白 31.5 g/L，血红蛋白 111 g/L，HCT 38%，纤维蛋白原 4.2 g/L，D- 二聚体 2.1 mg/L
	心理状况	情绪趋于稳定，患者及家属配合

（2）护理措施

1）严密观察生命体征变化，警惕血栓、低血容量性休克、呼吸循环衰竭的发生。

2）抬高床头或半卧位休息，缓解胸腹水引起的胸闷、腹胀。观察患者腹胀情况，定时测量腹围及体重，准确记录 24 h 出入量，保持尿量＞500 ml/24 h。

3）遵医嘱予扩容、补充白蛋白、抗炎、抗凝、保胎等药物治疗并做好用药护理。

4）遵医嘱监测各项指标，如雌激素水平、血常规、凝血功能、电解质、肝肾功能等。

5）做好胸腔穿刺术及腹腔穿刺术的护理。

6）预防各种并发症：如卵巢破裂、蒂扭转、流产及深静脉血栓形成等，卧床休息；翻身、变换体位应轻、缓，避免突然改变体位；给予气压治疗、踝泵运动，避免双下肢静脉穿刺。

7）饮食指导：进食高蛋白饮食，少量多餐，饮水参照电解质饮料＞淡盐水＞果汁＞纯水的顺序。

8）皮肤护理：患者水肿易引起皮肤破损及感染，保持床铺清洁干燥平整，适当抬高床尾；会阴水肿时做好会阴护理，穿宽松的棉质内裤，防破溃。

9）心理护理：讲解疾病发病机制、基本病情变化，介绍治疗成功的病例，缓解其紧张、恐惧心理，使其树立信心，建立良好的护患合作关系。

3．OHSS 用药及护理

（1）合理安排输液顺序及输液速度，常规先胶体、后晶体。扩容药物首选羟乙基淀粉（表 25-3）。

表 25-3 特殊药物及护理

药物	药物作用及副作用	护理措施
羟乙基淀粉	药物作用：扩容 副作用：心功能不全和严重肾功能不全的患者禁止使用	1．定期监测肾功能和液体平衡，密切监测血清电解质水平 2．避免与其他药物混合 3．首次使用前必须查看肾功能结果，如肾功能异常，则使用低分子右旋糖酐
低分子右旋糖酐	药物作用：扩容 副作用：有过敏和血栓的风险，一般少用	1．询问过敏史 2．使用时速度宜慢，密切观察有无过敏反应发生，加强巡视
白蛋白	药物作用：扩容、纠正低蛋白血症 副作用：部分人可能出现恶心、呕吐、发热、寒战、皮疹等，快速注射会引起循环负荷加重	1．使用前后用生理盐水冲管 2．注射速度不能太快，以 100 ml/h 为宜 3．如需放胸、腹水，常规在放胸、腹水后输注
低分子肝素钙	药物作用：抗凝，防止血栓形成 副作用：有出血倾向	1．观察用药效果 2．密切观察有无出血倾向 3．定期监测凝血功能 4．饮水量＞ 2000 ml/d
黄体酮胶囊及黄体酮注射液	药物作用：孕激素类药物，减少妊娠期子宫的兴奋性，抑制其活动，松弛平滑肌，使胚胎安全生长 副作用：胃肠道反应，食欲缺乏。目前常用天然黄体酮保胎治疗，人工合成的孕酮对胎儿有致畸作用	1．观察用药效果 2．密切观察有无腹痛及阴道流血情况 3．定期监测肝功能

（2）动态评估扩容药物的用药效果，报告医生，及时调整扩容药物种类和剂量。该患者用药效果好，尿量逐渐增多，体重、腹围呈下降趋势（图 25-1 ～图 25-3）。

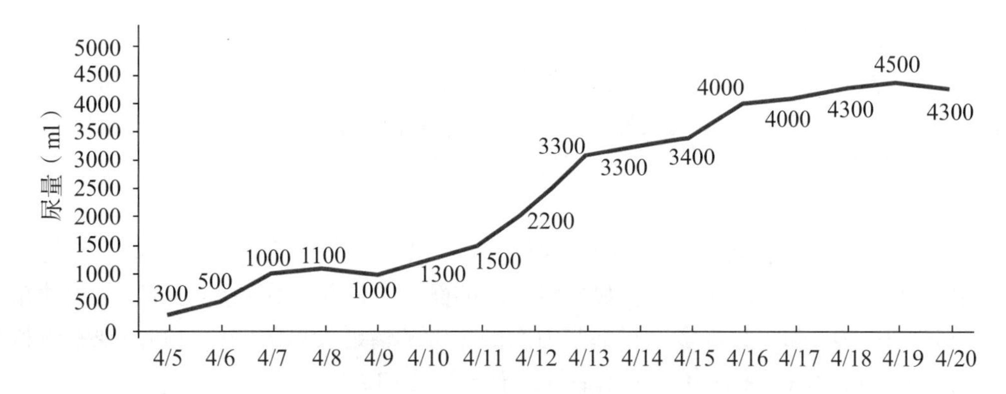

图 25-1 住院期间尿量变化

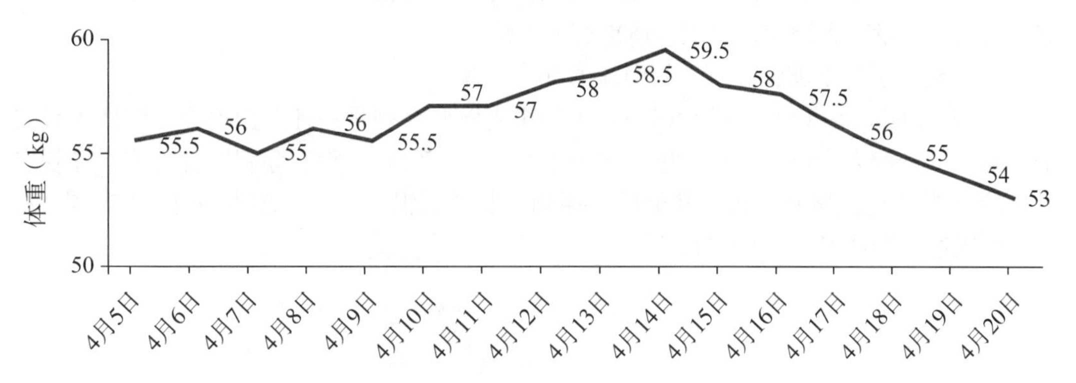

图 25-2 住院期间体重变化

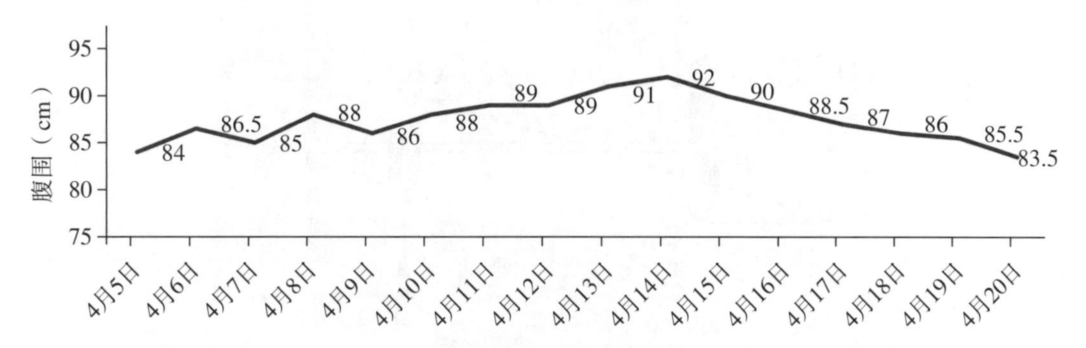

图 25-3 住院期间腹围变化

4. 关键技术简介

严重胸腔积液、腹水导致的呼吸困难、腹胀等自觉症状需通过胸、腹腔穿刺术放胸腔积液、腹水来缓解，胸、腹腔穿刺的围术期护理非常关键。

(1) 腹腔穿刺术的配合及观察护理

1）操作前准备（相关知识宣教）：使用模型向患者讲解腹腔穿刺的过程（图 25-4），让患者和家属更容易理解原理，

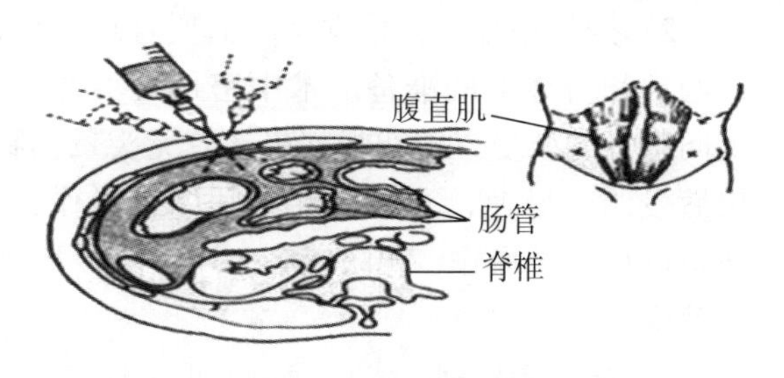

图 25-4 腹腔穿刺术

减轻患者紧张焦虑的心情，患者能理解并配合。

2）操作中配合：根据患者情况，协助患者平卧、半卧或稍左侧卧位，协助医生在B超下引导定位穿刺，遵循无菌操作原则，确保术程顺利。放腹水时引流速度不宜过快，每次放腹水不超过3000 ml，要严密观察生命体征的变化，重视患者主诉。

3）穿刺后护理

一般护理：观察患者血压、脉搏、呼吸、意识，注意有无腹痛、胸闷、气促、呼吸困难、恶心、呕吐等情况，注意观察引流液的颜色及性状。穿刺点伤口以无菌纱布覆盖，局部按压30 min，腹水多、腹部张力大的患者酌情延长局部按压时间。观察敷料有无渗血渗液，指导患者卧床休息。术后注意补充白蛋白。

穿刺效果观察：观察患者的腹胀、胸闷、呼吸困难情况有无改善，观察尿量有无增加，食欲、食量有无增加，腹围、体重有无下降。

（2）超声引导下胸腔穿刺置管引流术配合及观察护理

1）操作前准备（相关知识宣教）：告知患者胸腔穿刺是一种微创治疗，创伤小且安全性高，但少数人会出现出血、感染等并发症。超声引导下胸腔穿刺置管引流，导管定时放液可明显改善胸闷症状，避免反复穿刺引起的恐惧、不适。超声引导可实时定位，并了解周边脏器情况（图25-5）。

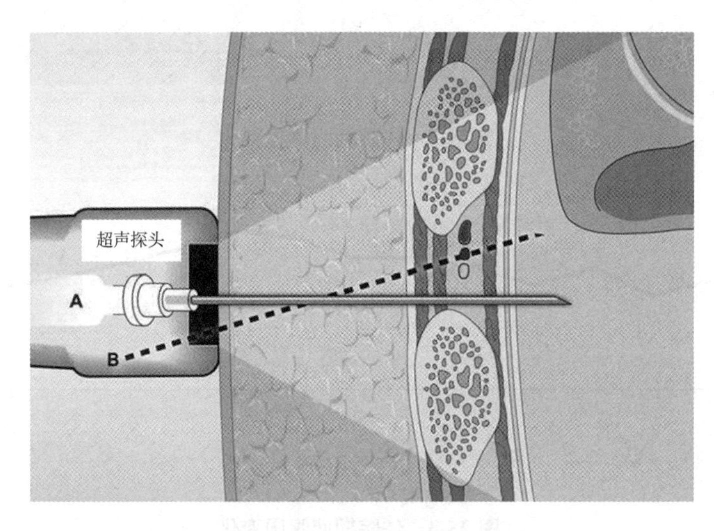

图25-5 胸腔穿刺置管术

2）操作中配合：根据手术需要合理摆位，交代患者术中勿深呼吸或咳嗽，使其做好心理和身体上的准备。术中密切观察并记录患者脉搏、呼吸、血压、神志的变化，询问患者的感受，密切观察患者有无头晕、胸闷、气促、呼吸困难，如出现面色苍白、口唇发绀、脉速，立即通知医师停止操作，让患者平卧、吸氧，配合医师进行抢救。严格执行无菌操作，预防感染，注意保暖及观察引流液的颜色、性质、量，引流管放置的部位。

3）穿刺后护理：术后嘱患者平卧休息2 ~ 4 h，观察生命体征，加强营养，给予高蛋白、高热量、高维生素、易消化的饮食。如条件允许，可根据病情输注白蛋白。引流管应固定牢固，放置稳妥，勿打折、扭曲、受压。保持引流通畅，及时倾倒引流液，观察并记录 24 h 引流液的量、颜色、性状。引流不宜过快，第一次放液不超过 600 ml，24 h 不超过 1000 ml，以防引起复张性肺水肿。对患者及家属进行引流管护理的宣教，活动时需注意，避免拖拉硬拽，以免引流管滑脱。

4）拔管的护理：引流液减少、无胸闷气促、呼吸平稳后，可拔除引流管。拔管后压迫穿刺点 5 min，消毒并用敷贴覆盖，注意观察穿刺部位有无渗血、渗液，如有污染及时更换，保持局部清洁干燥。

5．小结

（1）评估病史非常重要，评估内容包括：有无移植胚胎；生命体征及尿量；实验室指标，如雌二醇、孕酮、HCG、HCT、白蛋白、肝肾功能、电解质、D- 二聚体、凝血四项、尿比重等；B 超评估以了解卵巢大小及腹水多少；患者的经济能力、社会家庭支持、心理状况等。

（2）配合治疗，做好各项护理措施的落实，如胸 / 腹腔穿刺术的护理、合理安排输液顺序与速度、专科病情观察、用药护理、并发症的预防、营养支持、护理风险的防范等。

（3）治疗性沟通与心理护理：付诸专业与耐心，与患者建立良好的信任关系，注意观察患者的心理变化，通过自己的言语、表情、态度和行为及时给予鼓励和支持。同时做好患者家属的工作，以取得其家人的支持。家属对患者的理解和支持是战胜疾病的重要因素[2]。

三、三级预防

OHSS 是一种发生在促排卵药物应用后的医源性合并症，严重者可危及生命。本病例患者月经稀发、年轻且体型偏瘦，诊断为多囊卵巢综合征，是卵巢过度刺激的高危人群。这类患者在促排卵过程中获得的卵子数多，雌激素处于高位水平。尤其是当月周期移植新鲜胚胎，并成功妊娠等因素，均可以使患者的卵巢过度刺激症状进一步加重，最终发展成重度。

1．一级预防（重点人群预防）

OHSS 的一级预防是根本，即应谨慎使用促排卵药物[3]。辅助生殖技术施行控制性超排卵时应注意识别高危人群，如较年轻、体型瘦小、有多囊卵巢综合征的患者。对存在高危因素的患者应适当减少促性腺激素的初始用量，在促排卵治疗过程中增加剂量需要十分小心。

根据最近的研究报告，预防 OHSS 最有效的方法是使用促性腺激素释放激素激动剂触发，然后冷冻所有胚胎[4]。Edson Borges 的研究也支持这一观点：冷冻所有胚胎不仅降低 OHSS 的发生率，而且能够提高妊娠率和胚胎种植率，因此推荐使用 GnRHa 诱导联合冷冻胚胎的方法来降低 OHSS 的发生率[5]。

2．二级预防（早发现、早干预，防止发展为重症 OHSS）

OHSS 二级预防的主要原则是及时评估、早期识别、早期干预，防止轻、中症患者进展为重症 OHSS。大多数 OHSS 是一种自限性疾病，仅需要接受支持治疗和严密监测即可，但是严重的 OHSS 需要住院治疗以缓解症状和控制疾病进一步发展，防止脑血栓及卵巢囊肿蒂扭转等并发症。

在促排卵过程中应严密监测：卵泡发育情况、卵巢大小、血 E_2 水平，重视患者的主诉和体征，及时向医生反馈以调整激素用量。

3．三级预防（康复护理）

重症住院患者应及时采取有效措施改善其症状及体征，从而加速康复。近年来，有学者认为通过抽吸胸腹水和卵泡液，可降低多种炎症介质和炎性因子的浓度，降低血管通透性，从而促进疾病康复。

指导患者学会在院期间及出院后做好自我监测，观察有无腹痛、腹胀，尿量、阴道流血，保持外阴清洁。注意休息，加强营养，食用高蛋白、高维生素、易消化、粗纤维食物，多食新鲜蔬菜和水果，如利尿作用明显的新鲜果汁、西瓜、冬瓜等；保持排便通畅。应注意继续预防 DVT 和卵巢囊肿蒂扭转。已植胚胎的患者继续黄体酮保胎治疗，生殖中心随诊，择期门诊建卡产检。

【知识问答】

1．卵巢过度刺激综合征（OHSS）为何要严密监测雌二醇（E_2）水平？

答：E_2 水平升高与 OHSS 的发生关系密切。患者过量应用 HMG 促排卵药物时，由于大量促性腺激素的刺激，卵巢体积增大，间质水肿，卵巢血管通透性增加，液体可由卵巢血管渗透到腹腔，患者可表现为下腹部轻度压痛，腹胀满，可伴有恶心、呕吐。严重者可出现腹水、胸腔积液，甚至发生血液浓缩，血栓形成，水、电解质紊乱等症状。促排卵周期中 E_2 水平越高，OHSS 发生的风险越高。连续监测 E_2 水平是一个预测 OHSS 转归的有效指标。此外，雌激素水平使胎盘血流下降，胎儿生长受限，最终活产率下降，早产及低出生体重风险增加。

2．卵巢过度刺激综合征（OHSS）的危险因素包括

A．低龄（年龄＜ 35 岁），PCOS 病史

B．促排卵过程中使用大量外源性促性腺激素

C．高雌激素水平

D．既往 OHSS 病史

答案：ABCD

解析：年龄小、体重指数低、多囊卵巢综合征和既往卵巢过度刺激综合征史等使卵巢过度敏感；应用人绒毛膜促性腺激素（HCG）诱导排卵，易形成多发性滤泡囊肿并分泌大量的雌激素；长时间使用大剂量促排卵药物，大量的促性腺激素如 β-HCG 作用于卵巢，从而易发生卵巢过度刺激综合征。

【参考文献】

[1] 曾玖芝，刘伟信，许良智．卵巢过度刺激综合征预测因子研究进展［J］．中国计划生育和妇产科，2020，12（7）：3-5.

[2] 马肇华，柯玩娜，谭爱玲，等．精细化心理护理在卵巢过度刺激综合征高危患者中的临床应用价值［J］．中国医药科学，2020，10（13）：99-101.

[3] 姚禹，闫阳．卵巢过度刺激综合征的预防策略［J］．实用妇科内分泌电子杂志，2019，6（15）：136-138.

[4] Eskew AM，Omurtag KR. Ovarian hyperstimulation syndrome management strategies：where are we going？ minerva Endocrinol，2018，43（1）：50-56.

[5] Borges EJ，Braga DP，Setti AS，et al. Strategies for the management of OHSS：Results from freezing-all cycles［J］． JBRA Assist Reprod，2016，20（1）：8-12.

（余颖娟　陈　萍）

一例早期妊娠合并静脉血栓栓塞症的个案护理

静脉血栓栓塞症（venous thromboembolism，VTE）包括肺动脉栓塞（pulmonary thromboembolism，PE）和肢体深静脉血栓形成（deep venous thrombosis，DVT），是同一疾病的两个不同阶段，是妊娠期较容易发生的一种严重并发症。有统计数据表明，孕产妇合并 VTE 的发生率是非孕妇女的 2 ~ 5 倍。该病常缺乏典型的症状、体征，一般不易察觉，使许多孕妇忽略本病，导致不良后果。在欧美国家，妊娠期血栓病已成为孕妇围生期死亡的主要原因之一。

一、病历资料

1．病例简介

患者，女，31 岁，因“左下肢肿痛 5 天”入院。患者 5 天前无明显原因出现左大腿根部疼痛不适，逐渐加重并出现行走后胀痛，休息、抬高患肢后可缓解，不伴局部皮温升高，无发热、咳嗽，无胸痛、胸闷，无趾端发凉。

既往体健，患者妊娠 10^{+3} 周，1 个月前因阴道流血行保胎治疗，卧床时间多。否认肝炎、结核等传染病史，否认高血压病史。否认食物、药物过敏史。已婚已育，育有一男孩，现妊娠 10^{+3} 周，儿子、配偶体健。家族中无类似病史。外院行彩超示：左侧髂外静脉、股总静脉、股浅静脉上下段、股深静脉起始端、腘静脉及腓静脉内不均质低回声完全及部分充填，考虑左侧髂外静脉及其下肢深静脉血栓形成（股总静脉、股浅静脉上下段、股深静脉起始端为完全充填型），左下肢动脉血流通畅。遂来我院就诊。

入院诊断：

（1）左下肢深静脉血栓形成

（2）早期妊娠

2．病程介绍（表 26-1）

表 26-1　住院诊疗经过

住院节点	病情及诊治过程
入院	左下肢较右侧肿胀，左侧髌骨上缘 15 cm，周径为 43.5 cm，右侧周径为 40.5 cm；左髌骨下缘 10 cm，周径为 35 cm，右侧周径为 32 cm，左下肢皮肤张力较右侧升高，双侧皮温正常，双侧足背动脉搏动正常。予卧床休息、抬高患肢，低分子肝素抗凝治疗，完善血液检查

续表

住院节点	病情及诊治过程
住院第 2 天	左小腿肿痛好转，无阴道流血。D- 二聚体＞ 20 mg/L，明显升高，考虑与急性血栓有关。完善妇科 B 超，请妇科会诊。继续予低分子肝素抗凝治疗
住院第 3 天	左大腿仍疼痛，小腿肿痛好转，疼痛评分 1 分，无阴道流血。妇产科会诊示无先兆流产症状，无保胎治疗必要，继续低分子肝素抗凝治疗，观察异常出血情况
住院第 4 天	左下肢肿胀较前明显改善，继续抗凝治疗
住院第 7 天	左下肢肿胀较前明显改善，一般情况良好，继续抗凝治疗
住院第 15 天 出院	复查血小板 247×10^9/L，未出现肝素相关血小板减低症。D- 二聚体 2.19 mg/L。左下肢肿胀疼痛明显好转，无胸闷、胸痛，全身皮肤无瘀点、瘀斑，无阴道流血。予出院，建议继续使用低分子肝素钠（4100 IUAXa）抗凝治疗；门诊随诊

出院诊断：

（1）左下肢深静脉血栓形成

（2）早期妊娠

二、分析与讨论

1．疾病严重程度

（1）育龄妇女中，妊娠妇女较非妊娠妇女的 VTE 发生率高 2 ～ 5 倍。静脉血淤滞、高凝状态、血管壁损伤等与血栓形成有关的病理因素在妊娠期各个阶段均可能存在，其中以静脉血淤滞的加重为最主要的危险因素。

（2）妊娠妇女发生 DVT 和（或）肺栓塞时的临床表现与普通 VTE 相同，但妊娠时腿部肿胀及伴随的不适很常见，呼吸困难、心动过速也是正常妊娠妇女的一个常见特征，妊娠时通气量将增加约 40%。因此，妊娠期 VTE 的临床表现更缺乏特异性，诊断也更为困难，更应该注重鉴别诊断。当妊娠妇女发生单侧下肢疼痛、肿胀（尤其是左下肢）时，应第一时间考虑到 DVT 发生的可能性。

（3）血栓形成后，治疗上应溶栓、抗凝，同时行下腔静脉滤器置入，以防栓子脱落导致其他部位的血栓。但是对于妊娠妇女这一特殊群体，因考虑到胎儿的安全，不适宜行溶栓及滤器置入，否则血栓脱落的风险大大增加，尤其是肺栓塞，直接威胁妊娠妇女和胎儿生命安全。

2．护理评估的专业性与个性化结合（表 26-2）

表 26-2　护理评估

时间节点	评估维度	具体评估
入院 护理评估	健康史	既往体健，患者妊娠 10^{+3} 周，1 个月前因阴道流血行保胎治疗，卧床时多。否认肝炎、结核等传染病史，否认高血压病史

续表

时间节点	评估维度	具体评估
入院 护理评估	身心状况	1．心理状态：担心胎儿安危，焦虑 2．家庭社会：仅育一男孩，保胎意愿强烈 3．疾病认知：相关知识缺乏，认识不到疾病严重程度
	实验室 检查	血小板计数 160×10^9/L，D- 二聚体＞20 mg/L（参考值 0 ～ 0.5 mg/L），凝血酶原时间 13.9 s，国际标准化比值 1.08
	专科评估	1．大腿周径：左侧 43.5 cm，右侧 40.5 cm 2．小腿周径：左侧 35 cm，右侧 32 cm 3．下肢血运：双侧皮肤颜色正常，皮温正常，双侧足背动脉搏动正常 4．局部张力：左侧下肢皮肤张力较右侧高 5．疼痛评分：左下肢疼痛 2 分 6．肺部查体：双肺呼吸音清，未闻及干湿啰音 7．产科：无腹痛，无阴道流血
抗凝治疗 第 3 天	专科评估	左下肢肿胀疼痛逐渐好转，双侧皮肤颜色正常，皮温正常，双侧足背动脉搏动正常。全身皮肤无瘀点、瘀斑，无牙龈出血，无阴道流血
	心理评估	了解抗凝治疗的注意事项、血栓的潜在风险
出院评估	生命体征	T 36.2℃，HR 90 次 / 分，R 19 次 / 分，BP 98/60 mmHg
	专科评估	无腹痛，无阴道流血
	用药评估	使用低分子量肝素无不良反应，血小板在正常范围
	实验室 检查	血小板计数 247×10^9/L，D- 二聚体 12.19 mg/L ↑，凝血酶原时间 12.9 s，国际标准化比值 0.98
	心理状况	情绪趋于稳定
护理风险 评估	1．BADL 评分：从入院至出院 45-70-60-85 分 2．Padua 评估：入院时 4 分，出院时 1 分 3．简化 Well's 评分：2 分，肺栓塞高度可能	
疼痛评估	患肢痛采用 NRS 评分法评估：从入院至出院为 2-1-0 分	

3．护理难点及护理措施

（1）早期妊娠患者皮下注射的护理：抗凝是目前治疗急性深静脉血栓形成最主要的方法，但该患者在治疗过程中存在需长期注射抗凝剂、因妊娠导致注射部位选择较少且皮下易出现淤血瘀斑等问题。通过查找相关文献资料，对该患者的注射部位、注射体位、注射操作做出相应的改进。

1）注射部位的选择：公认的皮下注射部位首选腹壁，其次为双侧大腿前外侧上 1/3、双侧臀部外上侧、上臂外侧中 1/3。腹壁注射部位为上起自左右肋缘下 1 cm，下至耻骨联合上 1 cm，左右至脐周 10 cm，避开脐周 2 cm 以内（图 26-1）。妊娠 28 周后至临产前 48 h 抗凝治疗期间，为了最大程度减少患者对注射部位的疑惑和顾虑，保障母婴安全，通过脐部作一水平线，经彩色超声诊断仪（以下简称 B 超）测定双侧上腹部、下腹部、中上腹部、中下腹部 8 个区域皮下组织厚薄程度，在确定皮下组织厚度大于注射针头直径后予以左右腹部轮换注射是安全、可行的 [1]。

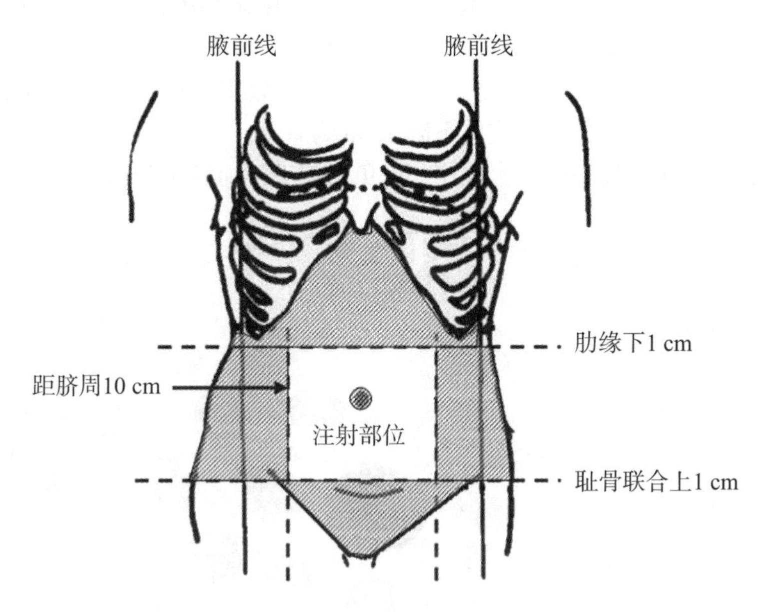

图 26-1　抗凝剂腹部皮下注射部位

2）注射体位

腹壁注射的推荐体位：屈膝仰卧位，可避开平卧位和坐位的缺点。

上臂外侧注射：宜取平卧位、坐位，坐位注射时上臂外展 90°（置于椅背），肩部放松。

3）注射部位轮换

a．避免在同一部位重复注射，2 次注射点间距 2 cm 以上。有条件时使用腹部注射定位卡（图 26-2）。

b．部位轮换方法主要分为不同注射部位间轮换和同一注射部位区域内轮换。

c．不同注射部位间轮换方法：将腹部分为 4 个区域，每侧上臂、大腿、臀部各为 1 个区域，每次注射一个区域，并按顺时针方向轮换注射区域。

d．同一注射部位内轮换方法：表盘式轮换（以脐为中心按表盘式将腹部分为 12 个象限，周一至周日每日规律地轮换注射部位）和十字分时分区（以脐为中点作十字线，将腹部分成 4 个象限，逐日交替选择左腹部或右腹部，再根据注射时间上午或下午选择上腹部或下腹部）。

4）改进操作过程

a．注射前不排气：抗凝剂注射前排气易致针尖药液残留，由于其特有的药理作用，有诱发并加重注射部位皮下出血的可能。采用预灌式抗凝针剂，该针剂注射前不排气，针尖朝下，将针筒内空气轻弹至药液上方。

b．注射角度：注射时左手拇指、示指相距 5 ～ 6 cm，提捏皮肤成一皱褶，右手持注射器以执笔姿势，于皱褶最高点垂直穿刺进针（垂直皱褶注射法）。

c．注射时间：持续匀速注射 10 s，注射后停留 10 s，再快速拔针。

国内现有文献及相关 meta 分析建议，注射过程中采用推注时间为 10 s，然后停留 10 s 的方法，可明显减小注射部位皮下出血发生率和出血面积。

d．注射后不按压：拔针后无需按压。如有穿刺处出血或渗液，以穿刺点为中心，垂直向下按压 3 ~ 5 min，按压以皮肤下陷 1 cm 为宜[2]。

e．注射后注射部位禁忌热敷、理疗，以免引起毛细血管破裂出血[2]。

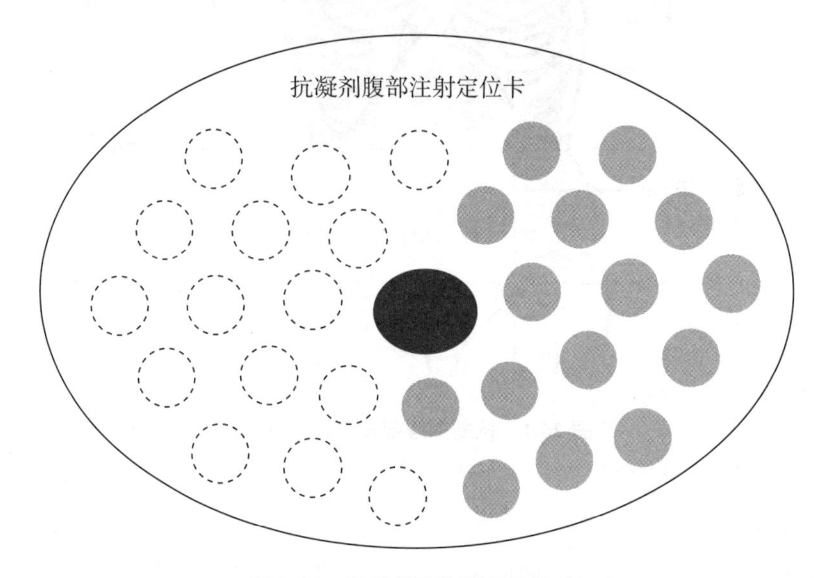

图 26-2　抗凝剂腹部注射定位卡

（2）妊娠期使用低分子量肝素的用药观察及护理

1）妊娠期低分子量肝素使用禁忌证

a．对该药物过敏者（过敏反应症状与普通肝素钠相同）禁用。

b．急性细菌性心内膜炎患者禁用。

c．血小板减少症，在用该药物时体外凝集反应阳性者禁用。

d．妊娠前 3 个月至产前应慎用。

2）妊娠时期使用低分子量肝素的不良反应及处理措施（表 26-3）

表 26-3　妊娠时期使用低分子量肝素的不良反应及处理措施

不良反应	相关处理措施
出血	①观察注射部位局部有无皮肤黏膜出血点及瘀斑，注射剂量遵医嘱，注射后观察注射部位有无硬结、瘀斑、坏死及疼痛等情况 ②注意观察患者有无药物过敏反应、全身各系统有无出血倾向及生命体征的变化。对于皮下注射低分子量肝素钙的患者，护士必须做到每班床头交接，观察患者腹部注射部位及全身情况。发现异常随时报告医生并配合处理，及时准确地做好护理记录

续表

不良反应	相关处理措施
诱导性血小板减少	定期监测血小板指标，若指标偏低，则遵医嘱停用肝素，停用肝素后必须加用非肝素类药物替代抗凝治疗，并继续观察患者黏膜、粪便等出血情况
皮肤过敏反应	通常皮下注射药物 2 ~ 10 天甚至 3 周后，在注射部位出现浸润性斑片样皮疹，边界清晰，无坏死，组织学表现为淋巴细胞浸润，予保持床单位清洁，消毒皮肤破溃处，若出现紫癜或浸润性或疼痛性红斑，伴有或不伴有全身体征，应终止治疗

4．小结

（1）妊娠合并 VTE 患者，抗凝疗程长，导致注射部位选择较少且皮下易出现淤血、瘀斑等问题。通过循证，查找指南、专家共识等相关文献资料，最大程度减轻患者痛苦，保证孕妇和胎儿安全。妊娠早期建立科学精准的表盘式轮换注射部位方案；中晚期通过 B 超测定腹部 8 个区域皮下组织厚薄程度，再确定注射部位。

（2）预防注射部位皮下出血也是重点考虑的问题。注射部位皮下出血不仅影响后续注射部位的选择，还会给患者增加额外的心理负担，是患者用药依从性降低的重要原因 [4]。有规律地轮换注射部位，1 个疗程内不在同一部位重复注射，这样注射后局部药液浓度较低，从而使出血率降低，因此表盘式轮换注射法能够有效地降低皮下瘀斑、硬结的发生。

（3）注射过程中使用推注时间为 10 s，然后停留 10 s 的方法可明显减小注射部位皮下出血发生率和出血面积。

三、三级预防

1．一级预防（卧床期间预防 VTE）

在先兆流产保胎卧床期间，应动态评估 VTE 高危因素，临床需要对其进行个性化风险 - 收益评估。预防性穿着压力梯度弹力袜，最佳穿戴时间为晨起时，将双下肢抬高 30 s 后平放，再穿戴弹力袜。孕妇可使用一级压力弹力袜（20 ~ 30 mmHg）。定期抽血检查专项指标，如凝血酶原时间、活化部分凝血活酶时间。同时加强宣教，尤其是饮食、活动的宣传，预防血栓的发生，如进食清淡、易消化、低脂、低胆固醇及富含维生素的食物，坚持按摩腿部 2 ~ 3 次 / 天，10 ~ 15 分 / 次。

2．二级预防（VTE 确诊后的处理）

下肢血栓形成阻塞静脉血流，患肢胀痛、肿胀、肤色较深，浅表静脉曲张，完善血液检查、超声后确诊。根据孕妇是否需要保胎采取不同的治疗方法，预防严重并发症的发生。若选择抗凝治疗，在治疗期间，严密观察抗凝效果，每日评估下肢血运、感觉，评估患者有无其他部位栓塞的症状和体征，如神志、肢体感觉运动、腹痛等，尤其是有无呼吸困难、胸闷、胸痛等肺栓塞的表现，早发现、早干预、早治疗。

3．三级预防（出院后）

做好延续性护理，指导患者的活动、饮食、健康生活方式。如双下肢肌肉作轻捏式按摩，督导患者做主动或被动运动，如足背屈、膝踝关节的伸屈、抬腿等活动[3]，鼓励勿憋尿，及时排空膀胱。坚持抗凝治疗直至产后6周非常重要。定期复诊复查，密切关注各项指标，调整用药，观察药物的疗效，继续保持生活作息及饮食、活动，定期监测其复发指标，如D-二聚体、B超等[4]，预防DVT再次发生。

【知识问答】

1．抗凝剂皮下注射进针角度为

A．15°　　B．30°

C．45°　　D．90°

答案：D

解析：注射时左手拇指、示指相距5～6 cm，提捏皮肤成一皱褶，右手持注射器以执笔姿势，于皱褶最高点垂直穿刺进针（垂直皱褶注射法）。

2．抗凝剂2次注射间隔的距离为不小于

A．1 cm　　B．2 cm

C．3 cm　　D．4 cm

答案：B

解析：避免在同一部位重复注射，2次注射点间距2 cm以上。有条件时使用腹部注射定位卡。

【参考文献】

[1] 中国静脉介入联盟，中国医师协会介入医师分会外周血管介入专业委员会，李燕，等．抗凝剂皮下注射护理规范专家共识［J］．介入放射学杂志，2019，28（8）：709-716.

[2] 李燕，许秀芳，吴小艳，等．低分子肝素两种皮下注射方法不良反应的对照研究［J］．介入放射学杂志，2018，27：83-86.

[3] 李麟荪．介入护理学．北京：人民卫生出版社，2015.

[4] 李燕燕．低分子肝素对静脉血栓高风险孕妇妊娠结局的影响［J］．中国妇幼保健，2020，35（14）：2573-2575.

（陈　芳　龙校庆　庞　宇　孟　珍）

妊娠合并抗磷脂综合征患者产后出血的个案护理

抗磷脂综合征（antiphospholipid syndrome，APS）是一种系统性自身免疫疾病，是以血栓形成和（或）病理妊娠为主要组临床特征，以及实验室检查为持续性抗磷脂抗体（antiphospholipid antibody，APA）阳性的一组症候群[1]。妊娠合并 APS 易发生早期反复自然流产，孕晚期胎死宫内，胎儿生长受限，血小板减少，出现先兆子痫或子痫以及胎盘功能障碍等不良妊娠结局，严重危及母儿健康。临床上应充分重视妊娠合并 APS 的诊断和治疗，抗凝治疗是目前唯一被证实有效地针对妊娠合并 APS 的疗法。常用的抗凝药物包括阿司匹林、华法林、肝素等。

产后出血（postpartum hemorrhage，PPH）指胎儿娩出后 24 h 内，阴道分娩者出血量≥ 500 ml，剖宫产者≥ 1000 ml，是分娩的严重并发症，是我国孕产妇死亡的首要原因，在我国目前占分娩总数的 2% ～ 3%[2]。

一、病历资料

1．病例简介

患者王 ×，34 岁，因“孕 37 周，3+ 小时前出现少量阴道流液”入院。患者平素月经规律，预产期为 × 年 12 月 30 日。孕前检查发现抗磷脂综合征，风湿免疫科予阿司匹林 75 mg、琥乙红霉素（赛能）0.2 g、泼尼松 5 mg qd 口服，低分子量肝素钙 5000 IU qd 皮下注射使用至今。孕 12 周建立围生期保健手册，定期产检，余检查无明显异常。3+ 小时前出现少量阴道流水，清亮，伴不规律下腹痛，少量阴道流血，自觉胎动正常，于我院就诊，急诊以“临产、胎膜早破”收住院。

入院诊断：

（1）抗磷脂综合征

（2）G1P0，孕 37 周，LOA 临产

（3）胎膜早破

（4）脐带绕颈 1 周（?）

2．病程介绍（表 27-1）

表 27-1　病程经过

住院节点	病情及诊治过程
入院	2：00 因胎膜早破、临产入院。第一次检查抗心磷脂抗体 IgG（ACA-IgG）293.04 RU/ml（参考值≤ 20 RU/ml），第二次抗心磷脂抗体（ACA-IgG）274.04 RU/ml；孕妇自诉于入院前停用低分子量肝素。入院后予持续胎心监护，严密观察胎心、宫缩、产程进展情况，因宫缩乏力静滴 0.5% 催产素加强宫缩 20：52 顺娩单活婴，体重 2750 g。新生儿 Apgar 评分，1 min 评 9 分，5 min 评 10 分。胎儿娩出后即予 0.9% 氯化钠 500 ml+ 缩宫素 10 U 静脉滴注、卡前列素氨丁三醇（欣母沛）250 μg 肌内注射、卡贝缩宫素 100 μg 静脉注射，以预防产后出血 21：00 胎盘娩出后阴道流血约 550 ml，子宫下段收缩欠佳，检查胎盘、胎膜完整。立即按摩子宫、麦角新碱 0.2 mg 肌内注射，同时建立第三条静脉通路，急查血常规、备血、配血，补液，输红细胞悬液 4 U、新鲜血浆 400 ml，抗感染等治疗。P 110 次 / 分，R 20 次 / 分，BP 115/73 mmHg，总产程 22 h10 min 23：00 产后 2 h 阴道流血共计约 1300 ml，患者生命体征平稳，留置导尿，安返病房严密观察
住院第 2 天	拔除尿管，24 h 阴道流血 1388 ml，复查血常规，血红蛋白（Hb）99 g/L（参考范围 115 ~ 150 g/L），产后继续口服泼尼松 5 mg qd，低分子量肝素抗凝治疗至产后 6 周以预防血栓形成
住院第 3 天出院	产后 3 天患者生命体征平稳，双侧乳房泌乳通畅、量中，腹软，会阴伤口无红肿，子宫收缩好，宫底脐下 3 横指，恶露量少，无异味，血红蛋白 92 g/L。双下肢血管彩超：双下肢深静脉未见明显栓塞。予出院，产后 6 周嘱风湿免疫科门诊随诊

出院诊断：

（1）产后出血

（2）宫缩乏力

（3）抗磷脂综合征

（4）胎膜早破

（5）脐带绕颈 1 周

（6）G1P1，孕 37 周，LOA 顺娩单活婴

二、分析与讨论

1．疾病严重程度

该产妇发生产后出血，是因子宫收缩乏力，属于分娩期严重并发症，是我国孕产妇死亡的首要原因[2]。产妇一旦发生产后出血，休克较重、持续时间较长者，即使获救，仍有可能发生严重的继发性垂体前叶功能减退后遗症，故应特别重视做好预防及积极救治工作。早预警、早诊断、早治疗是产后出血救治的关键，当产后出血不可避免时，应及时决策，立即抢救。

2．护理评估的专业性与个性化结合（表 27-2）

表 27-2 护理评估

时间节点	评估维度	具体评估	护理措施
产前 护理评估	健康史	1．孕期异常情况：孕前检查发现抗磷脂综合征，风湿免疫科予阿司匹林 75 mg、赛能 0.2 g、泼尼松 5 mg qd 口服，低分子量肝素钙 5000 IU qd 皮下注射，使用至今 2．遵医行为：定期产检	1．监测用药后反应，关注凝血功能 2．孕期使用抗凝药物，分娩时预防产后出血
	身心状况	1．心理状态：紧张、恐惧，担心自身与胎儿生命安危 2．家庭社会：家庭和睦 3．疾病认知：相关知识缺乏，对疾病的严重程度认知不足	1．动态评估心理状态，及时疏导不良情绪 2．讲解分娩相关知识，增强患者分娩信心 3．提供个性化的服务，家属陪伴，缓解紧张焦虑情绪
	实验室 检查	异常实验室检查： 1．蛋白 S 活性（FS）：37%（参考值：55% ~ 123%） 2．C 反应蛋白（CRP）：31.50 mg/L（参考值：> 10 mg/L） 3．凝血四项 +D- 二聚体：活化部分凝血激酶时间（aPTT）45 s（参考值：28 ~ 43s），纤维蛋白原（FIB）6.10 g/L（参考值：2.0 ~ 4.0 g/L），凝血酶凝固时间（TT）21.90 s（参考值：14 ~ 21 s），D- 二聚体（D-D）1.03 mg/L（参考值：0 ~ 0.50 mg/L） 4．血常规：中性粒细胞比例 77.1%（参考值：40% ~ 75%），血小板计数 88×10^9/L [参考值：(125 ~ 350) $\times 10^9$/L]	1．关注实验室指标，连续评估凝血功能状态 2．孕妇血小板计数减少，警惕产后出血，建立有效静脉通路
	影像学 检查	1．产科彩超：单活胎，晚孕期，头位，羊水量正常范围，BPD 91 mm，FL 67 mm，AFI 95 mm，脐带绕颈 1 周 2．双下肢血管彩超：双下肢深静脉未见明显栓塞	1．关注胎儿大小，持续胎心监护，密切观察胎心音变化 2．连续动态评估双下肢深静脉血栓症状 3．早期识别肺栓塞症状
	专科评估	规律宫缩；宫颈质软、居中、消退 100%，宫口开大 1 cm，胎先露棘上 -3 cm；未触及羊膜囊，见羊水留出、色清。宫颈 Bishop 评分 9 分	产程中持续胎心监护，密切观察胎心、宫缩、宫口、羊水及产程进展情况
	用药评估	风湿免疫科予阿司匹林 75 mg、赛能 0.2 g、泼尼松 5 mg qd 口服；停用低分子量肝素钙不足 24 h	观察用药反应，孕期使用抗凝剂，警惕产后出血可能

续表

时间节点	评估维度	具体评估	护理措施
产前护理评估	血栓风险评估	1．查体：双侧腘动脉、足背动脉搏动正常，皮肤颜色红润，皮肤温暖，双下肢无肿胀，无疼痛，Homan's 征阴性，无下肢麻木、踩棉花感；测量双侧大腿、小腿周径均等；无胸闷、胸痛、呼吸困难等不适 2．Autar 评分：5 分，极低风险	1．指导孕妇床上踝泵运动，同时观察皮肤温度，有无肿胀、疼痛，动脉搏动情况，早期识别双下肢深静脉血栓的发生 2．指导多饮水，2000 ml/d，予饮食指导，保持排便通畅 3．指导自由体位待产，适当下床活动 4．密切观察产妇主诉及临床症状，及时发现肺栓塞症状
	产后出血风险评估	产前长时间使用阿司匹林和低分子量肝素钙抗凝药物治疗；血小板计数 88×10^9/L，在分娩过程中有出血的风险	1．建立有效静脉通路 2．备好抢救药品、物品、设备 3．关注检验阳性指标
	专科处置后评估	1．使用 0.5% 催产素加强宫缩，产程进展顺利，未发生催产素静脉滴注不良反应 2．胎心音正常，产程进展顺利 3．指导床上踝泵运动，指导饮食，每日饮水 2000 ml 以上，及时排空膀胱等。无胸闷、胸痛、呼吸困难等肺栓塞症状	1．规范使用催产素，专人管理，根据宫缩调速，发现强直宫缩立即停止使用催产素，同时报告医生，遵医嘱使用宫缩抑制剂（硫酸镁） 2．自由体位待产，适当下床活动 3．予高热量、清淡、易消化饮食 4．重视孕妇主诉，早期识别肺栓塞症状
产时护理评估	专科评估	宫缩规律，胎心音正常，产程进展正常，顺利娩出单活婴	1．密切监测胎心音、产程进展 2．早期识别产后出血危险因素 3．及时发现异常并予以处理
	体位评估	自由体位，如适当下床活动、坐分娩球等	自由体位待产，取舒适分娩体位
	心理评估	配合使用腹压，轻微焦虑	讲解分娩相关知识，发挥同理心，取得有效沟通
	疼痛评估	非药物镇痛与硬膜外分娩镇痛相结合，硬膜外分娩镇痛术后 VAS 疼痛评分由 8 分降至 2 分，疼痛可耐受	1．运用非药物分娩镇痛技术，如催眠、坐分娩球、低频脉冲电刺激等 2．行硬膜外分娩镇痛术，动态评估疼痛评分
	生命体征	T 37.0 ℃，HR 82 次 / 分，R 20 次 / 分，BP 120/70 mmHg	1．严密监测患者的生命体征 2．持续心电监护、面罩给氧、保暖
产后护理评估	专科评估	子宫下段收缩差，准确评估失血量，阴道流血 1300 ml	1．立即持续按摩子宫，建立 3 条静脉通道，予补液、宫缩剂（缩宫素、麦角新碱、卡贝缩宫素、欣母沛），检查软产道（必要时缝合），检查胎盘、胎膜完整性，关注血液是否呈凝固状态 2．立即成立急救团队，启动产后出血二级急救处理 3．快速准确评估出血量 4．查找出血原因，做好宫腔填塞及剖腹探查准备，请麻醉科、ICU、手术室、介入科、输血科、风湿免疫科会诊

续表

时间节点	评估维度	具体评估	护理措施
产后护理评估	用药评估	使用缩宫素、欣母沛、麦角新碱等促宫缩剂，无药物不良反应	1．观察药物副作用 2．注意药物使用禁忌 3．围分娩期适时停止抗凝剂的使用，以防产后出血
	输血评估	输注同型红细胞悬液 4 U、新鲜血浆 400 ml，无输血反应	1．做好容量复苏，准确记录患者出入量 2．严密观察有无输血反应
	实验室检查	血常规：白细胞计数 10.66×10^9/L，中性粒细胞比例 90.7%，血红蛋白 108 g/L，血小板计数 88×10^9/L；凝血 +DIC 四项：纤维蛋白原 6.10 g/L，D- 二聚体 1.03 mg/L	1．抽血化验（血常规、凝血功能、DIC 组合、生化全套） 2．及时追踪化验结果，关注阳性指标 3．纠正失血性休克，抗感染治疗：无菌操作，手卫生，保持会阴清洁干燥，及时更换会阴垫
	心理状况	情绪稳定，掌握产后护理相关知识，家属配合	1．动态评估心理状态，及时疏导不良情绪，加强沟通，语气温柔、亲切，倾听患者的主诉，发挥同理心 2．讲解疾病相关知识，分享成功案例，增加其信心 3．提供个性化的服务，讲解母乳喂养知识
	血栓风险评估	1．查体：双侧腘动脉、足背动脉搏动正常，皮肤颜色红润，皮肤温暖，双下肢无肿胀，无疼痛，Homan's 征阴性，无下肢麻木、踩棉花感；测量双侧大腿、小腿周径均等；无胸闷、胸痛、呼吸困难等不适 2．Autar 评分：5 分，极低风险 3．产后继续抗凝药物治疗至产后 6 周	1．产后鼓励产妇尽早下床活动 2．指导产妇床上踝泵运动，同时观察皮肤温度，有无肿胀、疼痛，动脉搏动情况，早期识别 DVT 的发生 3．指导多饮水，2000 ml/d，予饮食指导，保持排便通畅 4．密切观察产妇主诉及临床症状，及时发现肺栓塞症状 5．B 超检查双下肢静脉血栓情况 6．观察药物副作用 7．风湿免疫科随诊 8．延续性护理服务（上门访视、电话回访、云随访等）

白细胞计数参考值：（3.5 ~ 9.5）$\times10^9$/L；中性粒细胞比例参考值：40% ~ 75%；血红蛋白参考值：115 ~ 150 g/L；血小板计数参考值：（125 ~ 350）$\times10^9$/L；纤维蛋白原参考值：2.0 ~ 4.0 g/L；D- 二聚体参考值：0 ~ 0.5 mg/L

3．产后出血用药及护理（表 27-3）

（1）启动产后出血急救流程，做好环境及各项急救准备。

（2）针对病因迅速止血，补充血容量，纠正失血性休克，抗感染治疗。

（3）按医嘱使用宫缩剂并注意宫缩剂等药物的副作用，规范专科药物的管理[3]。

表 27-3 药物及具体使用

药物	使用要求	具体措施
缩宫素注射液	掌握使用缩宫素适应证及禁忌证，及时发现使用缩宫素的并发症，如强直宫缩、胎心异常、急产、先兆子宫破裂、子宫破裂等临床表现 备好宫缩抑制剂（硫酸镁）	1．专人监测血压、宫缩、产程进展及胎心音变化，持续胎心监测 2．如出现强直宫缩，立即停止滴注缩宫素，必要时使用宫缩抑制剂 3．缩宫素有抗利尿作用，水的重吸收增加，可出现少尿，需警惕水中毒的发生
欣母沛注射液	适用于常规处理方法无效的子宫收缩弛缓引起的产后出血现象，哮喘、低血压、高血压、心血管疾病或癫痫患者慎用	起始剂量 250 μg 宫颈注射或深部肌内注射，观察胃肠道反应。间隔 1.5 ~ 3.5 h 可重复给药
麦角新碱注射液	直接作用于子宫平滑肌，作用强而持久，胎盘娩出后使用，冠心病、严重高血压、肝肾功能损害者慎用	胎盘娩出后肌内或静脉注射 0.2 mg，注意用药效果
卡贝缩宫素注射液	适用于预防子宫收缩乏力和产后出血 禁用于妊娠期和胎儿娩出前	单剂量 100 μg 胎儿娩出后 1 min 内缓慢一次性给药，注意用药效果

（4）动态评估用药效果，根据子宫收缩及阴道出血情况及时调整用药。

4．关键技术简介

（1）识别产后出血高危因素（表 27-4）

表 27-4 产后出血高危因素

原因或病因	高危因素
子宫收缩乏力	
全身因素	产妇体质虚弱、合并慢性全身性疾病或精神紧张等
药物	过多使用麻醉剂、镇静剂或宫缩抑制剂等
产程因素	急产、产程延长或滞产、试产失败等
产科并发症	先兆子痫等
羊膜腔内感染	胎膜破裂时间长、发热等
子宫过度膨胀	羊水过多、多胎妊娠、巨大儿等
子宫肌壁损伤	多产、剖宫产史、子宫肌瘤剔除术后等
子宫发育异常	双子宫、双角子宫、残角子宫等
产道因素	
子宫颈、阴道或会阴裂伤	急产、手术产、软产道弹性差、水肿或瘢痕形成等
剖宫产子宫切口延伸或裂伤	子宫手术史

续表

原因或病因	高危因素
子宫破裂	胎位不正、胎头位置过低等
子宫体外翻	多产、子宫底部胎盘、第三产程处理不当
胎盘因素	
胎盘异常	多次人工流产或分娩史、子宫手术史、前置胎盘
胎盘、胎膜残留	胎盘早剥、胎盘植入、多产、既往有胎盘粘连史
凝血功能障碍	
血液系统疾病	遗传性凝血功能疾病、血小板减少症
肝病	重症肝炎、妊娠期急性脂肪肝
产科 DIC	羊水栓塞、Ⅱ～Ⅲ度胎盘早剥、死胎滞留时间长、重度先兆子痫及休克晚期

（2）产后出血风险评估（表 27-5）

表 27-5 产后出血风险评估表

一级指标	二级指标	三级指标	分值
产前评分	年龄（岁）	16～34；≥ 35	□0；□1
	产次	0；1	□0；□1
	分娩孕周（周）	＜ 42；≥ 42	□0；□1
	宫底高度（cm）	＜ 32；≥ 32；≥ 35；≥ 40	□0；□1；□2；□3
	预测胎儿体重（g）	≤ 4000；≥ 4000	□0；□2
	多胎妊娠	无；有	□0；□2
	羊水过多	无；有	□0；□2
	晚期产前出血	无；有	□0；□3
	胎膜早破	无；有	□0；□2
	人工流产 / 刮宫史	0；1；2；3	□0；□1；□2；□3
	子宫发育异常	无；有	□0；□2
	子宫瘢痕或子宫肌瘤剔除术	无；有	□0；□2
	妊娠高血压疾病	无；轻；中；重	□0；□1；□2；□3
	子宫肌瘤	无；有	□0；□2
	胎盘早剥	无；轻度；重度	□0；□1；□3
	前置胎盘	无；边缘性；完全性	□0；□1；□3

续表

一级指标	二级指标	三级指标	分值
	血小板计数（$\times 10^9$/L）	≥ 80；50 ~ 79；20 ~ 49；< 20	□0；□1；□2；□3
	贫血	无；轻；中；重	□0；□1；□2；□3
	使用镇静剂或宫缩抑制剂	无；有	□0；□2
产时评分	分娩方式	顺产；阴道助产；剖宫产	□0；□1；□2
	第一产程异常	正常；潜伏期/活跃期延长；活跃期停滞	□0；□1；□2
	第二产程延长	无；有	□0；□1
	第三产程时长（min）	< 10；10 ~ 14；≥ 15；≥ 20	□0；□1；□2；□3
	急产	无；有	□0；□2
	巨大儿	无；有	□0；□1
	胎盘粘连/植入	无；有	□0；□1
	人工剥离胎盘	无；有	□0；□1
	宫颈裂伤	无；有	□0；□2
	阴道裂伤	无；有	□0；□1
	会阴裂伤	无；Ⅰ度；Ⅱ度；Ⅲ、Ⅳ度	□0；□1；□2；□3
	血肿（cm）	无；有，且< 2；2 ~ 5；> 5	□0；□1；□2；□3
	产时发热	无；有	□0；□2
	产时使用缩宫素时间（h）	无；5；10；≥ 15	□0；□1；□2；□3
	子宫收缩乏力	无；有	□0；□2
	产妇精神状态	好；差	□0；□2
	总分		

≥ 5 分或单项 3 分时，产后出血机会增加；6 ~ 10 分提示产后出血的概率为低风险；11 ~ 15 分提示产后出血的概率为中风险；≥ 16 分提示产后出血的概率为高风险

（3）椎管内分娩镇痛术的配合及观察护理

1）分娩镇痛前评估——相关知识宣教（图 27-1）：确定是否临产、孕产妇及家属自愿要求；经产科医师评估，可经阴道分娩者或阴道试产者，即可行椎管内分娩镇痛术。

2）配合产科医生、麻醉师做好分娩镇痛评估。

a．评估孕产妇的现病史、既往史、麻醉手术史、药物过敏史、妊娠合并症或并发症、特殊药物应用史等。

b．了解实验室结果、有无分娩镇痛禁忌证。

3）分娩镇痛后护理

a．监测生命体征和胎心音：持续心电监测 1 h，持续胎心监测。

b．动态进行疼痛评分，评估镇痛效果，及时汇报麻醉医师处理，理想状况下将分娩期疼痛控制在视觉模拟评分≤ 3 分。

c．分娩镇痛中爆发痛的处理：评估孕产妇疼痛的性质和部位，报告麻醉医师。

d．做好体位、液体、饮食、排便、心理护理。

e．及时发现并发症并遵医嘱处理。

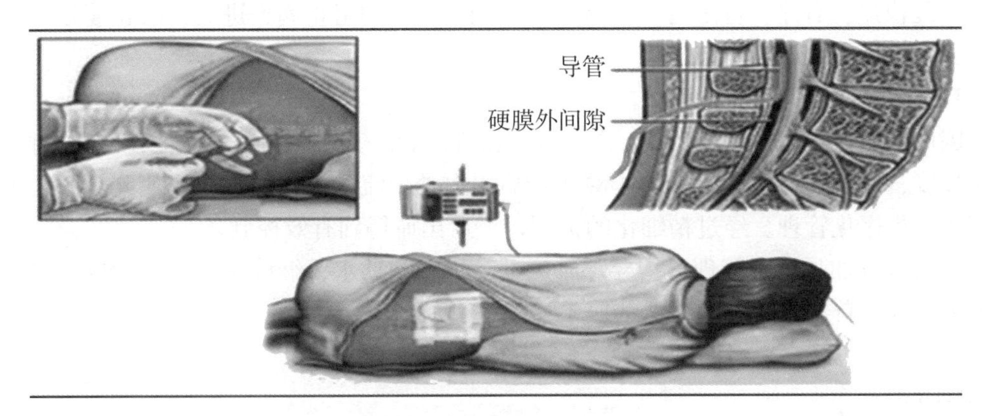

图 27-1　椎管内分娩镇痛术操作示意图

5．小结

针对该病例的特殊性，建立产后出血分级预警流程，按不同预警情况进行处理。

构建产后出血多学科救治团队，与输血科、麻醉科、手术室多学科沟通，对患者情况进行预警，保持多学科紧密联系，提高风险发生时多学科合作的快速反应和有效性。

（1）准备好产后出血应急备用药物、设备器械、物品、治疗用物等。

（2）准确评估出血量；合理安排输液种类、速度，安全输血，做好严重产科出血的输血与输液管理。

（3）做好预防工作，加强产前保健，积极治疗妊娠并发症和合并症，孕期使用抗凝药物者应掌握停药时机，分娩时注意预防性使用加强子宫收缩药物；提供个性化护理，促进产后快速康复。

三、三级预防

1．一级预防（产前预防）

加强孕期管理，做好孕前及孕期的保健工作，对妊娠期间的 APS 患者应采取多学科管理模式，即需要妇产科、风湿免疫科和血液科等多学科共同参与管理，严密观察母体病情变化及胎儿的发育情况，加强母胎监护。妊娠期应严密监测 APA 滴度变化以及患者凝血状态，包括血小板聚集率等，以便及时调整药物剂量。做踝泵运动，经常做下肢的屈伸动作，可调节小腿肌肉泵的作用，增加静脉血的流速，促进下肢静脉血的回流。

2．二级预防（产时预防）

分娩期注意调整抗凝剂的剂量，使血栓或出血的风险降到最低。临产后密切观察产程进展，防止产程延长，正确处理第二产程，积极处理第三产程。早期识别产后出血高危因素，本个案中孕妇孕期一直使用抗凝药物，且停药时间少于 24 h，血小板计数

88×10^9/L，易发生产后出血，当胎儿娩出后应加强宫缩剂的使用。当产后出血不可避免时，应及时决策，做到早发现、早诊断、早治疗，及时监测生命体征、保暖、吸氧、抽取血标本，建立有效的静脉通道，规范使用各种宫缩剂，规范输血，预防感染等，整个急救过程快速、有序、行之有效。这是发病期所进行的阻止病程进展、防止蔓延或减缓发展的主要措施。

3．三级预防（产后预防）

因产后出血多发生在产后 2 h 内，故胎盘娩出后，密切监测生命体征、阴道出血量、子宫高度、膀胱充盈情况；助产士对于产后出血处理流程非常熟悉，快速配合医生进行规范化、程序化管理。经过精细化的护理，产后出血得到有效控制。

产后继续加强体位管理，指导踝泵运动、进食和饮水，继续预防血栓形成风险。指导下床活动，首次下床活动时评估血象，防跌倒。

【知识问答】

1．若妊娠合并抗磷脂综合征，其产前停用低分子量肝素钙的时机是

A．在进行手术麻醉之前，停药 12 ～ 24 h

B．预防剂量，需要停药 12 h

C．计划引产的 24 h 之前，停用低分子量肝素钙

D．妊娠满 38 周以后，需要停用预防剂量的低分子量肝素钙

答案：ABCD

解析：由于低分子量肝素钙的作用持续时间长，在进行手术麻醉之前，至少要停药 12 ～ 24 h，如果使用的是预防剂量，需要停药 12 h，如果使用的是治疗剂量，原则上需要停药 24 h。在计划引产的 24 h 之前，停用低分子量肝素钙。在妊娠满 38 周以后，需要停用预防剂量的低分子量肝素钙，等待孕妇自己发动分娩[4-5]。

2．估测失血量的方法有

A．称重法　　B．容积法和（或）面积法

C．休克指数法　　D．血红蛋白测定

答案：ABCD

解析：（1）称重法：失血量（ml）=［胎儿娩出后接血敷料湿重（g）– 接血前敷料干重（g）］/1.05（血液比重，g/ml）。

（2）容积法：用产后接血容器收集血液后，放入量杯测量失血量。

（3）面积法：可按纱布血湿面积估计失血量。

（4）休克指数（shock index，SI）法：休克指数 = 脉率 / 收缩压（mmHg）。当 SI=0.5 时，血容量正常；SI=1.0，失血量为 10% ～ 30%（500 ～ 1500 ml）；SI=1.5，失血量为 30% ～ 50%（1500 ～ 2500 ml）；SI=2.0，失血量为 50% ～ 70%（2500 ～ 3500 ml）。

（5）血红蛋白测定：血红蛋白每下降 10 g/L，失血量为 400 ～ 500 ml。但是在产后出血早期，由于血液浓缩，血红蛋白常无法准确反映实际出血量。

【参考文献】

[1] 中华医学会围产医学分会．产科抗磷脂综合征诊断与处理专家共识［J］．中华围产医学症杂志，2020，23（8）：517-522.

[2] 谢幸，孔毕华，段涛．妇产科学［M］．9版．北京：人民卫生出版社，2018：204-209.

[3] 叶萍，彭瑾，周益蕾．第三产程应用麦角新碱减少产后出血的临床效果［J］．江苏医药，2020，5：499-501.

[4] 段涛．重视妊娠期抗凝药物的合理应用［J］．中国实用妇科与产科杂志，2017，33（7）：665-666.

[5] 蒋逸群．妊娠期抗凝治疗及产后出血治疗的研究进展［J］．世界临床药物，2017，38（5）：353-357.

（周卫阳　蔡巧青）

慢性高血压合并重度先兆子痫死胎患者的急救处理及个案护理

全身小动脉痉挛是妊娠合并高血压疾病的基本病变。因脑血管痉挛致通透性增加，血管壁受损，血压骤升时脑血管内压力增加，极易导致破裂出血，甚至发生脑疝；胎盘血管痉挛导致灌流量下降，出现梗死，出血可致胎盘早剥，严重时母胎死亡[1]。根据文献报道，全球孕晚期胎死宫内发生率约为184例/万人，即每年约260万例。死胎发生率的高低已经成为判断产科质量的重要指标[2]。我国目前死胎发生率为4.19%。而我国妊娠期高血压妇女总体死胎率为2.19%，明显高于正常血压妇女的0.84%[3]。

一、病历资料

1．病例简介

患者王××，36岁，因“孕31^{+5}周，发现胎死宫内1天”入院。患者平素月经规律，末次月经11月20日，预产期次年8月27日。既往高血压2年，药物控制血压，波动在（140～180）/（90～120）mmHg，孕前自行停止服用降压药物。孕24周开始外院建卡产检，未定期产检，第一次产检时测血压189/128 mmHg，产检医院建议到上级医院就诊，未遵医嘱。孕期未行唐氏筛查，未行75 g口服葡萄糖耐量试验（oral glucose tolerance test，OGTT）筛查，同年5月23日查B超提示胎儿生长受限，6月26日外院查B超提示：胎死宫内。遂于6月27日来我院就诊。

入院诊断：

（1）G6P3，孕31^{+5}周，LOA，死胎

（2）慢性高血压合并重度先兆子痫

2．病程介绍（表28-1）

表28-1　病程经过

住院节点	病情及诊治过程
入院	16：04入院血压219/139 mmHg，诉头痛、乏力，无头晕及视物模糊，诊断慢性高血压合并重度先兆子痫。立即予持续低流量吸氧，留置尿管记录24 h尿量，硝酸甘油静脉泵入降压，硫酸镁静脉滴注解痉，苯巴比妥肌内注射镇静 17：10血压控制不理想，停用硝酸甘油，改硝普钠静脉泵入降压，血压波动在150/110 mmHg左右 患者情绪低落，悲伤，表情淡漠；不了解病情，无法接受死胎现实

续表

住院节点	病情及诊治过程
住院 第2天	继续硫酸镁解痉、硝普钠降压治疗 17：00 行宫腔内注射依沙吖啶引产术 20：00 行宫颈球囊扩张术
住院 第3天	1：30 宫颈球囊自行脱出，停用硫酸镁组液，送入产房 1：35 分娩，产时出血 120 ml 3：40 返回病房，继续硝普钠静脉泵入降压、硫酸镁解痉治疗 15：30 停硝普钠，拔尿管，协助下床活动
住院第4天出院	出院时血压为 151/104 mmHg，指导继续口服降压药，嘱心内科门诊随诊 情绪趋于稳定

出院诊断：

（1）G6P3，孕 31^{+5} 周，引产单死胎

（2）慢性高血压合并重度先兆子痫

二、分析与讨论

1．疾病严重程度

此患者血压异常增高，属于妊娠期高血压疾病中的慢性高血压合并重度先兆子痫，血压控制较困难。脑血管阻力和脑灌注压力增高，造成患者头痛，如脑灌注压力继续增高，可造成脑血管破裂出血。同时胎盘灌注下降及胎死宫内也可造成胎盘早剥。脑出血及胎盘早剥严重威胁患者的生命安全。此患者属于急危重症孕妇，需立即抢救。

2．身心护理

（1）护理评估：护理评估的专业性与个性化相结合（表 28-2）。应用护理程序，阶段评估和实施护理。

表 28-2 护理评估

时间节点	评估维度	具体评估
产前 护理评估	健康史	1．孕期异常情况：既往高血压 2 年，服药治疗，妊娠后自行停药 2．遵医行为：未定期产检，遵医行为差
	身心状况	1．心理状态：表情淡漠，拒绝交流，悲伤 2．家庭社会：家庭和睦，文化层次偏低 3．疾病认知：相关知识缺乏，认识不到疾病严重程度
	实验室检查	尿常规：尿蛋白 1+，酮体 1+；24 h 尿蛋白定量 1.64 g/24 h；肝功能六项：天冬氨酸转移酶（AST）46 U/L，白蛋白 32.7 g/L ↓；凝血 +DIC 四项（急）：纤维蛋白原 4.39 g/L ↑，D- 二聚体 1.24 mg/L ↑

续表

时间节点	评估维度	具体评估
产前护理评估	专科评估	1．胎心胎动宫缩：无胎心、胎动，无宫缩，宫口未开，胎膜未破 2．皮肤黏膜完整，双下肢Ⅰ度水肿
	用药评估	使用解痉降压药的效果：持续使用硫酸镁及硝酸甘油，血压控制不佳，改用硝普钠，血压趋于平稳。使用硫酸镁期间膝反射存在，呼吸、脉搏正常，尿量正常
	专科处置后评估	宫腔内注射依沙吖啶＋宫颈球囊扩张术，过程配合，实施顺利 夜间出现宫缩并进行性增强
产时评估	专科评估	宫缩情况、产程进展情况顺利，顺利排胎
	心理评估	不了解排胎过程，情绪不稳定，焦虑
产后评估	生命体征	T 36.3 ℃，HR 99 次 / 分，R 20 次 / 分，BP 145/98 mmHg
	专科评估	子宫收缩好，宫底 U-2Fb，阴道流血少于月经量
	用药评估	使用硫酸镁无不良反应，血压控制在目标值
	实验室检查	肝功能六项：天冬氨酸转移酶（AST）46 U/L，白蛋白 31.3 g/L ↓；凝血＋DIC 四项［急］：纤维蛋白原 4.96 g/L ↑，D- 二聚体 1.23 mg/L ↑
	心理状况	情绪趋于稳定，已接受现实情况，家属配合

血白蛋白参考值：35 ～ 50 g/L；纤维蛋白原参考值：2 ～ 4 g/L；D- 二聚体参考值：0 ～ 0.5 mg/L

（2）根据评估结果，准确执行医嘱，施以身心护理。

1）提供安静的房间，让其充分休息；关心、安慰患者及家属，主动与之沟通，了解并尽可能满足其想法和需求。

2）执行治疗及操作时认真严谨，使患者及家属信任医护人员。操作时做到手法轻柔、技术娴熟，给患者以安全感，消除心理障碍。

3）助产士接产时沉着冷静，动作轻柔，检查认真，让患者感到被尊重。

4）鼓励患者夫妇向宝宝告别：组织简单庄重的告别仪式，安抚患者及家属。

5）完成以上措施后，给予患者及家属独处、释放悲伤情绪的时间。

3．用药及护理

（1）持续心电监护，密切监测血压变化，预防子痫的发生。

（2）按医嘱予以解痉、镇静、降压等治疗，并注意硫酸镁等药物的副作用，规范高危药物的管理[4]。

表 28-3　高危药物及具体使用

药物	使用要求	具体措施
25% 硫酸镁注射液	硫酸镁的治疗浓度和中毒浓度相近，故应密切观察毒性作用。必须注意：①膝反射存在；②呼吸≥ 16 次 / 分；③尿量＞ 400 ml/24 h，或 17 ml/h；④ 24 h 用药总量不超过 25 g；⑤备好解毒剂	1．Q4h 监测呼吸、尿量、膝反射 2．记录 24 h 尿量 3．备 10% 葡萄糖酸钙拮抗镁中毒

续表

药物	使用要求	具体措施
硝酸甘油注射液	作用机制为扩张小静脉及冠状动脉，用于轻中度高血压。使用中注意据血压调节	起始剂量 5 ~ 10 μg/min，5 ~ 10 min 增加剂量至维持剂量 0 ~ 50 μg/min
硝普钠注射液（避光）	强效血管扩张剂，扩张周围血管，使血压下降，起效迅猛，故应根据用药指引，严密观察用药反应，仔细小心调速，避免血压骤降	起始剂量 0.5 ~ 0.8 μg/(kg · min)，根据治疗反应以 0.5 μg/(kg · min) 递增，逐渐调整剂量，常用剂量为 3 μg/(kg · min)
苯巴比妥	镇静、抗惊厥、控制抽搐	注意用药效果

（3）动态评估降压药物的用药效果，报告医生，及时调整降压药物种类、剂量和用法，疗效明显，血压平稳下降（图 28-1、图 28-2）。

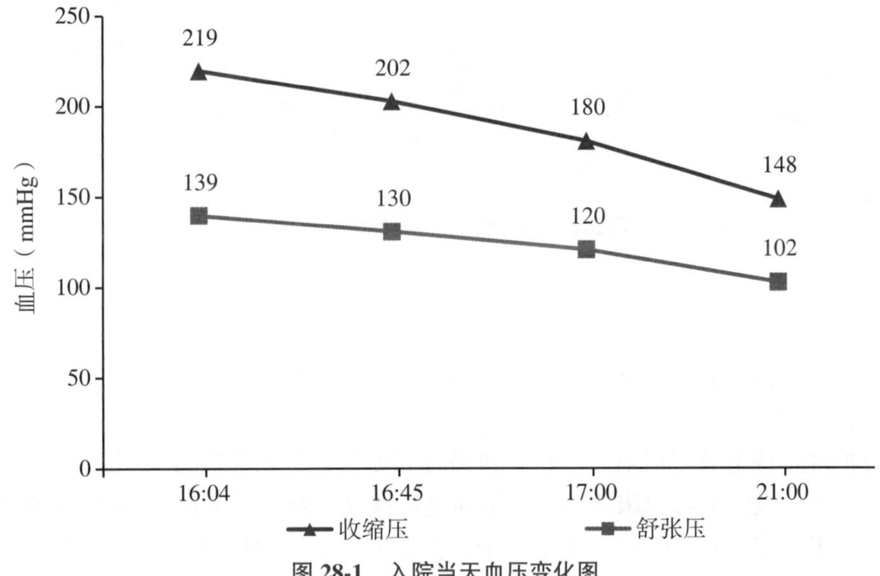

图 28-1　入院当天血压变化图

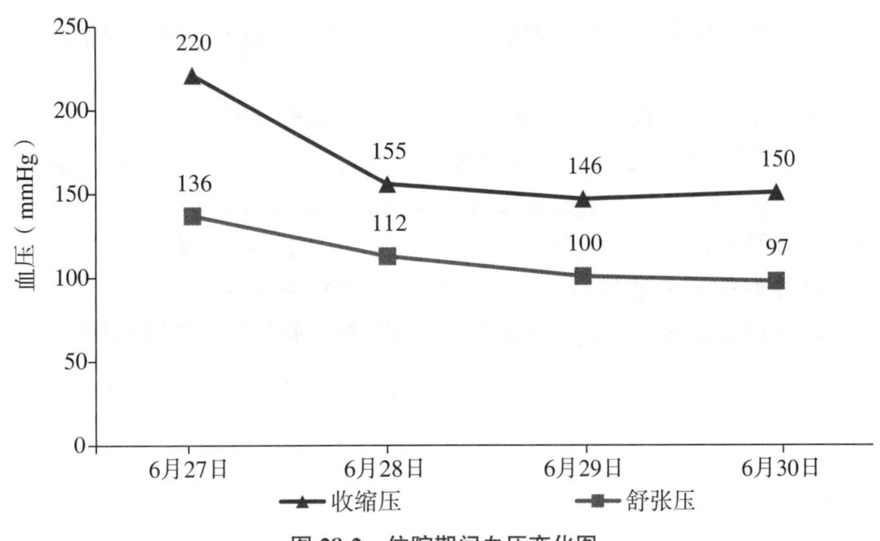

图 28-2　住院期间血压变化图

4．关键技术简介

（1）宫颈球囊扩张术配合及观察护理

1）放置前准备——相关知识宣教：使用子宫双球囊导管及模型讲解放置方法（图28-3），让患者及家属更容易理解原理，该患者表示理解并配合。

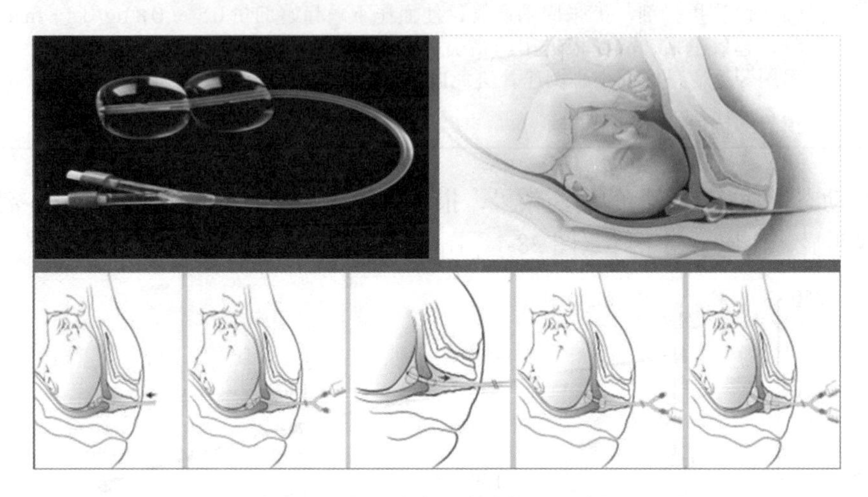

图 28-3　宫颈球囊扩张术操作示意图

2）配合医生做好术前评估：严格掌握子宫双球囊导管放置的适应证及禁忌证。配合医生行阴道检查、宫颈成熟度评分（Bishop 评分），评估有无破膜、有无宫缩，行白带常规检查。严格按照操作流程和无菌原则完成操作过程，术程顺利。

3）放置后护理

一般护理：球囊放置后对宫口产生机械性扩张作用，因此患者情绪紧张，疼痛及坠胀感明显，此时鼓励患者起床活动，并协助调整球囊位置更契合宫颈而使患者舒适。

引产效果观察：观察宫缩、阴道流血流液及患者反应。球囊放置后产程进入活跃期，4 h 后宫口开大，球囊自行脱落，按要求送产房处理。

异常情况观察：球囊放置期间加强观察有无“放置后出血、异常脱落、排尿困难、感染”等异常情况。

（2）哀伤辅导的护理实践：哀伤辅导是协助人们在合理时间内引发正常的悲伤，并健康地完成悲伤任务，以增进重新开始正常生活的能力[5]。对该患者采用姑息护理哀伤支持三级模型（表 28-4）。所有丧亲家属均应接受哀伤相关信息支持，即一级哀伤支持；而当丧亲者经测评存在延长哀伤障碍的风险时，则需要二级哀伤支持；当丧亲者出现延长哀伤障碍的相关症状时，除了一级和二级相关支持，还需要三级哀伤支持。本案例中，对孕妇及家属采取了一级支持，通过延续性护理，必要时给予产妇二级或者三级哀伤支持。

表 28-4 哀伤支持三级模型

公共健康干预级别	风险 / 需求级别	支持类型	提供支持者	目标人群	知识需求级别
普通性	一级	有关丧亲和相关支持信息	亲友、健康和社会保健专业人员	所有哀伤者，包括正常哀伤者	低需求
选择性或靶向	二级	非专业支持	培训过的志愿者、互相团队、社区支持	有发展成复杂需求的风险者	中需求
指导性	三级	专家干预	精神健康服务、哀伤服务、心理治疗	复杂需求者	高需求

5. 小结

（1）入院后立即启动重度先兆子痫急救流程，做好环境及各项急救准备。

（2）将患者置于单间暗室，保持安静，协助取半卧位或左侧卧位，绝对卧床。

（3）吸氧并立即通知医生，置抢救车于床旁，准备好抢救物品、药品。

（4）持续心电监护，监测生命体征，记录尿量。

（5）开放三条静脉通路，留置尿管，按医嘱留取各种检验标本。

（6）治疗中密切观察神志、血压、宫缩等变化，注意患者的自觉症状，如头晕、头痛、视物模糊、呕吐等。

（7）产后 24 h 密切观察血压及宫缩变化，防止产后子痫与产后出血。

（8）整个过程对患者及家属施以心理护理，做好沟通以取得配合。死胎娩出后鼓励患者和家属与之告别，实施哀伤辅导。

三、三级预防

三级预防是以人群为对象，以健康为目标，以消除影响健康的危险因素为主要内容，以促进健康、保护健康、恢复健康为目的的公共卫生策略与措施。三级预防的理念同样适用于妇女围生期的管理。

妊娠期高血压疾病时，因血管内皮损伤和全身小血管痉挛，全身各系统各脏器灌注不足，可导致胎儿生长受限、胎盘功能不良，诱发胎儿窘迫，危及胎儿生命。本病例患者孕前既往高血压病史 2 年，服药物控制血压，妊娠后自行停药，孕早期产检即发现血压升高，因自觉无症状，未定期产检，未遵医嘱服药监测血压，致使悲剧发生。

1. 一级预防（优生优育咨询）

优生优育工作是生命全周期服务管理的重要内容。大量临床研究证实，妊娠、分娩期间不良影响因素较多，以及非计划妊娠都对孕妇和新生儿存在一定潜在风险，孕前夫妻双方的身体健康情况、生活方式、用药情况、工作环境暴露等也对妊娠结局有一定影响。优生优育的主旨是为后代健康发展创造良好条件，而孕前优生健康检查可以排查出妊娠、分娩危险因素，降低不良妊娠结局。妊娠期应遵医嘱定期产检，监测胎心，自数胎动，如有异常及时就诊，必要时产前诊断咨询。

2．二级预防（死胎患者早诊断、早处理，减少并发症）

妊娠期间应加强对高危人群的宣教，使其认识到孕期定期产检和自我监测的重要性，规律产检能提高高危妊娠的检出率。医务人员需做好对高危妊娠的识别及管理，做到早发现、早干预、早治疗。凡确诊死胎但尚未排出者，均应积极引产，使胎儿尽早排出，同时避免产后出血、感染等并发症。

护士对于慢性高血压疾病合并重度先兆子痫的临床表现和处理流程非常熟悉，重视早期症状的观察。患者入院情况紧急，护士立即启动急救流程，配合医生进行规范化、程序化管理，如"立即采取安全卧位、吸氧、抽取血标本，建立有效的静脉通道，规范使用和调节降压药物"，整个急救过程快速、有序、行之有效。经过精细化的护理，血压控制达到预期目标。血压控制后及时给予引产处理，胎儿排出过程顺利。由于在各个环节把控护理风险点，患者诊疗护理的全过程未发生任何护理不良事件。

3．三级预防（出院前指导及出院后随访，有再次妊娠需求者给予相关指导）

（1）告知患者需保持会阴部的清洁，观察恶露的量、性质、气味等。

（2）指导患者进清淡易消化饮食，忌食活血、大补的食物。

（3）出院前出院后 1 周、2 周、42 天分别电话随访（产后 30、42 天产后门诊随访），患者情绪稳定，子宫收缩好，恶露少。

（4）因患者有再次妊娠的需求，故指导患者做好以下事项。

1）按医嘱规范使用降压药，监测血压，建议就诊高血压门诊。再次妊娠前治疗原发病——慢性高血压，夫妻进行优生优育咨询，减低不良妊娠发生率。

2）孕后按要求在高危妊娠门诊进行常规产检，直至分娩。

【知识问答】

1．孕产妇血压 210/130 mmHg，主诉头痛、头晕、视物模糊，无乏力，诊断高血压合并重度先兆子痫。需立即采取的措施是

A．立即予持续低流量吸氧

B．留置尿管观察 24 h 尿量

C．硝酸甘油静脉泵入，并观察血压

D．给予解痉用药，硫酸镁静脉滴注

答案：ABCD

解析：慢性高血压合并重度先兆子痫的急救措施包括：

（1）降压：降压治疗的目的是预防子痫、心脑血管意外和胎盘早剥等严重母儿并发症。收缩压≥ 160 mmHg 和（或）舒张压≥ 110 mmHg 的严重高血压必须降压治疗，常用静脉降压药物有硝酸甘油、硝普钠等。

（2）解痉：硫酸镁是子痫治疗的一线药物，也是重度先兆子痫预防子痫发作的关键药物，硫酸镁的治疗浓度和中毒浓度相近，故应密切监测呼吸、脉搏、膝反射和 24 小时尿量。

（3）镇静：使用镇静药物可预防并控制子痫，也可缓解孕产妇精神紧张、焦虑症

状，改善睡眠。

（4）预防缺氧：先兆子痫是一种多因素、多机制及多通路致病的疾病，子宫螺旋动脉滋养细胞重铸障碍，导致胎盘缺血、缺氧。故应给予重度先兆子痫孕产妇持续低流量吸氧以预防缺氧。

2．妊娠 20 周后胎儿在子宫内死亡称死胎。病因包括

A．胎盘及脐带因素，如前置胎盘、胎盘早剥、血管前置、急性绒毛膜羊膜炎、脐带帆状附着、脐带打结、脐带脱垂、脐带绕颈缠体等，胎盘大量出血或脐带异常，导致胎儿缺氧

B．胎儿因素，如胎儿严重畸形、胎儿生长受限、双胎输血综合征、胎儿感染、严重遗传性疾病、母儿血型不合等

C．妊娠期高血压疾病，由于全身小动脉痉挛，子宫胎盘血流量减少，绒毛缺血缺氧而致胎儿死亡，其死胎发生率明显增高

D．子宫局部因素，如子宫张力过大或收缩力过强、子宫畸形、子宫破裂等致局部缺血而影响胎盘、胎儿

答案：ABCD

解析：死胎的病因包括：①胎盘及脐带因素；②胎儿因素；③孕妇因素，包括孕妇严重的妊娠合并症、并发症和子宫局部因素等。

【参考文献】

[1] Lawn JE，Blencowe H，Waiswa P，et al. Stillbirths：rates，risk factors and potential for progress towards 2030. Lancet，2016，387：587-603.

[2] 涂成城，陶峰，陈红波．妊娠晚期胎死宫内高危因素分析及干预措施［J］．实用内分泌电子杂志，2019，6（18）：9-11.

[3] 刘银华．妊娠晚期胎死宫内的原因分析及护理对策［J］．护士进修杂志，2016，31（15）：1409-1410.

[4] 邵红侠．大量硫酸镁治疗中重度妊娠高血压疾病的临床效果观察及护理分析［J］．中国实用医药，2020，15（2）：67-68.

[5] 袁乐欣，周英，唐秋碧，等．香港哀伤辅导的发展及对中国大陆的启示［J］．医学与哲学，2016，37（3）：31-33.

（尚　剑　陈施杏）

早产儿合并肺出血应用机械通气的个案护理

早产儿是指出生时胎龄小于37周的新生儿，其中胎龄小于28周者为超早产儿[1]。2014年WHO指出，目前全球早产率为10.6%，早产死亡人数占新生儿死亡人数的35%。肺出血是指肺的大量出血，至少累及2个肺叶。据统计，肺出血的发病率占活产新生儿的1‰～5‰，其病死率高达40%～80%，而早产儿肺出血的发病率更高。肺出血是新生儿期最主要的死亡原因之一[1]。

一、病历资料

1．病例简介

患儿，刘××，女，因“胎龄26^{+5}周，生后20 min”顺产娩出收入我科，出生体重0.82 kg。患儿出生时活力差，肤色青紫，脐带延迟结扎1 min、保鲜膜包裹保暖、T组合正压通气后，仍无自主呼吸，听诊心率<100次/分，立即气管插管正压通气，见血性物质从气管导管处涌出，予清理呼吸道后继续加压给氧，肤色逐渐转红润，心率逐渐上升至100/分以上，1 min Apgar评分5分，5 min 8分，10 min 10分，遂在气管导管连接复苏球囊正压通气下入NICU。

孕母G2P1，曾自然流产1次，本孕期定期产检无异常，无胎膜早破，患儿出生羊水清，脐带、胎盘无异常。

入院诊断：

（1）超早产儿

（2）超低出生体重儿

（3）新生儿轻度窒息

（4）新生儿早发型败血症（?）

（5）新生儿肺出血

（6）新生儿呼吸窘迫综合征（?）

2．病程介绍（表29-1）

表 29-1　主要病程经过

住院节点	机械通气模式	病情及诊治过程
入住医院	高频振荡通气（HFOV）	17：54 入院时口唇微绀，呼吸浅促，见鼻翼扇动及三凹征，予呼吸机辅助通气、气管内滴入猪肺磷脂，完善血常规、感染两项、血型、生化、凝血四项、血培养、动脉血气、肺部 X 线检查。禁食 19：15 气管导管内见血性分泌物涌出，从气管导管内吸出 0.5 ml 血性黏液痰，予尖吻蝮蛇血凝酶气管滴入、维生素 K_1 及冰冻血浆静脉泵入止血
第 2 ~ 4 天	同步正压指令通气（SIPPV）	持续呼吸机辅助通气，偶尔有自主呼吸（5 ~ 10 次 / 分），肤色红润，呼吸不规则，无鼻翼扇动及三凹征，气管内无血性分泌物，SpO_2 90% ~ 95%。完善血常规、感染两项、凝血四项、动脉血气检查。母乳微量管饲喂养
第 5 ~ 6 天	同步间歇指令通气（SIMV）	持续呼吸机辅助通气，偶尔有自主呼吸（8 ~ 12 次 / 分），无气促及发绀，SpO_2 90% ~ 95%
第 7 天	同步正压指令通气（SIPPV）	0：00 吸气时见明显三凹征，呼吸费力，SpO_2 88% ~ 91%，予调整呼吸机模式，完善动脉血气、肺部 X 线检查 1：00 呼吸费力好转，无明显三凹征，SpO_2 90% ~ 95%
第 8 ~ 35 天	同步正压指令通气（SIPPV）	持续呼吸机辅助通气，偶尔有自主呼吸（6 ~ 10 次 / 分），无气促及发绀，SpO_2 90% ~ 95%。母乳管饲喂养逐渐加奶，无明显腹胀及胃潴留
第 36 ~ 44 天	经鼻间歇正压通气（NIPPV）	持续呼吸机辅助通气，呼吸不规则，SpO_2 90% ~ 95%。母乳全量管饲喂养，停止肠外营养静脉补液
第 45 天	撤机	呼吸不规则，自主呼吸明显，SpO_2 90% ~ 95%
第 46 ~ 59 天		持续高流量鼻导管吸氧，呼吸不规则，SpO_2 90% ~ 95%。母乳管饲喂养逐渐过渡至经口喂养，吸吮好，无呛咳
第 60 ~ 61 天		未吸氧状态下经口喂养时，SpO_2 86% ~ 90%，予间断空氧混合吸氧
第 62 天 出院		呼吸不规则，未吸氧状态下经口喂养时无血氧饱和度波动，指导合理喂养，定期复诊

出院诊断：

（1）超早产儿
（2）超低出生体重儿
（3）新生儿呼吸窘迫综合征
（4）新生儿肺出血
（5）急性呼吸衰竭（Ⅱ型）
（6）支气管肺发育不良（重度）
（7）新生儿宫内感染
（8）新生儿窒息（轻度）
（9）早产儿贫血

（10）新生儿肺气肿
（11）新生儿高胆红素血症
（12）早产儿视网膜病变（2 区 3 期）

二、分析与讨论

1．病情严重程度

（1）早产儿由于缺乏肺泡表面活性物质，出生后维持呼吸所需的跨肺压增大，肺泡逐渐萎陷，易出现进行性肺不张，导致缺氧和酸中毒。此患儿出生胎龄小（26^{+5} 周），体重低（0.82 kg）。有研究认为[2]，胎龄小和出生体重低均为肺出血发生的危险因素，并且由于早产儿或低出生体重儿肺发育尚未成熟，毛细血管丰富、结构疏松且脆性较大，加上肝凝血功能尚未发育完善，凝血因子相对较少，导致更容易发生肺出血。肺出血一旦发生，病情危重，极易导致患儿死亡。

（2）机械通气是目前治疗肺出血较为公认的关键及重要手段[3]。有效的机械通气可使塌陷的肺泡重新扩张，纠正缺氧，同时压迫止血并促进血性液体吸收；且肺细胞在适当的机械牵张下，可通过刺激生长因子，介导肺细胞生长，改变细胞形态并促进细胞增殖、分化及维持细胞功能。因此，在机械通气过程中既要保证通气的有效性，改善患儿氧合功能，还要降低呼吸机相关性肺炎（VAP）等并发症的发生，缩短病程，提高治愈率。

2．护理评估

根据患儿情况，进行专业与个性化的护理评估（表 29-2）。

表 29-2　机械通气护理评估

时间节点	评估维度	具体评估
入院评估	健康史	孕母 G2P1，曾自然流产 1 次，本孕期定期产检无异常，无胎膜早破，患儿出生羊水清，脐带、胎盘无异常
	实验室检查	动脉血气分析：pH 7.246 ↓，$PaCO_2$ 50.6 mmHg ↑，PaO_2 53 mmHg ↓ 凝血四项：凝血酶原时间 19.50 s ↑，纤维蛋白原 0.84 g/L ↓
	专科评估	1．精神反应一般，口唇微绀，呼吸浅促，可见轻微鼻翼扇动及三凹征 2．气管导管见血性分泌物涌出，量为 0.5 ml
	用药评估	1．使用尖吻蝮蛇血凝酶气管导管内滴入、维生素 K_1 及冰冻血浆静脉泵入止血 2．使用猪肺磷脂增加肺泡表面活性物质，降低肺泡表面张力，利于气体交换
	专科处置后评估	1．使用呼吸机、猪肺磷脂后，呼吸困难明显改善，无三凹征及鼻翼扇动 2．使用尖吻蝮蛇血凝酶、维生素 K_1、冰冻血浆后气管导管内无血性分泌物涌出

续表

时间节点	评估维度	具体评估
机械通气期间评估	专科评估	呼吸机模式改变，根据病情、血氧饱和度及血气分析结果调整参数
	实验室检查	动脉血气分析：pH 7.255 ～ 7.36，$PaCO_2$ 40 ～ 55 mmHg，PaO_2 60 ～ 70 mmHg 凝血四项：凝血酶原时间 14.20 s，纤维蛋白原 2.65 g/L
撤机评估	专科评估	无明显呼吸困难，呼吸机参数调至最低
	实验室检查	动脉血气分析 pH 7.39，$PaCO_2$ 45 mmHg，PaO_2 68 mmHg

3．用药治疗及病情观察

（1）密切监测生命体征的变化，观察有无活动性出血。

（2）遵医嘱给予镇静、镇痛、止血等治疗，观察药物的作用及副作用，规范用药管理（表 29-3）。

表 29-3　药物及使用规范

药物	使用要求	措施
尖吻蝮蛇血凝酶	1．使血管收缩，促进凝血，并可提高血小板聚集功能，使血小板发生不可逆性聚集，从而提高血小板的功能，如连续使用，需监测纤维蛋白原水平 2．不良反应偶见荨麻疹、低血压及心率减慢等，如出现上述症状，建议停用 3．有血栓或栓塞史者以及 DIC 导致的出血时禁用	1．气管导管内滴入，每次 0.5 U，4 ～ 6 h 1 次 2．使用后 4 h 内禁止气管导管内吸痰
血浆	1．用量过大可致贫血、低血浆蛋白和凝血时间延长等现象 2．本品利尿作用较强，故不宜用于肾病患者	1．输入时严格按照 10 ～ 15 ml/kg 计算 2．单次输入时间≤ 4 h 3．监测凝血四项及血生化指标 4．准确记录出入量
维生素 K_1	1．偶见过敏反应。静注过快可引起面部潮红、出汗、支气管痉挛、心动过速、低血压等 2．肌注可引起局部红肿和疼痛	1．首选静脉给药，每次 2.5 ～ 5 mg，1 次 / 天，共 3 天 2．避光使用 3．观察用药后有无呼吸困难、过敏反应、过敏性休克

（3）使用止血药物及其他治疗措施后，该患儿的呼吸情况逐渐平稳（图 29-1）。气管导管内无活动性出血，凝血功能正常（图 29-2）。

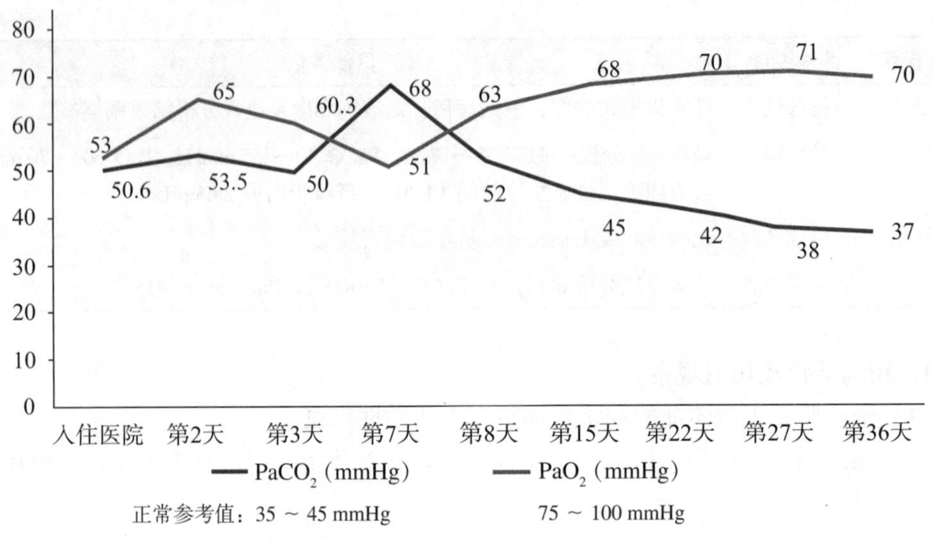

图 29-1 机械通气期间动脉血气分析结果

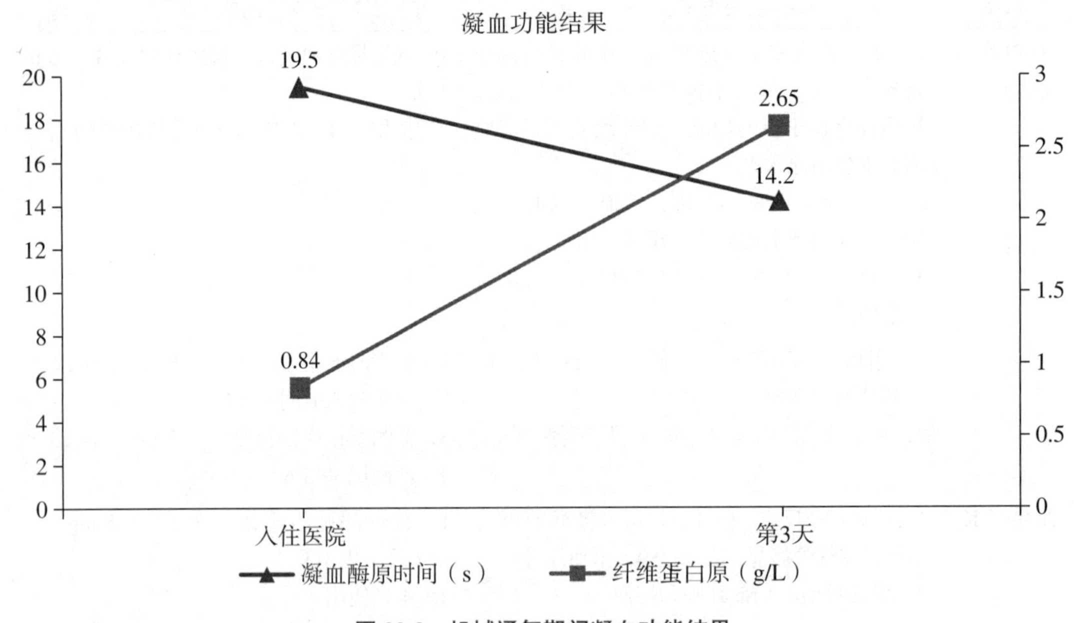

图 29-2 机械通气期间凝血功能结果

4. 关键技术简介

（1）密闭式吸痰（closed suction system，CSS）：自20世纪80年代中期开始在美国临床使用，20世纪末引入我国并首先在重症监护室使用，近几年才开始在国内新生儿领域应用[4]。CSS由透明三通管、注液口、吸痰管、负压控制阀、薄膜防护套和负压连接管等部件组成。透明三通管分别与气管插管、呼吸机相连接，负压控制阀与吸痰器相连，将吸痰管与人工气道连接形成密闭式系统。相对于开放式吸痰（open suction system，OSS）来说，CSS吸痰时不需要将供氧装置和管路断开，可以保持机械通气的稳定性与持续性，保持较稳定的气道压力，维持肺泡形态及功能，降低吸痰引起的低氧血症发生率，并且能减少呼吸道感染的发生。

（2）浅层吸痰：是指将吸痰管插入预定的深度，即气管插管的长度加上外接的长度，它可有效避免吸痰管触及气管黏膜及气管隆突处，减少刺激，并可有效减少气管和支气管的损伤，有效预防肺出血[5]。美国呼吸治疗协会（American Association for Respiratory Care，AARC）建议新生儿气道内吸引负压为 80 ~ 100 mmHg，尽可能在最短时间内完成吸引过程，整个吸引时间控制至在 10 ~ 15 s 内，实施负压的时间不超过 5 s，减小发生低氧血症、黏膜损伤和肺容量损失的风险。

5. 小结

该患儿经过机械通气后，未再发生肺出血，第 24 天成功拔除气管导管，改为无创辅助通气，第 45 天成功撤除呼吸机，第 62 天完全经口喂养，体温稳定，体重增长良好（由 0.82 kg 增长至 2.31 kg），顺利出院。

（1）体温管理：通过保暖，减少散热、对流辐射等方式，使中心体温恒定在 36.5 ~ 37.4 ℃，该患儿未发生低体温的情况。

（2）体位管理：生后 1 周内保持头正中位（头部与身体轴线呈直线），减少颅内出血的发生。

（3）监护：持续心电监护，监测生命体征、血氧饱和度、呼吸型态等。

（4）呼吸机辅助通气的气道管理

1）妥善固定气管导管，用无菌剪剪去气管插管外露过长部分，将呼吸回路死腔降到最低。

2）保持气道通气相对湿度 100% 和温度 37℃，良好的气道湿化能防止气道黏膜纤毛的倒伏，保持气道黏膜的完整性，减少气道感染的发生。

3）观察气管导管内分泌物情况，采用密闭式吸痰法与浅层吸痰法。

4）遵医嘱使用镇静、镇痛药，避免人机对抗，保证通气效果。

5）口腔护理，Q4h，护理液选用母乳，可有效减少 VAP 的发生。

（5）控制出入量：根据出生日龄及体重精确计算补液量及速度，使用输液泵恒速输入患儿体内，防止输入过快引起心力衰竭、肺水肿，从而诱发肺出血。

（6）喂养首选母乳，密切关注奶液消化排空情况。

（7）出院健康教育

1）居家护理：适宜的温湿度，开窗通风，防止感染。

2）喂养指导：提倡母乳喂养，每日记录母乳喂养奶量、每次喂奶所需时间、喂奶过程中呼吸情况，以及有无呕吐、腹胀等，排尿和排便的次数和性状，注意体重增长等。

3）预防接种：按时至社区健康中心进行预防接种。

（8）出院随访（表 29-4）：根据 2017 年国家卫计委颁布的《早产儿保健工作规范》，该患儿出生胎龄小（26^{+5} 周），体重低（0.82 kg），属于高危早产儿。

表 29-4 患儿出院随访计划

矫正月龄	随访时间	随访内容
1 月龄内	每 2 周 1 次	（1）收集既往信息 （2）全身检查，体格生长监测与评价 （3）神经心理行为发育监测与评估 （4）特殊检查：视力检查、听力筛查，以及其他必要的辅助检查 （5）喂养、护理、疾病预防及早期发展促进指导 （6）异常情况的早期识别和处理
1 ~ 6 月龄内	每 1 个月 1 次	
7 ~ 12 月龄内	每 2 个月 1 次	
13 ~ 24 月龄内	每 3 个月 1 次	
24 月龄后	每半年 1 次	

说明：根据随访结果酌情增减随访次数。矫正 12 月龄后，连续 2 次生长发育评估结果正常，可转为低危早产儿管理。

三、三级预防

早产儿是一个全球性的健康问题，每年约有 1500 万早产儿出生，而其中大约有 100 万死于早产相关并发症，包括肺出血、颅内出血、感染等，许多即使幸存下来，但一生都面临残疾，包括学习障碍、视觉和听觉问题。因此急需全球努力采取紧急行动解决早产问题。

相关研究证明，通过在孕前或孕期向母亲提供干预措施，以及在出生后向早产儿提供干预措施，可以减少早产后的婴儿死亡率和发病率。世界卫生组织给出了关于改善早产结局的干预措施的建议，这一系列措施需要预防保健科、产前门诊、产科及新生儿科等多学科通力合作方可完成。

1．一级预防（产前指导）

针对所有妇女进行初级预防和降低早产风险（如戒烟计划），或将已知危险因素（如孕激素、宫颈环扎）的孕妇的风险降至最低。

2．二级预防（改善早产儿的生存机会和健康结果）

在早产儿出生前或出生过程中提供给母亲合适的抗感染、糖皮质激素等药物，克服早产儿当前和未来的健康挑战，如肺部发育不成熟、易受感染，以及神经系统并发症。对于不可避免的早产，需与家属积极沟通，讲解早产儿可能面临的健康风险与相关治疗，取得配合及进行相应的心理辅导。

3．三级预防（恢复后延续性护理）

从患儿住院期间执行发展性照顾护理模式，并最大程度执行家庭参与式的照顾模式。执行发展性照顾护理模式的目的是减少包括光线、噪声和疼痛等在内的不良刺激对患儿的影响，最大程度促进其神经系统发育。而家庭参与式照顾护理模式则满足患儿心理、情感及认知发育需求，同时这种模式也满足了家属精神需求，为家属创造了了解患儿、掌握养育患儿技能的机会，确保患儿出院后顺利过渡到家庭生活及继续获取良好照顾。出院前完善相关筛查工作，与家属共同制订个性化的随访方案及出院后需继续完成的治疗方案。随访中使用标准化筛查工具，及早发现生长发育问题并开展早期干预。指导家属开展母乳喂养、婴儿运动、抚触活动等，促进其生长发育的良好发展，为患儿家庭提供可获取帮助的信息渠道，确保获得必要、及时的支持。

【知识问答】

1. 临床如何判断患儿是否发生肺出血

A．全身症状：低体温，肤色苍白，发绀，活动力低下，或可见皮肤出血斑，穿刺部位不易止血

B．呼吸障碍：呼吸暂停，呼吸困难，吸气性凹陷，呻吟，呼吸增快或在原发病症状基础上临床表现突然加重

C．出血：鼻腔、口腔流出或喷出血性液体，或于气管插管内流出或吸出泡沫样血性液

D．肺部听诊：呼吸音减低或有湿啰音

答案：ABCD

解析：中华医学会儿科学分会新生儿学组《新生儿肺出血的诊断与治疗方案》指出，新生儿发生肺出血时可有全身症状、呼吸障碍、出血等临床表现。

2. 应用机械通气的新生儿出现以下哪些情况时可考虑进行气道内吸引

A．人工气道内出现可见的分泌物或血液

B．双肺听诊湿啰音、痰鸣音或呼吸音降低

C．氧饱和度下降，或伴有二氧化碳潴留且怀疑是气道分泌物增多引起

D．使用肺表面活性物质治疗后立即吸引

答案：ABC

解析：《2020 新生儿机械通气时气道内吸引操作指南》推荐说明，新生儿气道内吸引无绝对禁忌证，临床实践中，考虑到药物的疗效，新生儿使用肺表面活性物质治疗后早期原则上避免吸引操作。

【参考文献】

[1] 邵肖梅，叶鸿瑁，丘小汕．实用新生儿学［M］．5 版．北京：人民卫生出版社，2019：57，588.

[2] 丘小莹．新生儿肺出血相关危险因素 Logistic 回归分析［J］．吉林医学，2020，41（4）：819-821.

[3] 林新祝，赖基栋，吕梅，等．高频振荡通气联合肺表面活性物质治疗新生儿肺出血的疗效观察［J］．中国当代儿科杂志，2015，17（4）：345-349.

[4] 李雪，何婧，王彤，等．密闭式与开放式吸痰在机械通气早产儿中的应用效果比较［J］．实用医院临床杂志，2017，14（5）：88-90.

[5] 彭粤铭，杨璐丹，余幸儿，等．浅层吸痰法在颅脑手术患者气道管理中的应用研究［J］．护理学杂志，2015，30（14）：27-29.

（贺万香　刘小娟）

一例小儿重症肺炎患儿的急救处理及护理

小儿重症肺炎是一种因致病菌导致肺部感染引起的临床常见儿科疾病，除呼吸衰竭外，还可引发患儿神经、心血管系统功能障碍，具有病情进展急骤、病死率高等特点[1]。其中支原体肺炎（mycoplasma pneumonia）是肺炎支原体引起的以间质病变为主的急性肺部感染，小儿重症支原体肺炎可出现持续高热、剧烈咳嗽，为主要临床症状。支原体肺炎在儿童肺炎患者中发生率高达40%，在流行年份甚至可达50%，对于治疗1周以上症状仍未缓解的支原体肺炎患儿，临床定义为难治性支原体肺炎[2]。文献报道小儿重症肺炎发病率为7% ~ 13%，是PICU的常见危重症，易发生呼吸衰竭，病死率超过20%，每年可导致全球约200万5岁以下患儿死亡，在2017年儿童死亡原因中排名第三位[3]。从临床医学角度来看，小儿重症肺炎的界定主要包括两点，一是检查患儿是否存在严重的通气、换气功能障碍；二是患儿是否出现全身性重症炎性反应，如低灌注、休克、多脏器功能障碍等。只要符合上述任一点即可判定为小儿重症肺炎[4]。

一、病历资料

1．病例简介

患儿黄××，男，8个月，因咳嗽7天，加重伴喘息、发热5天入院。患儿7天前无明显诱因出现咳嗽，初为轻咳，逐渐加重为连声咳，较频，以夜间及晨起为主，有痰不易咳出。5天前出现喘息，伴气促、口唇发绀、发热，热峰38.5 ℃，稍烦躁，咳剧时伴呕吐，无鼻塞、流涕，无腹泻。至外院住院3天，诊断为小儿重症肺炎，予阿莫西林克拉维酸钾、甲泼尼龙静脉滴注，特布他林雾化治疗，发热好转，仍有反复咳嗽、喘息伴呻吟，为进一步治疗，转至我院就诊。既往体健，无过敏史，母亲为过敏体质。

入院诊断：

（1）小儿重症肺炎

（2）肺炎支原体感染

2．病程介绍（表30-1）

表 30-1 住院诊疗经过

住院节点	病情及诊治过程
入院当天	T 37.5℃，P 155 次 / 分，R 66 次 / 分，BP 90/58 mmHg，体重 10 kg，SpO_2 95%（吸氧后），精神疲倦，呼吸促，口唇发绀，有鼻翼扇动及三凹征，喘息伴呻吟。咽充血，双肺呼吸音粗，双肺可闻及明显湿啰音及喘鸣音。实验室检查：WBC 9.86×10^9/L，Hb 116 g/L，PLT 454×10^9/L；CK-MB 20.2 U/L，MB/CK 0.13，白介素-6 9.18 pg/ml；动脉血气分析提示 pH 7.42，PaO_2 91 mmHg，$PaCO_2$ 34.9 mmHg，BE –2 mmol/L，HCO_3^- 22.7 mmol/L，TCO_2 24 mmol/L，[Na^+] 137 mmol/L，[K^+] 4.1 mmol/L，[Ca^{2+}] 23 mmol/L，Hb 10.2 g 外院查胸片提示双肺炎症、右侧少许胸腔积液。确诊为重症肺炎。入院后予低流量吸氧改善呼吸困难，告病重，心电、血氧饱和度监测，予头孢哌酮舒巴坦钠抗感染、甲泼尼龙抗炎、氨溴索止咳化痰、三联雾化祛痰、静脉补液等对症治疗
住院第 2 天	T 37.2 ℃，P 150 次 / 分，R 50 次 / 分，BP 88/60 mmHg。患儿吸氧下咳嗽伴喘息，哭闹时伴呻吟，呼吸促，口唇稍发绀，仍有鼻翼扇动及三凹征。检验科回报：肺炎支原体 IgM 4.21 COI，提示患儿支原体感染，加用阿奇霉素联合抗感染，丙种球蛋白等静滴治疗
住院第 3 天	患儿呼吸困难及喘息较前改善，甲泼尼龙由一天 2 次减量为一天 1 次
住院第 4 天	气喘明显改善，停止氧气吸入，维持其他治疗不变
住院第 5 天	咳嗽、咳痰、气喘等症状较前明显减轻，停用甲泼尼龙抗炎，其他治疗不变，观察停药后症状变化
住院第 6 天至出院	患儿咳嗽、咳痰基本情况稳定。复查胸片报告显示：两肺纹理粗乱，中下肺野密度增高影，边缘模糊，未见明显实质性病变，炎症较前吸收。2 天后带药出院，继续随访

血常规：WBC 参考值（11 ~ 12）$\times10^9$/L；Hb 参考值 110 ~ 120 g/L；PLT 参考值（100 ~ 300）$\times10^9$/L
血生化：CK-MB 参考值 0 ~ 25 U/L；白介素 -6 参考值 $<$ 7 U/L
动脉血气分析：pH 参考值 7.35 ~ 7.45；$PaCO_2$ 参考值 32 ~ 45 mmHg；BE –4 ~ +2 mmol/L；[HCO_3^-] 参考值 21 ~ 25 mmol/L；TCO_2 参考值 23 ~ 27 mmol/L
血电解质：[Na^+] 参考值 135 ~ 145 mmol/L；[K^+] 参考值 3.5 ~ 5.5 mmol/L

出院诊断：

（1）小儿重症肺炎

（2）肺炎支原体感染

二、分析与讨论

1．病情严重程度

该患儿呼吸急促，口唇发绀，有鼻翼扇动及三凹征，喘息伴呻吟，存在严重的通气、换气功能障，属于重症肺炎，主要是因难治性支原体肺炎可导致患儿支气管平滑肌痉挛收缩、气道狭窄，进而对呼吸功能产生不利影响；此外，炎症反应、免疫功能紊乱均可加重患儿病情，引发肺损伤、心力衰竭等并发症。这与儿童的肺容量、潮气量较小，呼吸肌发育不全，呼吸中枢的调节功能较差，气道相对狭窄等生理特点有关。这些因素使分泌物堵塞呼吸道，导致患儿呼吸困难，出现低氧血症或者酸中毒，从而发生小动脉反射性痉挛，心脏负担加重。该患儿不但出现了严重的呼吸道症状，而且已经出现烦躁不安、心率快等循环、神经系统的全身症状，病情进一步发展可能引起心力衰竭等严重的并发症，需要立即进行抢救。

2．集束化精细化护理

（1）护理评估：应用科学的评估工具（表 30-2），实施动态评估，提供集束化精细护理。

表 30-2 护理评估

时间节点	评估维度	具体评估
入院护理评估	健康史	足月顺产，无窒息史，生长发育正常，既往体健，其母亲为过敏体质
	身心状况	1．心理状态：父母轻度焦虑，患儿烦躁哭闹，轻度焦虑 2．家庭社会：家庭和睦，父母文化层次初中 3．疾病认知：家属相关知识缺乏，认识不到疾病严重程度
	实验室检查	WBC 9.86 × 10^9/L，Hb 116 g/L，PLT 454 × 10^9/L；CK-MB 20.2 U/L，MB/CK 0.13，白介素 -6 9.18 pg/ml；动脉血气分析提示 pH 7.42，PaO_2 91 mmHg，$PaCO_2$ 34.9 mmHg，BE –2 mmol/L，HCO_3^- 22.7 mmol/L，TCO_2 24 mmol/L，[Na^+] 137 mmol/L，[K^+] 4.1 mmol/L，[Ca^{2+}] 23 mmol/L，Hb 10.2 g
	影像学检查	外院查胸片提示双肺炎症、右侧少许胸腔积液
	专科评估	1．生命体征：T 37.5 ℃，P 155 次 / 分，R 66 次 / 分，BP 90/58 mmHg 2．咳嗽：连声咳，较频，以夜间及晨起为主 3．呕吐：剧咳时伴呕吐，呕吐物为胃内容物 4．痰液黏稠度：有痰不易咳出，黄脓痰，可闻及痰鸣音 5．呼吸：气促，鼻翼扇动及三凹征，喘息伴呻吟，口唇发绀 6．PEWS 评分：6 分
	风险评估	跌倒 / 坠床评分：16 分（Humpty Dumpty 儿童跌倒 / 坠床风险评估量表）
入院第 2 天	实验室检查	肺炎支原体 IgM 4.21 COI，提示患儿支原体感染
出院前护理评估	实验室检查	WBC 8.16 × 10^9/L，Hb 125 g/L，PLT 304 × 10^9/L，白介素 -6 5.18 pg/ml，血生化 CK-MB 10.2 U/L，MB/CK 0.05
	影像学检查	胸片报告显示：两肺纹理粗乱，中下肺野密度增高影，边缘模糊，未见明显实质性病变，炎症较前明显吸收
	专科评估	1．咳嗽：偶有单声咳嗽 2．痰液黏稠度：少量白色黏痰，未闻及痰鸣音 3．无气促及喘息 4．PEWS 评分：0 分
	心理状况	家属心情愉悦，患儿无烦躁不安

（2）应用儿童早期预警评分（pediatric early warning score，PEWS）对患儿住院期间实施每日动态评估。

表 30-3　住院期间 PEWS 明细

日期	意识		呼吸系统		循环系统		PEWS 总分
	评估	得分	评估	得分	评估	得分	
10 月 6 日	精神疲倦，易激惹	2	呼吸 66 次 / 分，伴鼻翼扇动及三凹征、喘息，吸氧 1L/min	2	心率 155 次 / 分	2	6
10 月 7 日	精神疲倦，嗜睡	1	呼吸 55 次 / 分，仍有鼻翼扇动及三凹征、喘息，吸氧 1L/min	2	心率 150 次 / 分	2	5
10 月 8 日	精神疲倦，嗜睡	1	呼吸 55 次 / 分，仍有三凹征及喘息，吸氧 1 L/min	2	心率 150 次 / 分	1	4
10 月 9 日	精神较差，意识清醒	0	呼吸 55 次 / 分，吸氧 1 L/min	2	心率 140 次 / 分	1	3
10 月 10 日	精神较好，意识清醒	0	呼吸 50 次 / 分，停吸氧	1	心率 130 次 / 分	0	1
10 月 11 日	精神好，意识清醒	0	呼吸 35 次 / 分	0	心率 121 次 / 分	0	0

（3）根据评估结果，准确执行医嘱，给予精细化护理。

1）舒适护理：提供安静舒适的病室环境，病室内空气流通，合理控制病房内的温湿度。消毒、开窗通风等操作均定期进行，保证空气清新，提高患者在病房内的舒适程度。减少探视，护士集中操作，保证患儿安静休息。

2）人文关怀：了解患儿平时的喜好，可使用动画、玩具吸引患儿注意力，用音乐缓解情绪，同时其家长给予安慰和支持，保持积极心态，提高治疗依从性。

3）精细操作：护士严格执行操作流程与标准，治疗及操作时认真、严谨，建立信任感和安全感，如卧位时抬高头肩部，保持气道通畅，选择合适、有效的给氧方式，观察吸氧后效果等。

4）专科指导：提供专业的用药指导、饮食指导，雾化吸入后协助并指导家长进行有效的胸背部叩击排痰等。

5）风险防控：严密观察病情变化，预防并发症，动态评估跌倒、坠床风险，给予针对性的预防措施。

6）健康宣教：住院全过程实施健康教育，包括延续性护理，根据疾病特点、时间节点及家属的能力和意愿，向家长讲解疾病的相关知识及心理辅导，包括心理疏导、用药、饮食、休息、康复等。

3．用药护理及病理生理

（1）用药护理：按医嘱予以抗炎、化痰、提升免疫力等治疗，并注意甲泼尼龙等药物的副作用（表 30-4）。

表 30-4 用药及具体使用

药物	使用要求	具体措施
丙种球蛋白	保存：4 ℃冰箱保存 使用前：室温下放置 30 min 复温 用药前询问患者有无过敏史	输注前后均用生理盐水冲管 开始滴注的速度为 1 ml/min，持续 15 min，若患儿无不良反应，逐渐加快速度，最快速度为 3 ml/min 结局：患儿无头痛、发热、寒战、呼吸急促、背痛、皮疹、恶心、呕吐等过敏反应
甲泼尼龙	24 h 总量不应少于 0.5 mg/kg 禁止用于儿童肌内注射 禁止对正在接受皮质类固醇免疫抑制剂治疗的患者使用活疫苗或减毒活疫苗 停药时逐渐减量，尽量缩短疗程	严格按时按量用药，以保证血药浓度 使用前充分评估，使用过程中严密观察用药后是否有全身性不良反应，如继发感染、过敏反应、精神异常等 结局：患儿使用该药物治疗效果明显，未出现不良反应
三联雾化用药（布地奈德、特布他林、异丙托溴铵）	上呼吸道感染、急性喉炎、下呼吸道感染、哮喘等呼吸系统患儿均适用 使用前询问患者有无过敏史	饭前 30 min 或饭后 2 h 进行 雾化前应清理鼻腔分泌物，清除鼻痂 雾化时放平时孩子喜欢的音乐或提供玩具，提高其配合度 雾化取半卧位或竖抱 雾化吸入完成后嘱及时清洗面部、漱口或饮水 观察用药后不良反应，如口干、头痛、咳嗽、振颤等 雾化后协助叩背排痰 结局：患儿雾化吸入后喘息、咳嗽、痰液量得到很好的转归，未出现不良反应
阿奇霉素	适用于敏感菌引起的支气管感染、肺炎等 已知对阿奇霉素、红霉素、其他大环内酯类药物过敏的患者禁用	充分告知家属使用该药可能出现恶心、呕吐、腹痛、腹泻等不良反应，患儿出现哭闹不安或精神异常等要及时反馈医护人员 指导家属暂停添加辅食，注意少量多餐的母乳喂养，母亲宜清淡、高维生素饮食等

（2）重症肺炎的病理生理和病情严重程度评估

1）肺炎时由于气体交换面积减小和病原微生物的作用，可发生不同程度的缺氧和感染中毒症状。中毒症状可由毒素、缺氧及代谢异常引起；缺氧由呼吸功能障碍引起，包括外呼吸及内呼吸功能障碍两方面。

2）根据是否有呼吸系统以外的系统受累及是否有呼吸困难和缺氧征等，分为轻症肺炎和重症肺炎（表 30-5）。

表 30-5 儿童肺炎病情严重程度评估

临床特征	轻症肺炎	重症肺炎
一般情况	好	差
拒食或脱水征	无	有
意识障碍	无	有
呼吸频率	正常或略增快	明显增快*
发绀	无	有
呼吸困难	无	有
肺浸润范围	≤ 1/3 的肺	多肺叶受累或≥ 2/3 的肺
胸腔积液	无	有
脉搏血氧饱和度	＞ 0.96	≤ 0.92
肺外并发症	无	有
判断标准	出现上述所有表现	存在以上任何一项

* 呼吸频率明显增快：婴儿 R ＞ 70 次 / 分，年长儿 R ＞ 50 次 / 分

4．关键技术简介

（1）儿童早期预警评分的临床实施：早期识别及干预是改善危重症患者预后、降低病死率的关键。儿童早期预警评分是由一些生理指标构成的儿科简易评分系统，可用于动态评估儿科急诊室 / 住院患儿的病情轻重程度，同时还可指导所需的相应干预措施。

表 30-6 儿童早期预警评分（PEWS）

指标	分数			
	0	1	2	3
意识	正常	嗜睡	激惹	昏睡 / 昏迷，对疼痛反应迟钝
循环系统	肤色粉红，CRT 1 ～ 2 s	肤色苍白，CRT 3 s	肤色发灰，CRT 4 s 或心率较正常升高 20 次 / 分	肤色灰，皮肤湿冷，CRT ≥ 5 s，或心率较正常升高 30 次 / 分或心动过缓
呼吸系统	正常范围，无吸气性凹陷	呼吸频率较正常升高 10 次 / 分，呼吸机辅助通气或 FiO_2 ≥30% 或吸氧流量≥3 L/min	呼吸频率较正常升高 20 次 / 分，有吸气性凹陷或 FiO_2 ≥ 40% 或吸氧流量 ≥ 6 L/min	呼吸频率较正常减少 5 次 / 分，伴吸气性凹陷、呻吟或 FiO_2 ≥ 50% 或吸氧流量≥ 8 L/min

CRT：毛细血管再充盈时间

1）PEWS 评分适用于急诊分诊、院前急救、ICU、留观患儿、急诊患儿院内转运。

2）护士对患儿的 PEWS 评分后的监护方案

①快速评估患儿的行为意识，观察心率，进行 CRT 测试，观察是否有休克、脱水、体温过低或过高的生命体征；观察患儿的呼吸及对氧的需求程度。

②总分 3 ～ 4 分：立即报告值班医生，要求人员 15 min 之内查看患儿情况，必要时做初步医疗处理，如增加吸氧浓度、对症用药等。

③总分 5 ～ 9 分或单项 3 分：立即报告值班医生，积极实施医疗处理，备好抢救药品、物品。必要时医疗小组讨论修订治疗方案或转 ICU 进一步治疗。

该患者住院过程中，护理人员应用 PEWS，通过客观的生理参数在最短时间内清晰地判断了患儿的病情危重程度，及时和医生、家属有效沟通，提供了有目的、有预见性的治疗及护理干预，未出现严重的并发症。

（2）集束化精细护理实践：集束化护理是将循证资料引入床旁护理管理中，其重点在于为患者创造最佳的护理方案，其在临床实践探索的基础上，采用相关性的护理工作可提升治疗的效果。精细化护理干预依据疾病类型、临床经验、病情、患者意愿等制订详细的护理计划，有助于改善护理服务质量，进而促进病情转归[5]。此个案以患者为中心，以患者住院全过程为基线，在精细化管理的基础上，积极制订集束化护理方案，充分循证，将能够使患者结局得到改善的所有护理措施集中起来，使患者获得高质量的护理服务，如呼吸管理、舒适护理、人文关怀、健康宣教及出院指导等，有助于及时清除患儿上呼吸道分泌物，提高患儿临床治疗中的舒适度，稳定患儿及家属的情绪，预防并发症及坠床等不良事件的发生，进而有助于改善治疗效果。

5. 小结

（1）危重症患儿具有发病急、疾病进展快、病情复杂等特点，对此类患儿疾病恶化情况进行及时有效的评估，对于患儿预后及治疗至关重要。应用 PEWS，护士不仅根据主观感觉来判断患儿的病情，并且能通过客观的生理参数来说明患儿病情危重程度。护士通过评估患儿，可以有目的、有预见性地对患儿进行护理，不再机械地执行医嘱，为护士提供了高效的评估工具，帮助护士在最短时间内对患儿病情进行判断，可恰当合理地评估患儿病情，因而可以密切留意患儿病情进展，在患者临床症状未出现前对可能发生的并发症进行分析。同时采用有效的预防控制措施，从而提高治疗效果，降低并发症，帮助患儿迅速痊愈，对临床治疗和护理具有非常重要的指导意义。

（2）集束化护理方式是实现精细化护理管理的重要途径。精细化护理主要是指以人为本的护理服务理念，体现人性化的护理服务模式，重视护理水平的提高，对护理文化、服务理念及护理质量等各个环节进行关联、相互促进、整体协调一致构成相应的护理模式。在精细化护理管理的基础上，积极制订集束化护理方案，降低并发症的发生率，加快患者康复速度，增强同期效果。

三、三级预防

1．一级预防（增强抵抗力，预防感染）

肺炎的传播途径有飞沫及直接接触，减少患儿到公共场所，尽可能避免接触呼吸道感染者，必要时戴口罩，室内定期开窗通风，加强手卫生。增强自身抵抗力，合理营养，尽量母乳喂养，科学添加辅食及维生素D，培养良好的饮食习惯。多晒太阳，防止佝偻病及营养不良是预防重症肺炎的关键。加强体能训练，给予被动锻炼及鼓励患儿运动。经常在户外活动，增强机体耐寒及对环境温度变化的适应能力，减少呼吸道感染及肺炎的发生。按计划完成相关疫苗接种。

2．二级预防（早期识别，早期就诊）

流行病学评估，对于流感季节、有呼吸道疾病接触史、密集人群史的婴幼儿应特别注意，即使是上呼吸道感染症状也要警惕肺炎的发生。评估营养及既往史，该患儿抵抗力差，没有其他明显的感染史，出现发热等症状，要警惕呼吸道疾病快速进展为肺炎。由于小儿肺部功能发育不完全等因素，导致患儿受病菌侵袭后，轻症肺炎易发展为重症肺炎，加上小儿的表达能力差，早期肺炎症状不典型，容易贻误治疗时机，导致就诊时已进展为重症肺炎。一旦出现发热、呼吸道感染症状，应尽快就诊。

3．三级预防（预防并发症，促进康复）

出院后通过线上与线下相结合的方式做好宣教，促进康复，预防复发。告知按要求服药及随诊的重要性、出院带药的作用及副作用、出现不良反应的处理方式。指导科学喂养，采用逐步添加辅食或是饮食多样化，避免早餐进食过快、过杂而导致胃肠功能紊乱。指导正确补水、叩背排痰，避免呼吸道阻塞，导致呼吸困难。告知喂养后需要半卧位或是竖抱，预防呕吐后误吸。指导患儿出现病情加重，如喘息、呼吸困难或误吸等紧急情况时的家庭快速处理方法。

【知识问答】

1．关于小儿肺炎临床表现正确的是

A．吸气时鼻翼扇动是呼吸困难的早期表现

B．呼吸功能不全首先为呼吸增快

C．吸气喘鸣常在吸气时发生，是喉、气管发生梗阻，气流通过狭窄气道时产生的

D．中心性发绀是血流较快、动静脉氧分压差较小的部位（如唇、黏膜）的发绀，是动脉低氧血症的表现，见于肺炎、青紫型先天性心脏病

答案：ABCD

解析：有效通气量 =（潮气量 - 无效腔气量）× 呼吸频率，肺部有炎症时，肺泡无效腔增大，有效通气量减少，机体只能通过增加呼吸次数来代偿，保证有效通气量以维持机体所需，所以呼吸困难早期表现为鼻翼扇动和呼吸增快。

上呼吸道部分梗阻时，气流不能顺利进入肺组织，吸气时呼吸肌收缩，肺内负压极度增高，导致吸气性呼吸困难，出现吸气喘鸣。

中心性发绀一般表示患者缺氧比较严重，由身体疾病所引起，多见于心脏疾病、肺部疾病，出现呼吸衰竭、心力衰竭，导致人体的血氧浓度改变而出现发绀。临床上有的患者口唇发绀不明显，甲床发绀可能比较明显。甲床发绀明显一般提示外周循环障碍、微循环障碍，中心性发绀的患者一般伴有甲床发绀，但甲床发绀的患者可能不会出现中心性发绀的表现。

2．雾化吸入疗法在临床应用中的注意事项包括

A．尽量让患儿在安静的条件下进行雾化吸入

B．面罩吸入雾化前应清理鼻腔分泌物

C．雾化中出现呛咳、喘憋、呼吸困难时，要停止雾化，报告医生，对症处理

D．布地奈德雾化后应清洗脸部或擦拭

答案：ABCD

解析：儿童哭闹时吸气短促，呼气长，药物微粒以惯性运动方式留存在口咽部，无法到达肺泡，影响雾化效果。雾化吸入前清理口鼻腔分泌物，是为了避免雾化后咳痰刺激患儿造成呕吐。布地奈德是糖皮质激素类药物，雾化后及时漱口洗脸是为了防止药液残留在局部，造成口腔白念珠菌感染及皮肤过敏发红。

【参考文献】

[1] 陶宝琴，王俊秋，智月丽．胸部 CT 联合血清 PCT 诊断小儿重症肺炎的价值观察 [J]．中国 CT 和 MRI 杂志，2021，19（2）：65-67.

[2] 楼英萍．布地奈德联合甲泼尼龙治疗小儿难治性支原体肺炎的疗效及对患儿免疫功能的影响 [J]．中国妇幼保健，2021，36（3）：607-609.

[3] 张永胜．美罗培南与亚胺培南西司他丁治疗小儿重症肺炎的成本效果分析 [J]．中国合理用药探索，2020，17（12）：43-45.

[4] 兰小峰．抗生素降阶梯治疗小儿重症肺炎患儿的临床效果研究 [J]．吉林医学，2020，41（12）：2919-2920.

[5] 陈春英，郭文会，牛燕燕．精细化护理干预在新生儿呼吸窘迫综合征 BiPAP 呼吸机辅助治疗过程中的应用 [J]．临床心身疾病杂志，2020，26（4）：177-179.

（王存艳　卢琳琳　贺万香　梁迎盈）

彩　图

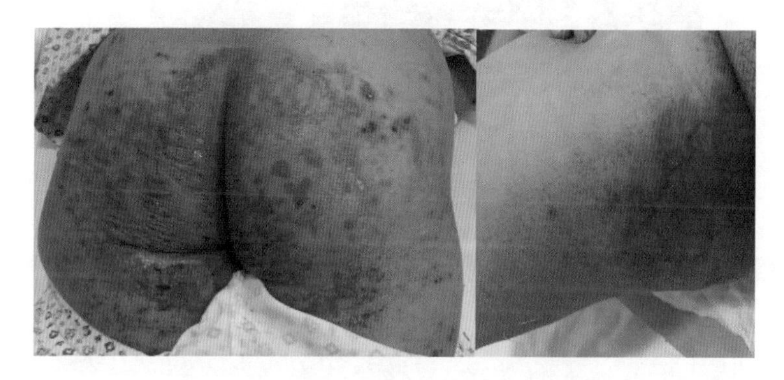

彩图 5-1　入院时患者臀部及大腿内侧皮肤破损处情况（清洗后）

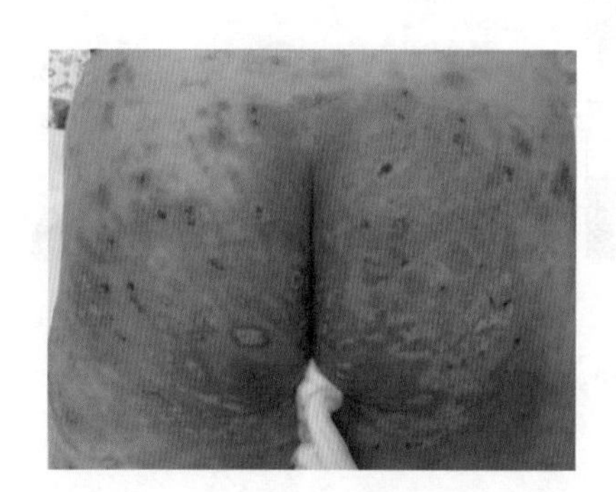

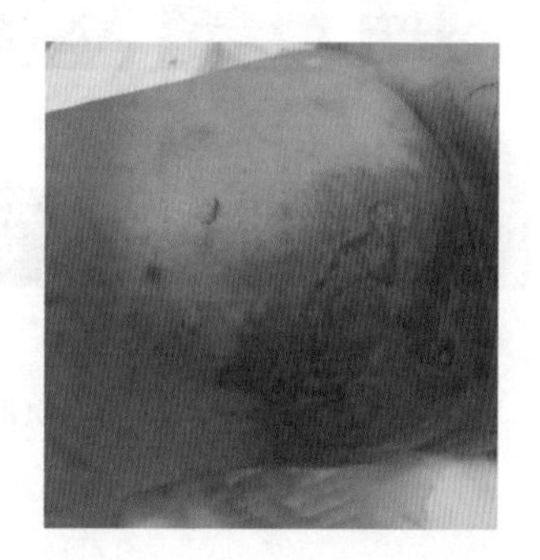

彩图 5-3　治疗中皮肤变化

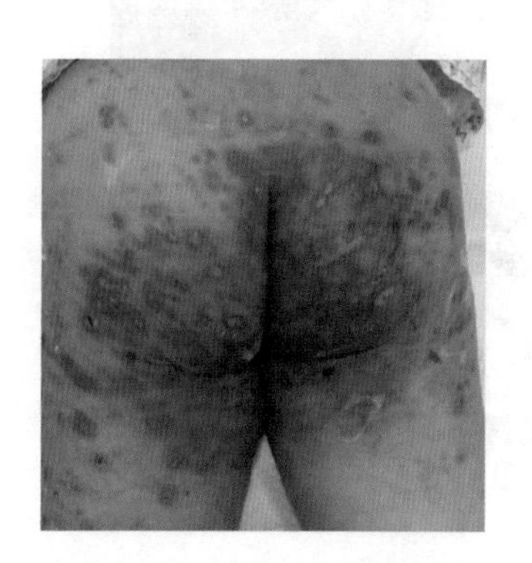

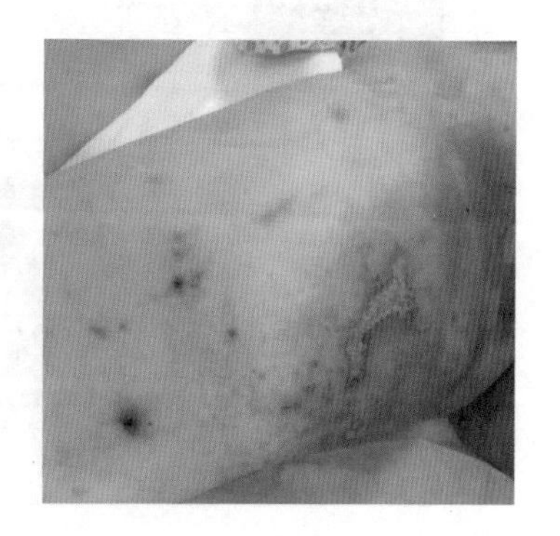

彩图 5-4　出院时皮肤情况

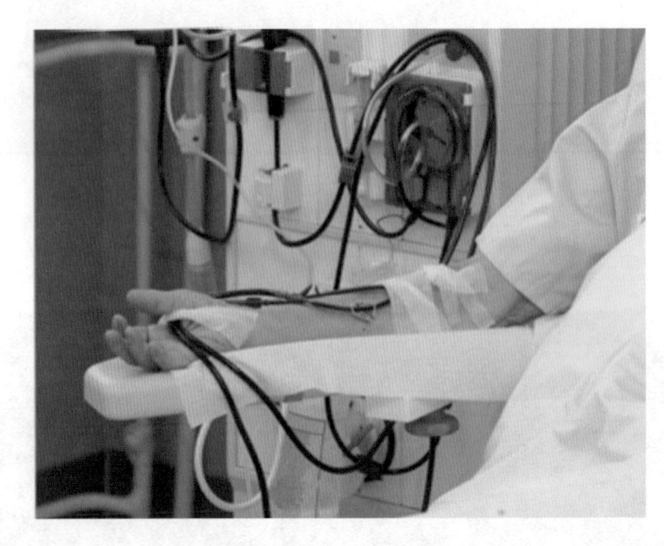

彩图 **6-4**　血液透析治疗图

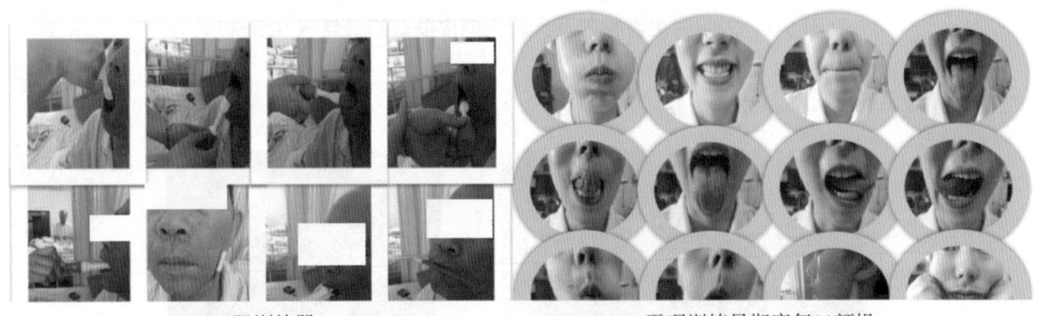

A．口肌训练器　　　B．吞咽训练早期康复口颜操

彩图 **10-5**　吞咽功能训练

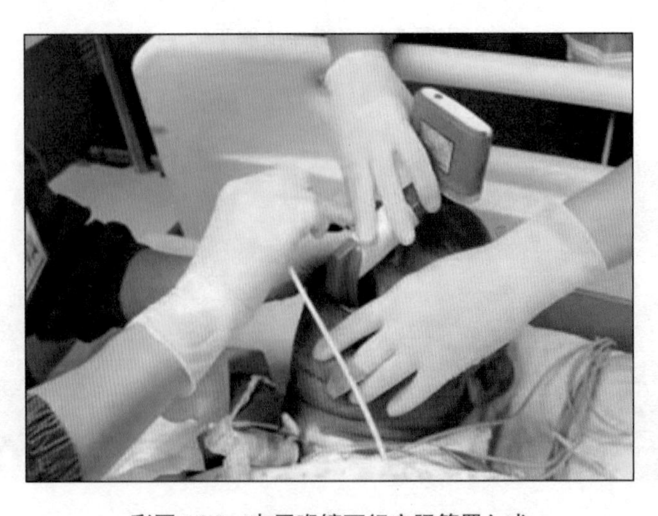

彩图 **14-3**　电子喉镜下行空肠管置入术

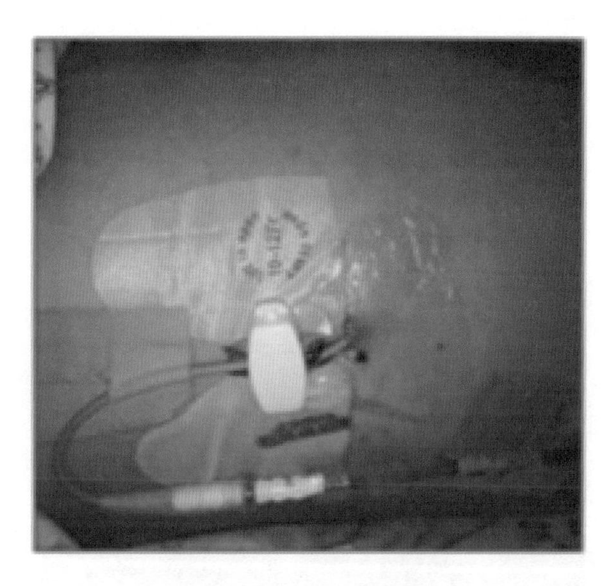

彩图 16-8　**PTCD** 管的固定

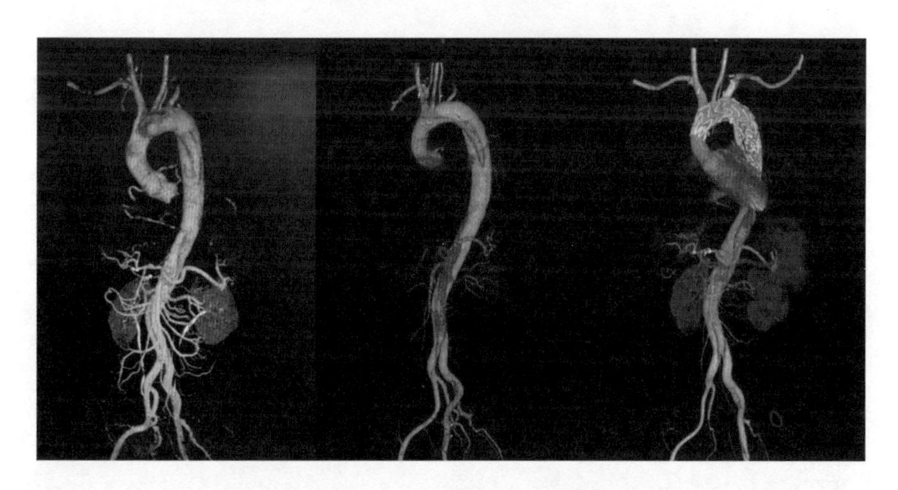

彩图 **19-1**　术前（左）、第 **1** 次手术后（中）和第 **2** 次手术后（右）全主动脉 **CTA** 三维成像

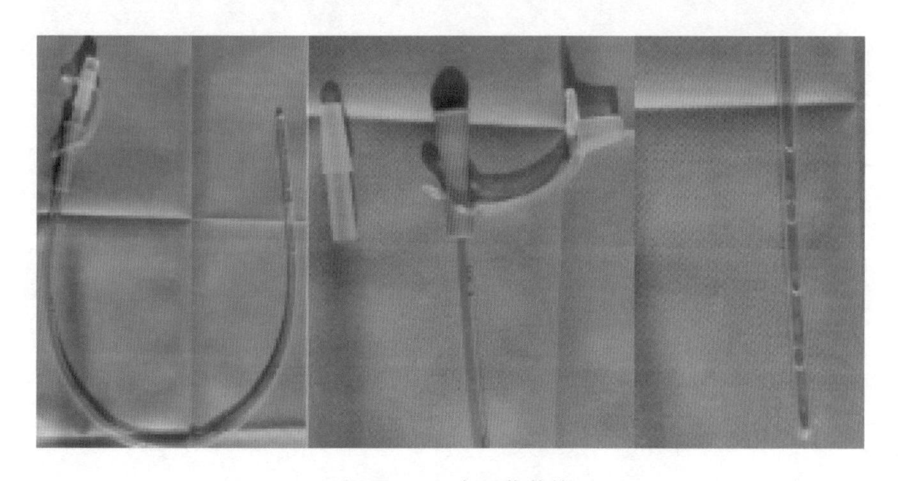

彩图 **23-2**　专用营养管